科学史ライブラリー

疾患別医学史 I

K.F.カイプル 編
酒井シヅ 監訳

朝倉書店

THE CAMBRIDGE HISTORICAL DICTIONARY OF DISEASE

Edited by
KENNETH F. KIPLE
Bowling Green State University

PUBLISHED BY THE PRESS SYNDICATE OF THE UNIVERSITY OF CAMBRIDGE
The Pitt Building Trumpington Street, Cambridge, United Kingdom

First published 2003

This Japanese edition is
arranged by Cambridge
University Press.

CAMBRIDGE
UNIVERSITY PRESS

監訳者序

医学の歴史に関する書物には，古代ギリシアから現代までの歴史を概説的に記述したもの，特定の医師・研究者の業績・生涯をまとめたもの，特定の発見や治療法の開発のみをトピックスとしてまとめたもの，などがあるが，個々の疾患について疾患ごとに記述をまとめ，最近になって顕在化・問題化してきた「新しい」疾患までをも含み，しかも数多くの主要な疾患を網羅してあるものはあまりみられなかった．本書は，160 の疾患（群）について，その症状，病気としての認識，診断法・治療法の開発，社会的影響などをまとめた，ユニークなものである．読者は，自分が関心を強くもっている疾患から読み始めることができ，関連する疾患を順に読み進めていくうちに，いつのまにか，医療や社会の歴史の大きな流れと現在の状況を理解することができる．

本書は K.F. Kiple (ed)：The Cambridge Historical Dictionary of Disease (Cambridge University Press, 2003) の全訳である．原書は Kiple 氏の序文にあるように，1993 年に刊行された“The Cambridge World History of Human Disease”をダイジェスト・増補したものである．元の書籍“The Cambridge World History of Human Disease”は，A 4 判サイズ(この日本語版の 2 倍のサイズ)・2 段組で 1,200 ページにも及ぶ膨大なものであり，内容的にはもちろん素晴らしいものであるが，医学史を専門に研究する人でなければ，なかなか読み通す意欲をもてないのではないかと思う．これに対して本書は，よりコンパクトになっており，医学・生命科学・保健福祉分野の学生はもちろん，（医学史専門家以外の）医学研究者，臨床医，看護・保健・医療技術をはじめとする医療業務従事者，衛生・介護・福祉分野の方々，厚生行政に関わる方々など，幅広く多様な方々に読みやすいものとなっている．また，歴史一般や社会史に関心のある方々にとっても，他の書物ではなかなか得られない知識が詰まった，知的好奇心を満たすことができるものとなっている．

原書は 1 冊本であるが，日本語版は，手に取りやすく求めやすいものとなるよう，3分冊とした．また，原書では疾患名のABC順となっていた章の配列は，五十音順に直した．

本書の翻訳は何人もの方に分担していただいた．その一覧は巻末にまとめて示したが，それら翻訳者の方々に感謝申し上げる．

本書が，医療に関心をもつ多くの人々に読まれ，単なる知識だけではなく，多くの方々が示唆や発見や着想を得ていただければ，幸いである．

2005年11月

酒井シヅ

序

われわれは“The Cambridge World History of Human Disease”を 1993 年に Cambridge Univertsity Press より刊行し，1,200 ページに及ぶこの本は 2001 年には増刷となった．この本の最終章（第 8 章）は古今東西の主要な疾患の歴史と解説を収めたものであった．本書は，より多くの読者にその内容を読んでいただくことを願って，上述の第 8 章の記載に新たに 3 項目（当該書籍の別の章に記載してあった「心臓関連疾患」「悪性腫瘍」「遺伝性疾患」）を加えて編纂し直したものである．今回の新たな編纂にあたっては，全体のヴォリュームをよりコンパクトにするために，元の本にあった膨大な文献および図を割愛した．

元の書籍の改訂にはさらに何年もの期間が必要となることでもあり，本書ではとくに大きな改訂は加えていない．しかし，いくつかの疾患，たとえば「後天性免疫不全症候群（エイズ）」「Alzheimer 病」「エボラウイルス病」「結核」などでは，元の書籍の刊行後に，大規模な調査が行われ，各種メディアでも多くの報道がなされ，ベストセラー書が出現するほどの話題を呼んでいる．このような事情を考慮し，いくつかの疾患については，最近の主要な出来事をフォローした記載を「追記」として新たに加えてある．

元の書籍の完成に尽力していただいた数多くの執筆者に，あらためて感謝の念を表したい．彼らの尽力の成果のほとんどは，もちろん本書にも十分現れている．また，われわれの長年にわたるプロジェクトに従事してくれている Steve Beck にもあらためて感謝したい．彼は本書の編纂に際しても，素晴らしい結果を生み出してくれた．また，Cambridge University Press の Frank Smith 氏にもそのご支援に感謝したい．

惜しくも亡くなられた K. David Patterson 氏にはこのプロジェクトにたいへんな熱意を傾けていただき，また多くの章をご執筆いただいた．本書を彼に捧げることとしたい．

Kenneth F. Kiple

執　筆　者

Thomas G. Benedek
Veterans Administration Medical Center
Pittsburgh, Pennsylvania

Georges C. Benjamin
Department of Human Services
Washington, D.C.

Francis L. Black
Yale University School of Medicine
New Haven, Connecticut

Allan M. Brandt
Department of Social of Medicine
University of North Carolina
Chapel Hill, North Carolina

Don R. Brothwell
University of London
London, England

Ann G. Carmichael
Indiana University
Bloomington, Indiana

Peter S. Y. Chen
University of Massachusetts Medical School
Worcester, Massachusetts

Thomas S. N. Chen
New Jersey Medical School
Newark, New Jersey

James D. Cherry
UCLA School of Medicine
Los Angeles, California

Donald B. Cooper
The Ohio State University
Columbus, Ohio

Alfred W. Crosby
University of Texas
Austin, Texas

Eric J. Devor
University of Iowa
Iowa City, Iowa

Wilbur G. Downs
The Yale Medical Shool
New Heven, Connecticut

Howard Duncan
Henry Ford Hospital
Detroit, Michigan

Herbert L. DuPont
University of Texas Health Sciences Center
Houston, Texas

John Ettling
University of Houston
Houston, Texas

Roger K. French
The Wellcome Institute for the History of Medicine
London, England

Clarence E. Grim
Hypertension Research Center
C. R. Drew University of Medicine and Science
Los Angeles, California

Anne Hardy
The Wellcome Institute for the History of Medicine
London, England

Brian T. Higgins
Toledo University
Toledo, Ohio

Robert P. Hudson
University of Kansas
Kansas City, Kansas

Robert Jackson
University of Ottawa
Ottawa, Ontario, Canada

William D. Johnston
Wesleyan University
Middletown, Connecticut

Mary C. Karasch
Oakland University
Rochester Hills, Michigan

Kenneth F. Kiple
Bowling Green State University
Bowling Green, Ohio

Joseph B. Kirsner
University of Chicago Medical Center
Chicago, Illinois

Joseph A. Kwentus
The Dartmouth Hospital
Dayton, Ohio

James C. C. Leisen
Henry Ford Hospital
Detroit, Michigan

Maryinez Lyons
University of London
London, England

Melinda S. Meade
University of North Carolina
Chapel Hill, North Carolina

S. R. Palmer
Centre for Communicable Disease Surveillance
London, England

K. David Patterson
University of North Carolina
Charlotte, North Carolina

Diane Quintal
University of Ottawa
Ottawa, Ontario, Canada

Clark T. Sawin
Veterans Administration
Boston, Massachusetts

R. Ted Steinbock
Baptist Hospital East
Louisville, Kentucky

Oscar Urteaga-Ballón
University of San Marcos
Lima, Peru

Thomas W. Wilson
Charles R. Drew University of Medicine and Science
Martin Luther King, Jr., General Hospital
Los Angeles, California

目　　次

第Ⅱ巻目次

第III巻目次

1

悪性腫瘍（癌）

Cancer

過去数世紀の間，人々は疫病を恐れたが，そこには恐ろしい症状や，苦悶の死，時には生存者の醜い姿があった．現在，特に先進世界では，伝染性病害の恐怖は，悪性腫瘍の恐怖に置き換わった．悪性腫瘍の基本的な原因は，謎に隠されたままである．

悪性腫瘍は，制御不能の細胞増殖が，腫瘤を作り，隣接組織を侵食したり転移したりする過程である．腫瘍細胞は，隣接しない場所に転移し，そこで増殖を継続する．結合組織の悪性腫瘍（主に骨ないし筋）は，肉腫（sarcoma）と呼ばれる．上皮組織（内腔や器官を覆う組織）の悪性腫瘍は，癌（carcinoma）と呼ばれる．癌のほうがはるかに多い．エジプトでは，腫瘍が紀元前 3000 年期のミイラで見つかり，古代の医師たちは，異なる種類の癌を知り治療していた．

古代ギリシア人も，癌に精通していた．Hippocrates は「癌（cancer）」という病名を，karcinos（ギリシア語のカニ）から作ったとされ，おそらくある種の乳癌が，カニに似ていたか，癌の痛みがカニに挟まれた痛みに似ていたせいであろう．新生物（neoplasm）と腫瘍学（oncology）の語も，腫瘍の語と同様に，ギリシア語由来である．Hippocrates 学派の医学は，腫瘍およびあらゆる種類の腫脹の原因を，体液の異常な凝集に求めた．Galen は，癌を，炎症病変および壊疽から区別しようとした．癌は黒胆汁により生ずる，と主張した．

乳癌はおそらく，外科的根治手術が最初に行われたものである．古代の外科医のある者は，乳房全摘術を行い，このすさまじい治療の結果は，ほとんど報告されていないが，Rhazes は 9 世紀に，癌の手術は一般的に，完全摘除をしないかぎり，悪化をさせるだけである，と警告している．しかし，癌を近代以前に，外科的に処置したことがないわけではないようだ．Ambroise Paré は 16 世紀の終わりころに，癌を外科的に治療すると公言する者は，非潰瘍性の癌を潰瘍性に変えたにすぎないと書いている．それでもなお17世紀に，Wilhelm Fabricius は，乳癌および他の癌のための適切な手術法を提示している．

リンパ系を Gasparro Aselli が1622年に発見して，癌の原因究明の注意をリンパ系の異常に向けさせた．基本的に，癌は溢出したリンパに対する炎症反応である，という考えであった．約150年後，John Hunter はリンパ由来説を修正して，「凝固リンパ」（すなわち，血清）を定義した．Hunter は，この物質が「癌性の毒」に汚染されると，癌の原因になると考えた．きわめて予見的なことであるが，彼は転移を，リンパ管経由で移動する「癌の帰結」だと記述した．

17世紀初頭のもう1つの仮説（特にドイツ人の Daniel Sennert とポルトガル人の Zacutus Lusitanus が提唱）は，癌の少なくとも潰瘍性のものは，病毒性であるというもので，20世紀に入ってもなお，一般人の恐れとして残った．癌についての最初の正確な疫学的観察は，ロンドンの外科医 Percival Pott によるとされ，1775年に，煙突掃除人を長年続けたものの多くが，陰囊癌になると報告した．彼は，この観察を，慢性的な煤との接触に関連づけ，最初の職業性の癌を同定した．

顕微鏡は，癌研究にゆっくりと影響を与えていった．Robert Hooke は，17世紀の先駆的な顕微鏡学者で，「細胞（cell）」という語を作り，組織が線維からなると考えたが，この仮説は19世紀まで生き残った．1830年を過ぎてようやく，Joseph J. Lister が最初の顕微鏡用アクロマートレンズを設計し，進歩が始まった．1855年に Rudolf Virchow は，新生物が未熟な細胞から発生すると仮説を立てた．1867年に Edwin Klebs は，癌の大部分が上皮組織から由来すると示唆した．

由来の古さにもかかわらず，癌は主に現代的な現象であるとみなされる．心血管疾患とともに，先進世界が直面する，健康上の最大の問題として受け取られている．これまでのところ，世界保健機関は，100種類ほどの癌を，由来部位により分類している．推定によれば，工業国の人口の1/3が，何らかの癌を発生させている．癌治癒は，科学的な医学の手をよく逃れてきた．刺激物が癌細胞を引き出しうるという Virchow の仮説も，癌予防にはあまり役立たないことがわかった．とはいえ，癌を起こす刺激は，今日の研究テーマの1つである．

自律性という概念は，細胞が本当に癌性になると，身体の支配から外れることを示唆する．この考えは，20世紀への変わり目ごろに，Arthur Hanau，Leo Loeb，Carl Jensenが確立したもので，彼らは癌細胞を健康な動植物に移植し，新しい癌がかつて健康であった宿主のなかで成長するのを観察した．しかし，でき上がった癌が，寛解段階に入ることがあり，時には完全に安定化するという事実は，生体が，それまで制御不能であった細胞増殖を遅延させ，逆転させうることを示している．

次の進歩は，植物と動物の癌を実験的に，化学的，物理的，生物的なさまざまな刺激により引き起こしたことである．たとえば，150ほどの異なるウイルスが癌を起こし，紫外線，X線，ラジウム，ウラン，コールタール，ある種の色素などの物質も，癌を引き起こした．エストロゲンなど生体内に自然にある化学物質さえも，実験動物に癌を作った．

癌は主に中年の疾患であり，例外もあるが，小児に比較的まれである．そのため先進世界の人々は，飢饉と疫病から逃れて，寿命が延び，癌の発生率がますます高くなっている．

男性に多い3つの癌，前立腺癌，肺癌，結腸癌は，新規癌患者の約50%，癌死亡の55%をなす．女性に多い3つの癌，乳癌，結腸癌，肺癌も，新規癌患者の約50%を占め，死亡の50%をなす．女性の癌死亡の最高は41.0%で，35～54歳の群である．それに対し，男性の癌死亡の最高は30.2%で，55～74歳の年齢群である．この差異は主に，女性の乳癌と男性の前立腺癌の，年齢分布の違いによる．

生存率は，1960年代以降，改善し続けている．最も改善されたのは，胃癌（男女とも）と，女性の子宮癌である．肺癌の頻度は男女ともに増加し，男性の前立腺癌も増えている．胃癌死亡の減少は，発生率の低下ではなく，治療技術が顕著に向上したためである．生存率の向上は一般に，黒人患者のほうが白人患者より悪く，この差異は黒人人口が医療をあまり受けないことによるとされている．しかし，ある種の普通の癌（肺癌，腎臓癌，胃癌）の生存率に，明らかな人種差はない．

今日の外因性発癌の最大の問題は，多くの人が考えるような産業汚染物質との接触ではなく，タバコ類の喫用である．紙巻タバコ煙は，潜在的に最大の発癌効果を及ぼすが，葉巻煙と噛みタバコも関与する．歴史的に，肺癌の増加が喫煙と相関するという可能性は，最初にドイツで1920年代に取り上げられた．アメリカで関心を引き起こしたのは，1950年代に発表された3つの研究で，肺癌患者が重度喫煙者のことが多いということを示したものである．喫煙と肺癌の間の因果関係に対する抵抗は，はじめのうち，肺癌発生率が実際に増加しているのかという疑い，次にこの疾患が発症するまで長期間かかることを認められなかったことに起因する．

喫煙はまた，他の器官の新生物（膀胱癌など）にも関与するが，これは喫煙と肺癌可能性の増加の間の，明らかな定量的関係を隠すことにはならなかった．それにもかかわらず，肺癌は，ごく一部の重度喫煙者だけに起こった．このことから，人々に危険を知らせる要因であることはわかるが，これまでの研究は有益な結果を生み出せていない．最終的に，タバコ煙が実験動物に肺癌を起こすことを示す，再現可能な実験はまだない．

肺癌発生能力のある物質は，タバコ煙のなかにまだ同定されていないが，1970年代の所見は，喫煙と肺癌の間の因果関係に決着を付けたと思われる．20年間の研究で，数年間喫煙を中止した後では，危険が急速に減少しており，この原因を遺伝的ないし心理的要因に求めることはできない．しかし，禁煙してから15年後でも，かつての喫煙者の危険は喫煙をしたことのない同年齢者の2倍にとどまっている．喫煙は今日，女性でも多くなり，肺癌発生率の驚異的な増加に反映し，1960年代半ばから増加し始め，アメリカでは現在，男性の半分ほどである．1986年までに，アメリカ女性の肺癌死亡率は乳癌と肩を並べている．

世界中で毎年乳癌を発症する50万人の女性のうち，半分は北アメリカとヨーロッパに住んでいるが，この地域の人口は世界全体の20%以下である．しかしこれ以上に，地域差に関する問題がある．たとえば，フィンランドとデンマークの乳癌死亡率が，なぜスウェーデンの3倍を超えるのか，スコットランドの死亡率がイングランドの4倍なのはなぜか？

乳癌を発症した女性の娘ないし姉妹では，乳癌発生の危険は，そのような近縁者のない女性の3倍ほどになる．親族の癌が若年齢で出現するほど危険は高くなり，母親と姉妹の両方が乳癌だと危険はさらに高い．これは，遺伝子素因の存在を示唆し，第二の乳癌の危険も高くなる．しかし，環境要因も関与することを示す証拠がある．たとえば，日本の乳癌有病率は，ヨーロッパと北アメリカの約1/4である．それにもかかわらず，北アメリカの日系女性では，二世までの乳癌の頻度は，原住の白人と一致する．しかし，どの要因が関与しているかは未解決である．

前立腺癌は，アメリカ男性では2番目に，世界中では5番目に多い癌である．アメリカの黒人では，他の人たちよりも高頻度で，アメリカの黒人は，白人よりも約80%多い．カリブ海沿岸の黒人でも多く，アフリカでの情報は，はるかに低い有病率を示している．前立腺癌の発生率は，他のすべての新生物に比して，50歳以上での年齢との相関が高い．75～84歳の年齢群では，55～64歳よりも7倍多く，黒人/白人の差は年齢とともに消失する．危険は慢性の喫煙によって増加し，平均以上の性行動と前立腺癌罹病性との間に，明らかに相関がある．これは，性ホルモンの変化が，罹病性にかかわりうることを示している．あるいは，乱交と男性前立腺癌の相関から，よく調べられている乱交と女性子宮頸癌の相関との類似が示唆され，性行為により伝達されるウイルスが病因である可能性も示唆される．しかしこれらの仮説のどれも，1900年代後期にこの疾患の発生率が増加したことを説明できない．

発癌における食餌の役割の可能性について，低線維で高脂肪の食餌が結直腸癌の病因として提案されている．最良の証拠では，脂肪摂取増加による発癌効果は，特に女性で示されている．この関連性に関して，有力な仮説は，高脂肪摂取は，胆汁の排泄と大腸細菌の成長を促すというものである．胆汁酸は，細菌の代謝によって発癌性の物質に返還されるが，それが促進されるということである．アメリカでは，結直腸癌が白人男性で安定しており，白人女性では軽度に減少しているのに，黒人では増加している．

日光の紫外線は，皮膚癌の主要な原因である．感受性は，色の白さ，日焼け能力の低さ，慢性の日照射と関係がある．アメリカ白人の，黒色腫以外の皮膚癌全体の発生率は，10万人あたり約165人である．しかしテキサスでの有病率は，アイオワの3倍になる．黒色腫の発生率は，10万人あたりわずか4人だが，皮膚癌の死亡の65%はこの疾患により起こる．この病変は，白人女性の脚では，白人男性の脚の2倍起こる．男性の体幹では，女性の体幹の2倍近く起こる．黒色腫は，黒人にはまれで，手掌，足底，口腔内など，色素の少ない領域に起こる傾向がある．黒色腫の発生率は，どこの地域でも増加しており，死亡率は2倍近くになっている．この増加が，紫外線の強度の変化によるものかどうかは不明である．

X線および関連する放射線で起こる癌は，3%以下であると見積もられている．ラドンガスへの曝露は明らかに，ウラン鉱山労働者の肺癌の原因である．室内のラドン濃度が，発癌に達するほどであると，放射線による癌として知られている症例の割合はかなり増加するだろう．甲状腺癌は，頸部への軽度ないし中等度の放射線照射により起こり，潜伏期は10年ほどである．骨髄も，放射線に感受性の器官である．白血病が増加する危険は，放射線照射の2年後から始まり，6～8年後におそらく最高になり，それ以後減少する．

日用品が潜在的な発癌物質を含む疑いのために，アメリカの食品・医薬品・化粧品法の1958年のDelaney修正条項の条文は，どのような量でもいかなる実験動物にも癌を起こす食品添加物を禁じた．その結果，疑わしく非現実的な実験に基づいて，いくつかの製品が強制的に撤収させられた．

胃癌は，現在アメリカではかなりまれだが，世界中ではきわめて多い内臓癌である（男性で第二位，女性で第四位）．それにもかかわらず，死亡率は1930年代の数字の35%にまで低下した．この減少は世界中で起こり，説明はない．東アジアでは，きわめて多い癌で，日本での発生率は，アメリカの7倍であり，日本の癌死亡の1/3を占める．塩分の多い食餌を頻繁に摂取することが，胃癌の原因として提案されている．実際に，発生率の低下は，食物の塩分保存の減少と，相関している．胃癌が多いままの地域では，塩漬けの魚介類が名産である．日本人の西洋への移民の第一世代の胃癌発生率は，本国と変わらないが，次の世代になると西洋社会の発生率にまで低下する．これは，遺伝的疾患ではないので，決定的な年齢に塩分を控えた世代は，この新生物を過度に患うことがないのだろう．

子宮頸癌は，地域にではなく，性行為の文化に，明らかな関係がある．思春期の性交，多数との性交，多数との性交経験のある相手との性交は，いずれも危険因子で，頻回の妊娠も同様である．そのため，この疾患は修道女にはまれで，売春婦に多い．性行為で伝達されたウイルスが，原因として疑われている．アメリカでは，黒人女性の子宮頸癌は，白人女性の2倍の頻度で起こり，子宮癌は，白人女性のほうが2ないし4倍の多さである．

肝臓癌は，途上国のほうが，工業化した国々よりもはるかに多い．中国だけで，症例の45%を占める．肝臓には，2種類の主要な癌が起こりうる．1つは，肝細胞由来で，B型肝炎ウイルスに感染した既往が素因となる．もう1つは，胆管細胞癌で，肝ジストマや同様の寄生虫症が素因となる．これらの寄生虫の地理的分布は，この疾患の有病率に反映している．

要するに，癌という概念は，単一の疾患という着想から発展して，多数の原因をもつ多数の疾患の1つになった．最も癌の頻度が高いのは，胃，肺，乳房，子宮頸，結腸と直腸，前立腺と肝臓である．発癌物質のなかで主要なものは，タバコ，ある種の金属，放射線，特定の化学物質，腸内寄生虫，そしてウイルスも可能性がある．種々の発癌物質は，絶えず万人を攻め立てているが，癌は少数の人に発生する．少数のまれな新生物は明らかに，遺伝的に決定されている．発癌物質に対する抵抗性にも，遺伝的な基礎があるようだ．

利用できる治療法は，一般に激烈で，選択性が悪く，多くの場合に治癒をもたらさない．早期診断が，多くの場合に治癒率を向上させたが，すべての癌にではない．そのため，癌についての社会教育と，診断法のさらなる向上が重要である．癌の基本的な生物学についてのわれわれの理解が改善されるまで，発癌物質に触れるのを最小限にするなどの予防方法が，公衆衛生に最大の利益をもたらすだろう．

［Thomas G. Benedek and Kenneth F. Kiple（坂井建雄）］

2

アテネの疫病

Plague of Athens

ギリシアの歴史家 Thucydides は，アテネとスパルタの間で行われたペロポネソス戦争の記述を中断して，紀元前 430 年の悪性の伝染病を記述している．初夏に急速に広がった疫病は，Thucydides が知っていた他の流行病よりはるかに致命的なものだった．そして，この病気の前例がなかったために，ギリシアの医師たちは病気を治療することができなかったと主張している．流行はまずアフリカの南エチオピアで始まり，エジプトとリビア，続いてペルシア，それからギリシアに広がったといわれている．

特　徴

病気にかかった場合は，頭部の高い発熱，鼻風邪，目，咽喉，舌の膨張と炎症を訴え，激しい咳を伴った．続いて病気の犠牲者は嘔吐し始め，医者はこの症状を胆汁の嘔吐と名づけた．7～9 日のうちに死が患者を襲い，激しい痙攣，体内の高熱，強い渇きの苦しみが死によってやっと安らかに終わったのである．Thucydides は，多くの場合に発疹がみられたと記述している．触れられないほどには熱くない皮膚が赤っぽい土色になり，膿疱と潰瘍ができた．しかしながら，彼は発疹の部位について明確な説明をしていないので，文献上で多くの不一致が認められることになった．

現在の医学研究者にとって同様に事態を困難にしているのは，Thucydides が記述している患者の行動であり，彼らは体内の熱を冷まし，渇きを満たすために井戸やため池に飛び込んでいる．Thucydides は，どの年齢，性別，社会経済上のカテゴリーに属している人が病気にかかる危険性が高かったかは確認しておらず，むしろそれ以前は健康であった人も，病気がちで衰弱していた人と同じように疫病にかかって死んでいく傾向があったと強調している．彼の主張によれば，4,000 人の成人男性軍人のうち 1,050 人が疫病で死んでおり，これは 4,000 人全員が疫病に罹患していた場合だとしても高い死亡率である．アテネのすばらしい雄弁家で指導者であった Pericles はこの病気で亡くなったらしいが，Thucydides と Socrates は生き延びている．Thucydides は病気が伝染性であったと想定しているが，これまでこの想定を問題にする人はいなかった．

もし最も高い死亡率の見積もりを受け入れるなら，疫病の流行は 4 年間ギリシア南部で続き，人口の 25%を死に至らせた．古代ギリシアとその属国では，これに匹敵する規模の疫病は起こっていない．Thucydides と後の多くの古代ギリシアの歴史家によれば，疫病のせいでアテネ軍はスパルタに負けたのであり，多くの人はアテネの疫病は西洋の文明史の転換点だったと判断している．

歴 史

これまでアテネの疫病の原因は何かという問いについて多くの人が考察し，過去の症例に対しての自分の診断を確信してきたが，一致した意見は現れそうにない．Thucydides の記述にある臨床的・疫学的特徴をもつことから，多くの支持を受けている見解として流行性発疹チフス，麻疹，痘瘡が候補に挙げられる．少数ではあるが，腺ペスト，麦角中毒，連鎖菌感染症，最も新しいものでは野兎病という見解の学者もいる．

以下の 3 つの事実から，多くの医師兼歴史家は，流行性発疹チフスの症状だと考えた．①アテネの疫病が戦時に起こったこと．②深刻な臨床経過が 7～10 日続いたこと．③最初に呼吸器の，続いて胃腸の不調を伴う熱があり，最後に発疹を伴う譫妄に陥ったこと．チフスはシラミ媒介の病気で，深刻な場合は循環虚脱に陥り，四肢末端部の喪失と視神経の損傷の原因となる．

William MacArthur と Harry Keil の 1950 年代の研究では，Thucydides が生存者の間に肢体不自由や視力の喪失があったと言及していることに関して，これら 2 つのことから痘瘡よりもチフスの臨床症状だとする解釈が確かであるとされている．これとは反対に，『ネズミ，シラミ，歴史』という著作を 1935 年に著した Hans Zinsser は，2 つの世界大戦で多くの生命を犠牲にしたチフスと Thucydides が行った記述との類似性には納得しなかった．けれども，戦時における臨床経験から他の医者たちは，Thucydides の記述がチフスを示していると確信した．

しかし，J.F.D.Shrewsbury が，ここ 500 年にわたってしばしばチフスの症状として報告されてきた沈んだ精神状態にもうつにも Thucydides が言及していないと指摘して，チフスという診断に反論した．Shrewsbury によれば，古代ギリシアの人々や彼らの家は一般に清潔であり，シラミにまみれていて，またそのためにチフスが簡単に伝染するとはいえない．しかし，紀元前 5 世紀のギリシアの文献中の「シラミ」にあたる言葉に関しての Keil による広範な調査から，シラミはめったにいなかったとはいえない状況であったことが示された．そうだとしても，チフスは病気にかかった人の 1/4 を死なせるような重いものではなく，したがってアテネの疫病の原因はそれ以前に経験したことのなかったウイルス性の疫病だとするのがもっともだと Shrewsbury は主張した．

実際に Shrewsbury が支持するのは，古典学者 D.L.Page と同様に麻疹だという分析である．Shrewsbury は，1876 年にフィジー諸島でそれまで島ではみられなかった麻疹が流行したときに，同程度の死亡率であったことに言及している．この場合は土着の住民の 25% が死亡した．彼は Thucydides の最も重要な一節は，苦痛を和らげるために病人が冷水に飛び込んだという記述だと考えた．フィジーの住民は同一の行動を示したのである．20 世紀においてさえ，成人の麻疹はひどい下痢と肺炎を引き起こす危険な病気であるので，Shrewsbury はアテネの疫病は，現代の弱くなったウイルスとは異なる初期の毒性の強い麻疹だろうと論じている．Thucydides の説明は明快であり，文章中から他の分析を示唆するような事実は見いだしえないほどだと Page は考え，アテネの疫病は麻疹だと認めている．つまり Thucydides は医学の専門家ではなかったが，病気の症状について当時の医者が記した重要な細部を省くことはしていない．

しかしながら，近年 Robert J.Littman と M.L.Littman は，痘瘡がアテネの疫病と呼ばれる病気だと論じている．その根拠は，この病気の感染による発疹を記述するために Thucydides が用いた特別な用語である．Page によって入念に作られた再訳を用いて，Littman らは水疱，潰瘍，びらんを意味する用語を重視し，それらは小水疱を作る発疹にのみ言及しているということを主張している．換言すれば，Thucydides の記述から考えられるのは痘瘡という分析なのである．というのも，麻疹でもチフスでも，発疹が起こっても一般には小水疱はできないからである．さらに，発疹が内から外へ，顔と体幹から四肢へと広がっていたことがThucydidesの記述から明らかにうかがえるが，これもまた痘瘡という分析を裏づけている．Thucydidesが生存者の間に痘痕があったかに言及していない事実はLittmanらにとっては重要ではない．なぜなら，Littmanらの考えでは，Thucydidesは，生存者への長期間にわたる影響よりも病気の軍隊への影響に関心をもっていたからである．さらに，Littmanらは痘瘡についての近代の医学的な説明においても痘痕についての言及がないことを指摘している．

Edna Hookerと多くの先行研究者たちは，アテネの疫病は腺ペストだという分析を支持している．しかし，Littmanらは，Thucydidesが選んだ用語が横痃（疫病と関係しているリンパ腺炎）について言及しているという可能性を退け，腺ペストという分析に反対している．もう1つの仮説では，穀物中の真菌毒素によって起こされる麦角中毒がアテネの疫病を説明すると提唱されている．ただし通常麦角が生育する穀物であるライ麦を，アテネの人はほとんど食べなかったのである．生き残った犠牲者の四肢に壊疽が発生したことは，麦角中毒以外何ものでもないという分析を支持する重要な徴候だと，支持者たちは主張している．

John WylieとHugh Stubbsは，2,400年前にこれだけの規模での死亡原因となった，広範囲の宿主をもつ伝染病について再検討し，ペストやチフスではなく，人畜共通伝染病について考察した．Alexander Langmuirらは，20世紀以前のインフルエンザの記述に再注目し，ブドウ球菌感染症を併発した場合や，ブドウ球菌感染症が後に続いた場合は，重い呼吸症状や水疱性の経膚感染症，激しい胃腸の症状を伴う毒素性ショック症候群が起こりやすいことを重視する．ブドウ球菌感染症が1918年のインフルエンザの死亡率を高くしたように，ウイルスとバクテリアによる伝染病の併発が大規模な伝染病を説明してくれる．一方で，Holladayは2つの伝染病の併発という説明に異議を唱えている．

Thucydidesが手短に記述した疫病の研究は，どのようにして遠い過去の病気を同定できるのかという議論を引き起こし，そこから歴史的な疫学の方法論についての議論が起こった．アテネの疫病についての文献には3つの困難な問題が含まれており，それは過去にさかのぼって病気を分析する試みの問題点を浮き彫りにしてくれる．第一はその土地でそれ以前に経験していない疫病の扱い方である．Thucydides，共同体のメンバー全員が免疫をもたず，誰もがその病気にかかる危険性があり，免疫は病気の流行から生き残った人たちだけがもっていたことについてほのめかしているだけである．その病気はそれ以前には普通の人でも医者でもアテネの人には知られていなかったことは，明確に述べている．当該の微生物の免疫をもたない人々の間に広がった新しい病気においては，病気を特徴づけるものとして予想される季節ごとの発症や通常みられる死亡率が必ずしもみられないと主張する研究者もいる．こうした方法論に反対する人は，この遡及的分析の原理は，すべての病名分析の規則を疑問に付してしまうと主張する．高い死亡率のために看護活動や衛生行政の崩壊を招き，さらに死亡率が高くなると多くの人は想定している．それゆえに，未経験の伝染病の社会経済への影響と，その病気の毒性つまり住民が免疫的に弱いことについての議論を区別する必要性を説いている．

第二の困難な点は，時を経るに従って病気の疫学的な特徴あるいは臨床的な現象さえも変化することと関連して，前述の未経験の伝染病についての議論を変形したものである．その内容は，過去の伝染病は今日知られている生物が原因かもしれないが，その生物は過去においては個体としても個体群としても全く異なる振る舞いをしていたというものである．歴史学的には，これはとりわけ悲観的な議論であり，実際に James Longrigg はまさにこれらの理由から，アテネの疫病の原因をみつける可能性を否定してきた．Poole と Holladay はさらに先を行って，アテネの疫病ともっと最近になって知られた伝染病との類似性のいかなる可能性をも否定する．一方で Langmuir らは，この議論は現代の伝染病との 1 対 1 の対応を完全に断念し，そのかわりに病気の進行の生理学的な理解に注意を向けていると示唆する．

第三の困難な問題は，実際起こった出来事についての Thucydides の記述の趣旨と正確性である．ここで論じた研究者のなかでは，Watson Williams だけが，疫病が起こって約 25 年後の紀元前 404 年以降に書かれたことを指摘して，Thucydides 自身は疫病について全く精通していなかったと論じている．さらに Williams は，たとえ Thucydides がメモを元に書いたり，生き残った数少ない医者（この説明はそれ以前に疫病でほとんどの医者が死んでしまったことを意味している）の 1 人から話を聞いたのだとしても，誰もが自分自身の病気の経験を病気にかかったすべての人のなかで最も特徴的であると信じて述べるものである，としている．

しかしながら，Thucydidesによるアテネの疫病の説明は現代の観点からはいくつかの重要な細部が欠けているが，そのほかの点では正確であると，多くの人は考えている．Thucydidesは医学の用語や考えに非常に通じていたということを，Pageが多くの点から詳細に検討したことによって，多くの人はThucydidesの説明は同時代の医学知識に基づいていると信じるようになった．Longriggは懐疑的にではあるがPageに同意している．しかしJody Pinaultは，アテネで伝染病と戦うためにHippocrates自身が火を起こすという効果的な治療法を考案したという古代の伝説を調査し，Hippocratesの功績にThucydidesが言及していないことは，彼が疫病についてよく知らなかったことの疑う余地のない証拠だと論じている．

明らかに，アテネの疫病の原因についての議論はヒトの伝染病の歴史研究の重要でかつ教訓となる例を生み出している．それに加えて，このような研究によって，この種の総合的な研究に潜む危険性が明らかになり，さらに洗練された方法と手順が必要だと示されたのである． [Ann G.Carmichael（澤井　直）]

3
アフリカトリパノソーマ症（睡眠病）
African Trypanosomiasis (*Sleeping Sickness*)

アフリカトリパノソーマ症，または「睡眠病」は原生動物鞭毛寄生虫トリパノソーマによって引き起こされる致死的な疾患である．これは *Glossina* 属（ツエツエバエ属）に属するツエツエバエの刺咬により伝播される．睡眠病は地方特有の病気であるが，時には流行性であり，1,100 万 km^2にわたるツエツエベルト地帯と呼ばれるサブサハラ（サハラ砂漠以南の）アフリカを広い帯状に横断して分布する．この病気は 20 世紀の最初の 10 年まで科学的に解明されていなかったが，14 世紀の初期には西アフリカで認知されていた．

トリパノソーマ症撲滅のための化学療法は，大きな進展がなく古いまま残され，実際 1930 年代から 1980 年代の間に成された研究はごくわずかしかなかった．しかし，1980 年代中期に，有望な新薬の現地試験で，中枢神経系が関与する睡眠病の後期段階に，その有効性が証明された．さらに，ハエ取りわな（トラップ）と臭気誘引物質の併用により，ツエツエバエ撲滅という分野において驚くべき発展が最近なされている．

特　徴

Trypanosoma brucei rhodesiense（ローデシア型トリパノソーマ）によって引き起こされる睡眠病の急性型は，5～7 日という短い潜伏期間でアフリカ東部と南部で起こる．西部と中央アフリカの慢性型（*Trypanosoma brucei gambiense* 〈ガンビア型トリパノソーマ〉）は，はっきりと症状が現れるまでに数週間から数か月，あるいは数年かかることがある．ツエツエバエには多数の種があるが，ヒト疾患の媒介昆虫として働くのは 6 種類だけである．*Glossina palpalis* 群，すなわち川のツエツエバエは *T. b. gambiense* 症（ガンビアトリパノソーマ症）の伝

播の原因である．*Glossina morsitans* 群，すなわちサバンナのツエツエバエは，睡眠病のローデシア型の病原体である *T. b. rhodsiense* の媒介昆虫である．ツエツエバエはトリパノソーマに容易に感染するわけではないが，一度感染すると生涯その疾患の媒介者として生き残る．

感染バエに噛まれた後，ほとんどの感染者は局所の炎症やトリパノソーマ下疳を経験する．寄生虫はこの部位から血液，リンパ液，組織液，最終的には脳脊髄液へと移行する．異なる表面抗原が現れることでおのおのは連続した変動を伴い，血液中のトリパノソーマ数は周期的に変動する．この抗原変異の方法を用いて，トリパノソーマは宿主の虫に対する抗体の増加から逃れている．やがて中枢神経系を含むすべての臓器に虫が侵入し，最終的に死に至る．

睡眠病の疫学的なパターンは場所によってかなり変動するが，2つの特徴がよく知られている．まず第一に，トリパノソーマ症は非常に集中的に発生し，特定の地理的な場所またはその周辺に起こる．第二に，病気の発生率にツエツエバエの数は重要でなく，ヒトとハエの接触が本質のようである．

睡眠病の集中的発生という性質は，それが起こる生態学的な環境がその疫学を理解するうえできわめて重要であることを意味している．根絶することは不可能のようで，歴史的な発生点の多くは，1930年代から行われた集中した撲滅努力にもかかわらず，急激に勢いを増す傾向にある．数十年前に感染が起こった村や領域が，今日も問題の地域として残っていることが頻繁にある．この病気はヒト，寄生虫，ツエツエバエおよび野生動物と家畜が関与し，住民の移動の増加は，その疫学を複雑にしている．ツエツエバエ種は，野生動物や家畜からヒトの血液までの範囲にわたり食餌の好みに幅があるが，毎日血液の餌を必要とし，そのため単独のハエが高い感染能力をもつ．

ガンビア睡眠病は，古典的（典型的）にはヒトが創った住居がハエの森の生息場所と隣接するような，ヒトをとりまく環境の境界の病気である．ヒトは *T. b. gambiense* の主なリザーバー（保有者）であり，その病気の典型的な流行周期を維持している．しかし，現在では，家畜のブタ，ウシ，ヒツジやトリさえ含むいくつかの動物が，リザーバーとしての役割を果たすことができることが知られている．ガンビア型を理解する鍵となるのは，慢性的であることと，通常リンパ液や他の組織液に存在する寄生虫数がとても少ないということである．ガンビア症は，家周辺のハエ—すなわち，ヒトの居住地に近い草むらや耕作地に侵入する少数のハエだけで維持されうる．これはヒトとハエの密接な接触として知られている．

河川型の *G. palpalis* 群は水路や小池付近に最もよくみられる．乾季の間，ヒトとハエがともに水を求めて水辺に来ると，ハエは特に感染性を示す．この病気のもう１つの共通した発生点は，森の小さな開拓地にある鎮守の森で，そこでは高い湿度のために水源からかなり離れていてもハエは生きていくことができる．

毒性の強いローデシア睡眠病は，東アフリカのサバンナで野生動物リザーバーによって維持されている正真正銘の人畜共通感染症である．*T. b. rhodesiense* の場合には，通常の哺乳類宿主は野生の有蹄類で，ヒトは偶然の宿主である．ローデシア病の伝播は，より偶発的で，焚き木探し，狩猟，魚釣り，はちみつ集め，密猟，農耕，牛の飼育，猟鳥の監視員のような仕事や旅行者と直接に関連している．この病気のガンビア型は場所と関連しているのに対して，ローデシア型は仕事と関連しており，これはローデシア型が，なぜ女性や少女に比べて男性や少年に特に多く感染するかを説明するのに役立っている．しかしながら，感染バエが横行する潅木の近くに住民集団が移動すると，すべての住民が危険な状態になる．

トリパノソーマの動物のリザーバーは睡眠病の疫学と歴史において重要な因子である．トリパノソーマがアフリカ古来であることはかなり確かである．実際，睡眠病が存在したため，なぜアフリカのサバンナの有蹄類の群れが，長年にわたり，略奪者であるヒトから生き延びてきたかという理由が説明できると推測されている．トリパノソーマの野生動物のリザーバーは，初期のヒトの居住地との境界をしっかり限定していた．野生の有蹄類はトリパノソーマに寛容になったが，家畜のウシはいまだにこの病気のために死んでおり，ほとんどの研究と資金は—ヒトではなく—動物の睡眠病の問題解決を目的としていた．

進化的な意味では，アフリカにおけるトリパノソーマの存在は地上に住むいくつかの動物群の進化を妨げていた可能性がある．これは初期のヒトの祖先を含む，トリパノソーマ抵抗性の霊長目の動物が，空いている生態系のすきまを埋めるのを助長している．もしそうなら，ヒトはその遠く離れた起源のころにトリパノソーマの感染にさらされていたことになる．この寄生虫は概してヒトにはあまり適応せず，これは，臨床症状の多様性や常に変化する疫学的なパターンを説明している．完全に適応した寄生虫は—少なくとも短期間は，その宿主を殺さない．

42の国々で推定5,000万の人々がトリパノソーマ感染の危険にさらされているが，この病気に対する何らかの予防や治療方法をもっているのはおよそ500〜1,000万人だけであると推定されている．睡眠病は，だいたい赤道の北緯20度と南緯20度の間に広がる「ツエツエベルト」として知られているサブサハラアフリカの広い地帯を横断する風土病であり，そこで流行性規模となり広がる可能性もある．

睡眠病は離れた農村地域の病気であるため，正確な症例数は不明であり，今日でさえこのような場所に住む人は診断されずに死亡し数えられないことがしばしばある．ほとんどの国の統計はもっともらしく少なく報告されており，世界保健機関（WHO）は新規症例のおよそ10%しか通知されていない．現在の発生率の推定は，年間20,000から25,000件である．ほとんどの感染者はザイール，ウガンダ，およびスーダン南部に集中している．いくつかの村では感染率が25%にまで達している．1970年代後半と1980年代に，スーダン，ザンビア，ウガンダ，ザイールと同様に，カメルーン，アンゴラ，中央アフリカ共和国，象牙海岸，そしてタンザニアでひどい発生が起きた．

トリパノソーマ症は80年以上研究されているが，いまだにその病気の病理については不明である．感染バエに噛まれた後，3つの段階がある．第一は下疳それ自身である．それから血液リンパすなわち「初期段階」，最後に髄膜すなわち「第二段階」である．20年間生きたという感染症例が報告されているが，平均して *T. b. gambiense* に感染した人は死亡するまでの期間が2〜3年である．それに対し，より毒性の強い *T. b. rhodesiense* の感染は，治療しなければ通常6〜18週以内に死に至る．

この病気は当惑させられるような臨床症状が並び，これは場所によって変化しうる．2段階を経て進行し，血液中の寄生虫数の増加が起こり，最終的に中枢神経系に関与する．臨床症状は，発熱，頭痛，いらいらした状態が続き，怒りっぽい，感情に走る，うつ病，不眠症のような精神障害を含む．これは神経的な変性を反映している．他の症状としては，食欲不振，著しくやせる，睡眠障害，昏迷，そして睡眠病の名前の由来となった特徴的な昏睡がある．睡眠病の初期症状のいくつかは，初期のマラリアの特徴でもあり，現地で2つの病気を区別するのは難しい場合がある．初期に認められる共通の症状は，リンパ節腫脹である．他に共通した症状は，「満月様顔貌」と呼ばれるもので，小血管の漏出により生ずる浮腫である．トリパノソーマ症で最も一般的な合併症は肺炎で，死因となることがよくある．慢性期のガンビア型は，感染者が流行地を離れた後，進行するのに15年かかることもある．

ヒトのワクチン開発はあまり期待できない．「抗原変異」という現象は，有効なワクチンを作る期待を非常に減少させ，現在ワクチン開発に関する研究はほとんど進んでいない．

歴　史

アフリカにおける睡眠病の歴史は長く，複雑で，その複雑な生態系は，サブサハラアフリカの人口統計学的なパターンに多大な影響を与えた．人の居住範囲と密度は，現在まで多くの地域で制限されており，また，ウシの飼育は大陸の広大な地域を横断した領域で阻止されており，そのためすべての住民の食糧に深刻な影響を及ぼしている．

トリパノソーマ症はかつて「African lethargy（アフリカの昏睡病〈無気力〉）」とか「sleepy distemper（睡眠病）」と呼ばれ，ポルトガルとアラブ人の著述家によるうまい描写を通して，14世紀初期から西アフリカのヨーロッパ人によく知られていた．数世紀の間，奴隷貿易商は特徴的な頸部リンパ腺の腫張を伴ったアフリカ人を拒否した．その理由は，この症状を伴った人は遅かれ早かれ新世界または北アフリカで死ぬというよく知られた知識によるものであった．西アフリカ沿岸に沿ったヨーロッパ人の探検や貿易が1785～1840年の間に増加したため，この病気はガンビア，シエラレオネ，リベリア西部で報告され，また，1820年と1870年の間にはリベリア海岸に沿った地域でもしばしば認められた．

確かにこの病気はアフリカの植民地としての歴史において重要な要素であった．初期の植民地統治官はその運営上，主にヨーロッパ人の健康に関心がありアフリカ人の健康にはほとんど関心がなかった．しかし，睡眠病の流行の脅威により，ついに植民地当局はすべてのアフリカ人住民の健康をもっと深刻に受け止めざるをえなくなった．

睡眠病による感染を受けた植民地では，この1つの病気に直接対応することで，公共医療が発達することがしばしばであった．これは，「vertical（縦の）」公共医療―特別な病気の制圧を目的としたプログラムである一方，他の重要な公共医療問題を無視している―の発展をその結果として生じた．世界保健機関が発展途上国に，病気と健康の多要素的な性質を考慮した「horizontal（横の）」公共医療へ移行するよう促すようになったのは1970年代からである．

睡眠病はマラリアや黄熱病とともに，寄生虫学や熱帯医学の新しい専門家の開発において重要な役割を果たした．1898年，「熱帯医学の父」Patrick Mansonは，新しい科学の専門分野のなるほどと思わせるような最初の論文を出版した．彼は，熱帯病は昆虫が媒介する寄生虫病であることがよくあり，主な例はトリパノソーマ症であると説明した．

当時，トリパノソーマ症は植民地管理官の頭をとても悩ませていた．1896～1906年の10年間に，コンゴ川流域の推定50万人の住民と同様，ウガンダの新しいイギリス保護領で25万人以上のアフリカ人が壊滅的な流行により亡くなった．イギリス，フランス，ドイツ，ポルトガル，Léopold国王のCongo Free State（ベルギー国王レオポルドの私領コンゴ自由国）を含む新しい植民地政権が，睡眠病はアフリカ労働者や納税者の由々しき脅威でありうると認識したのは理解できることであり，その結果，新しい領地の有効性を著しく減少させる可能性があった．さらに，その脅威はアフリカ大陸に限定されなかった．イギリスも睡眠病が大英帝国の「宝石」であるインドにまで及ぶと推測した．

この結果として，睡眠病研究のために科学的な研究チームが特派されるといった医学史上最も目覚ましいキャンペーンの1つが起こった．彼らは，1901年にSenegambia（セネガンビア）へLiverpool School of Tropical Medicine（リバプール熱帯医学校）の遠征を開始し，1902年にはRoyal Society がウガンダへ遠征し，他の遠征は第二次世界大戦まで続いた．

遠征隊の多くは，暖かい気候の異国の病気を研究するために特に設計された新しい研究所に送られた．たとえばイギリスは，1899年にリバプールとロンドンに熱帯医学の学校を開設し，他にもドイツ，ベルギー，フランス，ポルトガルやアメリカでこのような学校が始まった．この科学的な努力の新分野は，聡明な若い人に医学史上，国際的な絶賛と地位を得る機会を与えた．

睡眠病は単にヨーロッパ人のこのような関心をひいた病気というだけでなく，健康状態が悪く致死率が高い地球上の地域に，その後ずっとヨーロッパ人が定住しようとしたことに留意すべきである．ヒトの病気（フィラリア症）の媒介が昆虫であることを最初に証明したMansonと，寄生虫であるマラリアが*Anopheles*属のカにより伝播されることを見つけたRonald Rossによる発見が主たる成果である．しかし，流行性のマラリアがより病的な状態を起こすにもかかわらず，トリパノソーマ症は次の20〜30年間，熱帯医学の新分野で多くの関心をひいた．

睡眠病を討論する国際学会が開かれ，まず最初に1907年British Foreign Office（イギリス外務省）でその1つが開催された．「tryps（トリパノソーマ）」の専門家の数は増加し，睡眠病は熱帯医学における研究発見の国際交流において鍵となる要素となった．

その病気のすべての側面における研究発見の情報伝達を容易にするためにSleeping Sickness Bureau（睡眠病庁）が1908年にロンドンで開設された．その仕事は現在も続いている．

第一次世界大戦とLeague of Nations' Health Organization（世界保健機関〈WHO〉の前身）の設立後，1925年と1928年にアフリカ睡眠病に焦点をあてた2つの主要な会議が開かれた．これらの会議は，19世紀の衛生施設と衛生法の会議を引き継ぐもので，公衆衛生問題を解決する手段を国際的な共同研究と国際協力に求めた．アフリカでは，ツエツエバエや睡眠病の特別研究センターが，ウガンダ，ケニヤ，タンガニカ（現タンザニア），ベルギー領コンゴ（ザイール），ナイジェリア，ガーナ，フランス領赤道アフリカ（チャド，中央アフリカ共和国，Congo-Brazzaville（仏領コンゴ），ガボン）を含む多くの植民地に出現した．このように睡眠病はアフリカにおける植民地政権の間の協力に重要なきっかけとなり，次に，一分野としての熱帯医学の急速な成長を助けた．実際，20世紀初期に睡眠病は，1980年代初期にエイズで繰り返されたような緊急性をもって，国際的な関心をアフリカに向けた．

この病気に対する反応は民間領域でも同様に起こった．増加する重要なアフリカ市場が失われる可能性を心配し，ヨーロッパのビジネスコミュニティは熱帯病の研究を奨励し，研究を始めることもあった．たとえば，1899年に設置されたLiverpool School of Tropical Medicineの主な創設者は，有力で強力な資本家Alfred Lewis Jonesであり，西アフリカ沿岸に沿って有利な貿易を営むリバプールを拠点とした航路の社長であった．実業家は，帝国主義者とともに睡眠病によって起こりうる荒廃の可能性に狼狽し，ともにアフリカ住民の疫病を予防する試みを熱心に支援した．

植民地主義の政策は睡眠病の疫学の同時代の認識をよく反映していた．たとえば，1900年までこの病気は何世紀にもわたって西アフリカの風土病であったが，近年になってコンゴ川流域や東方に広がったということは広く受け入れられていた．

植民地の最も初期のころから，ヨーロッパ人が内陸に進出する過程で，遭遇した廃れた村や人口が減った地域を睡眠病のせいにするのは珍しくなかった．植民地政策は冷酷であるために，多くの場合アフリカ人がさまざまな地域から撤退しているのだということは，侵入者（植民者）は思い至らなかった．睡眠病の拡大，発生率の増加という結果を生じたアフリカの病気の環境における劇的な変化の社会経済学的原因，政治的原因について，研究者がより深く調査し始めるまでには半世紀を要した．

19世紀になり，医学の専門家は環境学的な疫学の理論を好むようになり，この病気が一連の特別な状況下でヒトが要因となり主に広がったと考えた．有効な治療薬がないため，流行性の病気を抑制する基本的な方法は，分離または隔離，つんとする煙や硫黄や酢酸のような強い刺激臭を伴った消毒からなっていた．病気は，退治すべき侵入者として認識されていた．この見解は，初期の公共医療キャンペーンに用いられた戦いのイメージやイディオムの多くを説明している．この理論に主に付け加えられたこととして，一度状況が特定されればアフリカのほとんどの病気はヨーロッパで開発された方法や技術を用いて抑制される，さらには除去できるという信念があった．ヨーロッパの植民者は，アフリカ人が失敗した場所で成功し，ツエツエバエとトリパノソーマとその他の間の問題を征服することにより，その大陸を変えるだろうと推測した．植民者の多くは，アフリカ社会でみられる遅れの多くは，少なくとも一部は，睡眠病のような風土病によるものだと考えた．

アフリカ人の間の睡眠病，アフリカの健康問題の解決に対し，西洋技術力を用いるという強力な考え方は，ごく最近まで残っていた．アフリカ人が睡眠病の生態系についてのいくつかの考えをもっていただけでなく，かなり効果的な環境の制御法を得ていた可能性を植民地当局が考えることはまずなかった．このようなアフリカ人の戦略の一例として，ツエツエバエが活動し，乗っている動物が感染する可能性がある昼間の時間には，ある領域を通って旅行しないよう初期のヨーロッパ人旅行者に警告したことが挙げられる．さらに，ツエツエバエが横行する場所を通じて，同時に遍在するツエツエバエを共存させ，流行的な発生を起こす人口の集中を防ぐというアフリカ人の居住パターンの例が存在した．それに反してヨーロッパ人の植民者は土地固有の習慣や生き残り戦略を破壊または崩壊させ，その結果，地方特有の睡眠病は拡大し，時には悲惨な結果を伴う流行となった．

しかし，植民地の権力者は睡眠病の歴史とその進化に関して彼ら自身の解釈を保持した．彼らが到達する以前から，古代の手におえない病気の発生点は，西アフリカとコンゴ川流域付近に存在し，時々流行性の規模へと広がった．しかし，植民地居住者は，ヨーロッパの新参者が局地的な戦いを制し，アフリカ人の奴隷侵略を制し，法律と秩序を確立した後でのみ，まさにその病気が広がり始めたと考えた．そして今度は，これまでで初めて，多くのアフリカ人が自由に移動し安全に出身地から離れることを許可した．Pax Brittannica，Pax Belgica またそれに似たようなものによる保護のもとで，アフリカ人の移動の増加は古くからある地方特有の発生点から新しい居住地へと睡眠病を運んだ．特に，ガーナやナイジェリアの Rukuber のような西アフリカは，この仮説の根拠となった．睡眠病拡大についての認識が広く受け入れられたため，ヨーロッパ人がすべてのレベルでアフリカ人の生活を規制しよう，特に移動の自由を厳しく制限しようと多大な努力を費やすという重要な結果をもたらした．

睡眠病研究に 25 年以上を費やしたイギリスの昆虫学者 John Ford は，このアフリカ平定と病気の拡大の「classical view（古典的見解）」に挑戦した最初の 1 人であった．彼は，アフリカの住民をひどく崩壊させ抑圧するものは，ヨーロッパの植民地の穏やかな性格（温和な政策）ではなく，反対に厳しい性質のものだと論じた．特に，ヒト，ツエツエバエ，トリパノソーマとの間のバランスのとれた生態学的相関は，ヨーロッパ人の活動により破壊され，風土病である睡眠病が流行性の規模へ激発するという結果となった．このような生態学的な激変の結果として起きたことがはっきりとした例は，数十万人が亡くなったというウガンダとコンゴ川流域での睡眠病の流行であった．

流行は植民地時代のほとんどを通じて続き，特に第二次世界大戦前には，東西アフリカ両方でひどい発生があった．この病気を制圧するための公衆衛生的な規制は，他の地域の管理官に影響を与えた．いくつかの植民地では，睡眠病計画はとても拡大し官僚主義的であったため，植民地政府内で他の部門との対立，乏しい人材や財源の競争の激化を招いた．さらに，民間人は，睡眠病の規制により，アフリカの人々と資源を搾取しようとする企てがますます妨げられたので，公共と私的区域の間で対立することもしばしばであった．睡眠病に対して，2つの主要なパターンが植民地のキャンペーンで起こった．1つは，ツエツエバエの撲滅に焦点をおいたもの，もう一方は，感染者の治療に焦点をあてたものであった．大部分のキャンペーンは両者のアプローチの特徴を組み合わせたものであった．この枠組みのなかで，植民地のキャンペーンに国別の変化が生じた．イギリスはその病気を制圧するためにより広い生態学的なアプローチをとり，一方，フランスとベルギーはヒトの感染の問題に対して，より「医学的」なアプローチをとった．イギリスの政策はハエから人々を離すことにより睡眠病の伝播の鎖を断つものであった．このように，イギリスの統治官が病気から人々を守ることを目的とした社会政策を実施したのと同時に，科学的な集団，特に新しい昆虫学者はアフリカにおける「ツエツエバエの問題」の解決法を探した．1908 年に行われた Buganda と Busoga の湖沿岸居住地からのウガンダ人の強制的な集団再移住（これはおそらく多くの命を救うこととなった），1936 年に始まった大規模な Anchau（ナイジェリア北部）計画は，伝播の鎖を断つよい例である．また，生態学的に伝播のおそれがありそうな地域では，東コンゴの Semliki 川に沿った地域のように，ベルギー人が人々の集団を再定住させた．

農村で自給自足の経済生活をし，文化や伝統が地域としばしば複雑につながっていたアフリカ人を最近になって征服し植民地化した状況において，強制的な移住は，時にはその意図とは逆に悲惨な効果をもたらしたのは不幸なことであった．ベルギー領コンゴではものすごい量の法律と努力が睡眠病に関係する住民の統制に向けられた．圧倒的な量の管理官がいるときにその病気が出現することがしばしばだったため，多くのアフリカ人が睡眠病を植民地病とみなしていたことは驚くべきことではない．

フランスとベルギーの努力は，医療または治療の集団キャンペーンを通して，主にトリパノソーマの「ヒトのリザーバーをなくす」という方向に向けられた．これを達成するために，彼らはすべての住民の系統だった調査，居住の動き，分離，すべての感染者の治療を指導した．フランスの寄生虫学者 Eugène Jamot は Ubangui-Chari（フランス領赤道アフリカ）でこの方法を開発し，後にカメルーンやフランス領西アフリカの感染地にそれを導入した．1916 年に彼は，移動チームを基本とした意欲的な睡眠病キャンペーンを組織し，治療を受けさせるためその病気の感染者を系統だって国中捜し回った．

格子（グリッド）システムは完全な調査を確実にするのに案出され，移動チームは実際軍事力を使って仕事をした．1917 年 7 月～1919 年 8 月の間に，9 万人以上が調査を受け，5,347 人の感染者が同定され治療を受けた．睡眠病診療のための Jamot の計画はまもなくコンゴのベルギー人たちに採択され，1932 年までコンゴ北部だけで年間このように組織されたチームが 5 つ存在した．その組織の規模は賞賛に値するが，多数の健康診断という方針はその寄生虫の基本的な生態系に影響を与えなかった．実際，このアプローチはその寄生虫と長年接触して築き上げたヒトの抗体のたくわえを取り去る効果があった．

ヒトのリザーバーの除去は，最初に殺トリパノソーマ薬がヒ素化合物 atoxyl のかたちで使用できるようになった 1905 年に可能となった．ドイツの化学者 Paul Ehrlich により発見され，Liverpool School of Tropical Medicine の Wolferstan Thomas により睡眠病への使用が適用され，atoxyl は単独あるいは他の化合物との合剤として 20 年間，唯一の化学療法薬であった．atoxyl は患者の 38 %で毒性があり，すべての原虫を殺すことはできず，注射された人の 30%が失明に悩まされるというひどい副作用を伴った．後に，新薬—suramin（スラミン）(1916～20 年)，tryparsamide (1919～25 年)，さらに pentamidine（ペンタミジン）(1940 年代初期）—がローデシアおよびガンビアトリパノソーマ症の初期段階に使えるようになった．もう 1 つのヒ素剤の最も問題となった重度の副作用には，死亡率が 5%まで上がることが含まれたが，第二段階の病気に使用された．この薬，melarsoprol（suramin と pentamidine との併用）は，1940 年代まで選択薬として残っていた．

多くのアフリカの領土が独立をみた 1960 年代初頭に，植民地の統治者はヒトの睡眠病をアフリカで制圧下においた．しかし，政治的な変動，それに伴う医療基盤の崩壊や大規模な住民の移動は，再びこの病気の疫学に影響を与えた．いくつかの国―たとえば，ザイール，ウガンダ，スーダン，象牙海岸―では睡眠病の流行地が証明され，1969 年までにコンゴだけでその感染者は 100 万人に上ったと推定されている．

睡眠病を引き起こすツエツエバエとトリパノソーマは，アフリカで，今後も活動的に適応し続けるであろう．制圧の最も有効的な手段は連続的かつ徹底的な調査であり，現在の健康計画立案者と行政官はこの病気の歴史や，歴史はそれ自身簡単に繰り返すということを知るべきである． ［Maryinez Lyons（嶋田淳子）］

4

アメーバ赤痢

Amebic Dysentery

アメーバ症（amebiasis）は，原生動物・アメーバの一種 *Entamoeba histolytica*（赤痢アメーバ）が結腸に寄生することによって引き起こされる感染症である．大腸には数種のアメーバが生息しているが，その大部分は，無害な共生生物であるか人体にほとんど影響を与えない寄生体であり，治療を必要とするような損傷を引き起こさないのが通例である．近縁種である *Entamoeba coli*（大腸アメーバ）および *Entamoeba hartmanni*（ハルトマンアメーバ）は，共生生物であり，*E. histolytica*（赤痢アメーバ）による感染もまた症候を生じないことが多い．病原性のアメーバによる損傷は，程度の差こそあれ，腸をはじめ（アメーバ赤痢），時には肝臓・肺・脳などの諸器官へも及ぶこともある．

特　徴

寄生体は，そのライフサイクルにおいて2つの生活形態をとる．成虫であるトロフォゾイトは，結腸の管腔に生息する．腸の内容物を養分として，そこで増殖するが，害はほとんどなく，一般的には片利共生である．ただし，なかには非常に病原性の高い系統のものもある．宿主がストレス状態にある，もしくは抵抗力が低下している場合，また，寄生体のなかに特に高い病原性を示すものが含まれていた場合，アメーバは腸壁に侵入して膿瘍を引き起こすのである．アメーバの成虫トロフォゾイトは，大腸を下っていく際，しだいに乾燥していく環境に刺激されて嚢胞壁を形成するとともに，2度の核分裂を繰り返し，4つの娘核を備えるようになる．そして，この嚢胞は，大便とともに体外に排出されるのだが，これが経口感染を引き起こすおそれがある．飲み込まれた嚢胞は，小腸に至ると脱嚢し，それぞれ4つのトロフォゾイトを作り出す．この若いトロフォゾイトが，大便の流れにのって大腸へと運ばれるのである．とはいえ，赤痢が発症した場合，トロフォゾイトは，包嚢を形成する間もなく急速に体内から除去される．その場合確かに膨大な数のアメーバが放出されることにはなるが，それらはすぐに死ぬため伝染性はない．つまり，伝染性のある嚢胞を産生するのは，症状が緩慢であるかほとんどみられない人々であるといえる．そうした人々こそが，疾病を蔓延させているのである．

アメーバ症の感染は，経口経路で起こる．直接的な感染は，施設の被収容者の間や男性の同性愛者間といった，人間が過度に密接する情況において起こりうる．しかし，より一般的なのは，大便に汚染された食物や水を介して広がる間接的な感染のほうである．飲料水を媒体としてアメーバ赤痢が流行するのは，細菌性赤痢ほど頻繁ではない．とはいえ，下水が井戸や上水管を汚染すると，アメーバ赤痢は十分発生しうる．果実や野菜を育てるのに，人間の大便が肥料として使われたり，汚染された水が散布されたりした場合，あるいはそれらがアメーバのキャリアに扱われた場合，表面が嚢胞で覆われてしまうこともある．また，ハエやゴキブリが，大便から食物へと嚢胞を運ぶこともある．このように，この疾病は，劣悪な衛生状態のもとでは蔓延するが，衛生的な状態が保たれた所や上下水道の設備が適切に機能している所では，感染することはまれである．イヌ，ネコ，サルは，研究所で感染することがある．しかし，だからといって，動物の保管所が疫学的にみて重要であるというわけでもなさそうである．

片利共生であれ病理学的なものであれ，アメーバ症は，貧しい熱帯の国々で一般的ではあるものの，赤痢アメーバによる感染は世界中でみられる．ただし，他の治療を必要とする感染症の割合と同じく，アメーバ赤痢の有病率も，国や地域によって大きく異なっている．

アメーバ症，なかでも治療を要するほどの重度のものは，先進国では今日あまりみられない．ただし，アメリカで，1970 年代の後半には例年 3,000 から 4,000 の症例が報告されていたのが，1979 年から 1984 年にかけて，突如その約 2 倍の感染が発生するということがあった．このときの感染は，テキサスとカリフォルニアに集中していたため，メキシコや東南アジアからの移民によるものと思われるが，先進国の例年の罹患率が，著しく低く報告されているとも考えられる．

アメーバ症は，無症候性のものであれ治療対象となるものであれ，第三世界においてはるかに一般的にみられる．調査によると，そうした国々での有病率は，純粋に地域的な差異のみならず治療技術的な問題をも反映して，最高60％を示した．これは明らかに，南アジアや東南アジアの大部分や中国，アフリカ，ラテンアメリカの諸地域における，公衆衛生の主要な課題である．特にメキシコは，非常に高い有病率を示している．20世紀後半時点での見積もりでは，世界で約4億8,000万人の人々が感染していたとされる．その内訳は，アジアで2億9,000万人，アフリカで8,000万人，南北アメリカで9,000万人，そして意外なことにヨーロッパで2,000万人である．とはいうものの，これらの感染例のうち，重篤なものはほんの一部であり，死に至るケースはごくまれだというのが現状である．

アメーバは大腸の粘膜層および粘膜下層に侵入して，フラスコ形の特徴的な病変を作り出す．重度の症例では，病変は融合して大きくなり，組織破壊，血液をはじめとした体液の流出，および粘膜表面の剝脱という症状を呈するようになる．腸壁が損傷を受けると水の吸収が減り，血液と粘液の交じった軟便が出るようになる．アメーバは，こうした重度の命にかかわるようなダメージを腸に与えるだけでなく，腸の筋層に潜り込んで血流に入り，他の諸器官，とりわけ肝臓に運ばれることがある．腸に穿孔ができると，致命的な腹膜炎につながりかねない．また，肝臓の大きな膿瘍は，重篤で時に致命的な結果を引き起こすこともある．さらにアメーバは，横隔膜を通って肝臓から肺に移動し，そこに新たに膿瘍を作ることもある．脳膿瘍を引き起こすことはあまりないが，もしそれが起これば死に至る．また，ひどい皮膚の潰瘍が，特に肛門の周辺部で生じることもある．

腸アメーバ症の臨床的な症状は，軽い下痢や腹部の不快感から，頻繁に起こる血液・粘液の交じった軟便，激痛，やせ，虚脱にわたる．徴候は一般に潜行性でわかりにくい．肝臓の症状が，腸の変調を伴わずに生じることもある．したがって，持続する激しい痛みと，肥大した肝臓の圧痛，熱，衰弱も徴候のうちに入ることになる．慢性的なアメーバ症は，腸と肝臓のいずれに症状が出る場合でも，非常に病名を特定しにくいことが多い．

アメーバ赤痢は，細菌性赤痢とは厳密に区別して診断されなければならない．まず，アメーバ赤痢は，徐々に進行し，熱もほとんど出ない慢性的な疾病である．また，細菌性赤痢に比べて，おおむね便の量は多いが便通はさほど頻繁ではなく，血液が交じって明るい赤色をしているわけでもない．さらに，アメーバ赤痢はより長い潜伏期をもつ．細菌性赤痢が7日以下であるのに対し，アメーバ赤痢は20〜90日あるいはそれ以上の間，発症しない．そして最後に，細菌性赤痢は，潜伏期も短く水を介して伝染されやすいため，急激に流行する可能性があるのである．

歴 史

アメーバ症は，人類が定着型の農耕生活を営むようになって初めて，重大な問題として浮上したようである．赤痢は，ヨーロッパやアジアの医学書のなかでも早くから記述されており，軍隊のなかや奴隷船・監獄において，しばしば発生していたことが知られている．とはいえ，そのそれぞれがアメーバ赤痢と細菌性赤痢のいずれであったかを特定するのは，ほぼ不可能である．

19世紀の初め，イギリスの医師たちはインドで，アメーバ症の立派な臨床記録を残している．1828年に，James Annesleyは，この疾病の腸と肝臓とにおける症状を明確に関連づけているのだ．1875年には，ロシアの医師Fedor Löschが，その病原体を記載している．彼は，疾病の臨床経過を記録してアメーバを病原体と突き止めるとともに，アメーバの含まれる患者の便を犬に給餌すると，犬に同様の病変が生じることを確認した．ただし，Löschは，何か他のものがまず疾病を引き起こすのであり，アメーバは単にそれを「助けている」にすぎないと考えた．さらなる研究を進めるには，技術的な問題，とりわけアメーバの病原性の有無をいかに同定するかという問題がたちはだかっていたわけである．

この問題に対して，Stephanos Kartulisは1880年代の間，一貫して考究を続け，アメーバが熱帯赤痢のほぼ確実な原因であることを突き止めた．その後1890年には，カナダのHenri LafleurとアメリカのWilliam Councilmanが，この疾病の病理学についての決定的な研究を公表した．また，ドイツの研究者H.QuinckeとE.Roosは，病原性のあるアメーバとヒトに片利共生するアメーバとを区別した．

しかし，それでもなお，研究状況は錯綜したままだった．アメーバを同定・分類する方法は議論の決着をみず，多くの研究結果も追試によって確認されなかった．1900 年代初頭には，はたして病原性アメーバが重要なものかどうかという疑義が，広く行き渡っていた．熱帯医学の権威である Patrick Manson ですら，1909 年の時点でも，赤痢においてアメーバの果たす役割については懐疑的であった．1913 年になって，アメリカの科学者 Ernest Walker が，赤痢アメーバのライフサイクルの概要を明らかにし，非病原性のアメーバに関する錯綜はいくぶん解消された．1925 年には，アメーバを人工培養する方法が発見され，いっそうの解明が進んだ．だが，アメーバ症には，いまだに多くの不明な点がある．病原性・非病原性という系統間の差異は何か，また，食物，ストレス，付随感染といった因子のうち，何がそれまで長く続いた無徴候感染の状態を病理的なものへと誘導するのかは，依然として謎のままである．　[K.David Patterson（香西豊子）]

5

Alzheimer 病

Alzheimer's Disease

1906年にAlois Alzheimerが，脳に神経学的病変があり，認知機能が全般的に低下し，著しい社会性の障害を起こすものを記述した．かつてはまれなものと考えられていたが，アルツハイマー型老年痴呆は，後天性進行性の脳疾患で，最も多いものである．Alzheimer病は，神経細胞の消失により脳が萎縮して，知的機能と記憶の潜在的な障害が5～15年かけて進行し，慢性的な植物状態に至る．認知機能，心的機能，社会機能の進行性の障害が，家族や友人関係に深刻な影響を及ぼす．Alzheimer病は，アメリカにおける主要死因の第四位である．D.K.Kayらによれば，診断がついた痴呆（認知症）患者の平均余命は2.6年で，これに対して痴呆でない同年齢者の平均余命は8.7年であった．しかし研究によって，生存率は大きく異なる．

Alzheimer病は，痴呆の主要な原因であるが，その病因は不明で，支持的治療が行われる．この病気は，高齢者における大きな問題である．65歳以上の人口の約4%が罹患し，80歳までに有病率は20%に上がる．アメリカでは高齢者人口が増加するにつれ，Alzheimer型痴呆の患者数も増加すると思われる．初老型と老年型で病理学的変化は似ているが，早発性と遅発性のAlzheimer型痴呆が，臨床的に異なるという証拠がある．

特　徴

Alzheimer型老年痴呆は，行動上の徴候と症候を伴い，それによって病期が分けられる．早期における主観的な記憶欠損を，良性の老年健忘から区別するのは難しい．しかし，高齢者の良性の健忘では，重要でない詳細が想起できないのに対し，Alzheimer型老年痴呆の患者では，重要な事柄と重要でない事柄を見境なく忘れる．

Alzheimer 病の典型的な患者は，物をどこに置いたかを忘れ，よく道に迷い，約束を覚えておくのが難しい．最近の記憶も，昔の記憶も，侵される．自分の認知能力と社会関係が失われるのを認識すると，患者の多くは，絶望と落胆の感覚にさいなまれる．Alzheimer 型老年痴呆が進行すると，患者は混乱期に入り，認知機能がより広範に損なわれる．言語，位置関係，問題解決などの皮質の高次機能の変化が，より明白になる．

混乱期には，不安に変わって明白な拒絶をするようになり，認知機能の欠損が家族や友人たちにもわかる．晩期には，患者は目的なく行動し，幻覚をみたり，落ち着きなく興奮することがある．言語障害が生じる時期は遅い．神経学的な異常反射は，高次の神経抑制の喪失を示すもので，よくみられる．Alzheimer 型老年痴呆の患者のすべてに，古典的な症候が発生するわけではない．ほとんどすべての患者に若干の記憶障害があるが，他の部分的な皮質欠失が最初に前面に出ることがある．空間認知障害は，早くから出ることが多い．患者はまた，言葉を見いだすのが困難だといい，会話や理解に軽い問題がみえる．大脳の前頭葉の障害が前面に出る症例では，判断に問題を生じる．

この疾患には，生物学的な指標がないために，臨床診断を十分正確に行うことができない．実際，Alzheimer 型老年痴呆と診断された症例で，診断が正しいのは半分ほどだろう．正常な老化に伴う認知能力の変化も，痴呆の初期段階と重なりあっており，痴呆を引き起こしうる条件は幅広いものである．どの患者でも，認知能力を進行性に低下させるいくつかの条件が，同時に進行する．Alzheimer 型老年痴呆の臨床診断では，常に病状の進展を総合判断する必要がある．家族や友人からの情報が，高齢者の認知能力低下を計るための最も価値ある手段であり，全般的な知的能力低下を医師が判断する手助けになる．

病状の進展は緩やかだが，症状の変動は著しい．患者は，生活状況が変化したり，友人や親類を亡くしたり，あるいは診断のための入院すると，劇的に反応する．こういった急激な変化は，おそらく環境からの刺激の喪失や感情的な苦痛から生じたので，病気の進行によるものではない．

精神測定は，さまざまな病期で認知能力障害のパターンを明らかにしたり，行動障害の質的側面を見極めるのに，役立つ．Alzheimer 病の診断を補強するための検査も行われ，実際に認知障害の他の原因を除外するのに有効である．CTで大脳皮質の萎縮が，しばしばみられるが，過度に評価されることが多い．

Alzheimer 病は，他の多くの病的状態から生じる進行性の痴呆との鑑別が，難しいことがある．たとえば，痴呆は，癌末期の患者に多く，さまざまな原因から起こりうる．

痴呆を示す患者を診断すると，治療不能の原因が多いが，20～25%には治療可能な痴呆が見いだされる．痴呆の原因で治療可能な多くのもののうち，多発梗塞性の痴呆が，Alzheimer 病との鑑別が最も難しい．脳卒中の危険因子は，初期痴呆のすべての患者で，可能なかぎり評価し予防すべきである．

うつ病は，Alzheimer 型老年痴呆と誤診しうる治療可能な疾患で，最も多い．うつ病を治療すると，認知能力は元の水準に戻る．初期痴呆の患者の一部は，二次的なうつ状態になるので，痴呆と疑似痴呆は，鑑別が難しい．Alzheimer 型老年痴呆の初期に起こるうつ状態は，病気が進行すると軽快する傾向がある．疑似痴呆でうつ状態の患者には，注意力の低下，認知能力の気まぐれな変動，皮質症候の欠如，体重低下，睡眠障害，罪悪感，低い自己評価，個人的家族的精神疾患の既往，急速な発症，という傾向がある．

それと対照的に，Alzheimer 型の皮質性痴呆の患者は，潜在性の発症，緩徐な進行，初期からの洞察力喪失，過去および最近の出来事の記憶喪失，空間感覚の喪失，自発会話の減少，時に失語症が，よくみられる．失認，失行，筋緊張の増加，異常な神経反射も起こりうる．

広範で多様な肉眼的・顕微鏡的な形態変化が，Alzheimer 病患者の脳に起こる．残念ながら，これらの変化の多くは，正常の高齢者の脳に起こる変化と区別が難しく，正常でも白質がいくぶん萎縮し，わずかながら灰白質も萎縮する．

遺伝的素因が Alzheimer 病において重要であると，一般に認められているが，この遺伝的素因の正確な性状は，まだ不明である．一部の家系から，Alzheimer 病と臨床的ないし病理学的に診断された多数の患者が出ている．この家系に関して，実質的に重要な点は，そのほとんどが常染色体優性遺伝の規準に合致することである．これらの家族のほとんどで，遺伝子の浸透率は 90%を超える．その結果，罹患した人の子どもは，その家族で痴呆を発症する年齢を超えて生きると，痴呆になる確率が 50%になる．家族性の症例の正確な割合は不明だが，Alzheimer 型痴呆のすべての症例の 10％ほどになると思われる．優性遺伝ではない家族性の発症例も，一部ある．痴呆の発症一致率は，一卵性双生児のほうが二卵性よりもいくぶん高く，遺伝的素因が考えられる．その一方で，発症一致率は 100％ではないので，環境因子もあるにちがいない．発症の年齢は双生児でも異なるので，双生児の発症が一致しない場合の確認が難しい．

Alzheimer 病と Down 症候群の子どもを発生する家族との間にも，相関がある．Down 症候群と Alzheimer 病の間の関連を支持する別の証拠に，Down 症候群の患者が，成人まで生きると，Alzheimer 型老年痴呆に一致する所見を生じる傾向がある，という事実がある．Down 症候群は，21 番染色体の異常なので，Alzheimer 病の遺伝子座を決める研究の出発点が示唆される．最近の所見によれば，アミロイド蛋白質の遺伝的な過剰産生が，Alzheimer 病の原因の 1 つであるという仮説が支持されている．

家族から遺伝相談を求められたときには，遺伝因子についてわかっていることだけを説明できる．Alzheimer 病患者が 1 人いる家族では，近親者が生涯の間に痴呆を発症する危険率は，約 10％である．痴呆の大半は 70 歳以後に発症するので，この確率はかなり小さい．数世代にわたって痴呆を生じた家族では，常染色体性優性遺伝の可能性があり，罹患した親をもつ子どもの危険率は 50％に近づく．これらの家族では，適切な健康管理がなされているので，痴呆が疑われ，環境や社会との相互作用技術が変化した患者が，複数の身体症状を訴えても，客観的な疾患や既往歴では曖昧さがない．病理解剖により，診断が確認され，家系をより正確にたどることができる．

Alzheimer 病の環境要因も示唆されている．一部の研究者は，神経核内の局所的アルミニウム集積と，海馬ニューロンの神経原線維性変性とを関連づけている．しかし，Alzheimer 型老年痴呆とアルミニウムとの関連は，一般に認められてはいない．老化による免疫力の全般的な低下から，自己免疫機構が示唆される．脳の抗体増加が Alzheimer 病で示されているが，抗神経抗体は，中枢神経系でまだ証明されていない．血清蛋白質の異常，特にハプトグロビン機能の変化が証明されている．最後に，ウイルス感染も提案されているが十分な証拠はない．

Alzheimer 病は，現代医学にとっても，また介護システムにとっても，広く社会にとっても，解決すべき重要な問題のままである．研究の進展が疾患の診断と治療に必要であるが，介護システムにも大きな変革が必要で，この疾患にかかった患者に，必要とする介護が与えられるようにすべきである．

歴 史

Alzheimer 病は，最近になって広く知られるようになったが，「老化」「動脈硬化」「痴呆」などいくつもの名前で呼ばれた長い歴史がある．老化と痴呆は，数千年にわたって認められた状態である．アッシリア人，ギリシア人，ローマ人はみなこれを知り記述している．しかし J. Esquirol が，1838 年に，Alzheimer 病と思われるものの最初の近代的な記述をしたとされている．Esquirol は，年齢とともに増す「老年痴呆」について書いている． 7 年後に，Wilhelm Griesinger は，精神疾患についての教科書を出版し，病理解剖でみた脳萎縮が原因となる「初老痴呆」の状態を，明らかに認識している．しかしこれらの報告のいずれも，当時の研究者にあまり影響を与えなかったようだ．

19 世紀後半に，高齢者の問題に対する社会と科学者の関心が明らかに増した．その関心によって，老年病学という領域が生まれ，高齢者の痴呆にますます注意が向けられるようになった．この時期には，これが老化による不可避の結果か，それとも急性疾患かに研究の焦点が当てられた．近代精神医学の建設者の 1 人である Emil Kraepelin は，正常な老化と老年痴呆の区別の難しさを指摘した．銀染色という新しい技術を用いて，彼の弟子の Alzheimer は， 4 年間の闘病の後，55 歳で死亡した患者の脳に痴呆の神経病理学的な新しい診断指標を同定した．この指標は神経原線維の集塊であり，彼はそれを死んだ細胞の指標であろうと推測した．Alzheimer は，患者の痴呆の臨床症状と脳の病理学的病変とを初めて関連づけた．Kraepelin は後に，かつての弟子の栄誉のためにこの疾患を「Alzheimer 病」と名づけた．

そこで生じた問題は，この疾患が老年痴呆と同じかどうかを決めることであった．どのような病理学的変化が，他の原因に対して老化を起こすのかという古くからの問題をめぐるものであった．Kraepelin は，Alzheimer 病が初老期から起こることを強調したが，老年痴呆と似ているために，一部の研究者は，Alzheimer 病が「老化過程の早期発症」によるかもしれないと提起した．この状況を混乱させたのは，19 世紀の見解が 20 世紀まで生き延びたことである．すなわち脳動脈硬化が，老年痴呆の原因かもしれないという見解である．1920 年代後半までに，高齢者の痴呆の症例が十分に集まったので，統計上の分析をこの問題に応用できるようになった．症例の大部分は，実際に 50～60 歳で起こり，初老期に起こるという報告を支持した．1955 年に Martin Roth は，精神的変化がいろいろな種類の「機能的」および「器質的」疾患により起こりうることを示し，1960 年代までに，2 グループの研究者が Alzheimer 病に取り組んだ．1 つは，Robert Terry に率いられてアルバート・アインシュタイン大学が中心で，もう 1 つは Bernard Tomlinson，Gary Blessed，Roth に率いられてニューキャッスルにあった．彼らおよび他の研究により，とりわけ初老期痴呆の症例にみられる脳の変化が，老年痴呆のものと同じであることが明らかにされた．

この発見により，Alzheimer 病の定義が広がり，その犠牲者とみなされる人の数が非常に増えた．これはまた，意味論的な問題も生み出した．かつては，初老期発症は，Alzheimer 病の定義となるものであった．

現在，この疾患は，高齢者の重要疾患であることが示され，Alzheimer 型老年痴呆（senile dementia of the Alzheimer type：SDAT）と呼ばれ，精神科医は「一次性変性痴呆」と呼ぶ．老年痴呆は，SDAT ないし Alzheimer 病の意味で用いられてきたが，高齢者の他の型の痴呆を指すこともある．さらに，Alzheimer 病と老年痴呆は，しばしば老化ないし脳動脈硬化と合わせてまとめられる．後者の概念は，きわめてしぶとく，1970 年代中ごろまで，高齢者の精神の低下の「おそらく最も多い誤診」の原因と呼ばれた．

1980 年代初頭に，Alzheimer 病の定義は，「年齢に関連する認識力低下で，緩徐に発症・進行し，Alzheimer 型の神経病理学的脳変化を伴うもの」で，「発症の年齢に関して区別しない」とされ，痴呆全体の 50％以上の原因であると考えられるようになった．この疾患についての 1990 年の学会に出た専門家たちは，Alzheimer 病は 80％の症例で的確に診断されているが，その診断の確証は死後にようやく得られ，病因と疫学はまだ不明であると考えた．

Alzheimer 病は，単一の疾患ではなく，遺伝から外因性毒素まで複数の原因による多数の異なる疾患である，と決めてよいだろう．これらの原因のなかで，年齢と老化については議論の余地がある．30 歳代の個人の状態の報告から，この疾患が年齢とは無関係であるという主張が支持される．これに対して，有病率は年齢とともに増し，85 歳以上では 20％ほどが痴呆になる．もちろん，Alzheimer 病が特異な疾患ないし疾患群（老化過程に伴う不可避の産物で，65 歳以上の人口の 5 ～ 7％ほどになる）であるとしても，治癒の希望はある．

しかし，Alzheimer 病がなぜ今世紀の疾患と呼ばれるのか，なぜ最近になって先進国に爆発的に広まっているかという問題は，多数の人たちが歳をとり，これにより年齢構成が変化したことと，確かに結びついている．1900 年には，わずか 300 万人のアメリカ人が，65 歳以上だった．今日では，2,700 万人以上になり，2030 年には，5,000 万人になると見積もられている．80 歳まで生きる人が，ほぼ 1/4 の確率で Alzheimer 病ないし関連疾患を発症するという事実を元に見積もると，この疾患の犠牲者は，今世紀の終わりには，400 万人ほどにまで増えるといわれる．1990 年代のはじめには，アメリカの介護施設の患者のほぼ半分が，Alzheimer 患者であると推定されている．

介護システムにとって，この疾患の患者数が増えることの意味は，ぐらついている．1967 年にホワイトハウスでの老化についての会議は，国立老化研究所の設立として結実し，それにより Alzheimer 病の研究が大いに促進された．1983 年には，Alzheimer 病特別委員会を厚生省が設立し，研究活動と研究費の増加の必要を強調し，1987 年に国際誌 “Alzheimer's Disease and Associated Disorders” が，それらの研究を報告する場として創刊された．より多くの資源が投入され，Alzheimer 病の原因を理解し治療する突破口の見通しが，かつてよりも明るくなってきた．しかし，破壊的で病因不明の疾患であることは変わらない．

［Joseph A. Kwentus（坂井建雄）］

追　記

現在，約 400 万人の Alzheimer 病患者が，アメリカにいる．65 歳以上の約 10％が，罹患している．85 歳以上では，45％を超える人たちがこの疾患をもつ．典型的には，診断後 7 ～10 年で死に至るが，その期間は 3 ～20 年にわたる．

1980 年代に，神経に有害と思われる神経斑の蛋白の型（アミロイド蛋白質と呼ばれる）の発見に続いて，科学者たちは別の蛋白質を加えたが，これはタウと呼ばれ，Alzheimer 病に特有の原線維集塊に関係する．健常人の脳では，タウの蛋白質はニューロンの構造を支えるが，Alzheimer 病では支持線維が捻れてもつれる．

病気の原因は謎のままだが，多くの有望な研究が行われており，特に遺伝学の領域には，Alzheimer 病の謎を解く重要な鍵があるとますます強く信じられている．最近の重要な所見の1つは，かなりまれな型のアポリポ蛋白質E遺伝子（APOE 4）の保有者は，通常型（APOE 3）をもつ人よりも，Alzheimer 病にはるかにかかりやすいというものである．晩発型 Alzheimer 病患者のほぼ半分は，APOE 4 遺伝子をもっている．もう1つの発見は，特に早発型 Alzheimer 病の症例におけるもので，遺伝的変異をニューロン破壊と思われる神経斑にあるアミロイド蛋白質の産生に関連づけるものである．興味深いことに，この変異は Down 症候群にかかわる遺伝子領域にあり，この遺伝子異常をもつ人たちは加齢とともに脳内に神経斑と集塊を生じる．

これまでのところ Alzheimer 病の唯一の積極的診断法は，病理解剖であり，生きている患者での診断は，他の問題（たとえば，脳卒中やアルコール中毒）の除外，理学的検査，精神検査，脳の画像診断，および家族歴の精査により行われる．そのため Alzheimer 病は，いたしかたなく，他の型の痴呆と混同され，時々痴呆の他の形式と混同されて，症例の 10～20％は誤診され，初期には診断のつかないこともある．しかし 2000 年に，ワシントンでの世界 Alzheimer 会議で，95％の正確さで，Alzheimer 病の初期にある患者を診断できる酵素を発見したと発表された．

予防については，マウスに対して有効だと証明されたワクチンがあり，ヒトでも安全だと，最近（2000 年に）発表された．ワクチンのヒトでの治験が進行中で有望であると思われ，楽観的な人は，21 世紀の早い時期に「今世紀（20 世紀）の疾患」が終焉を迎えると予測している．しかし，Alzheimer 病にはまだ治療法がなく，治療法の多くは支持的なものである．けれども，多数の薬剤療法があり，その多くは軽症の Alzheimer 病患者の病気の進展を遅らせることを目的にしている．脳の炎症（おそらくアミロイドに関係する）が，この疾患の病因であると示唆され，現在では，抗炎症薬により治療されている．他の薬剤（イチョウ葉エキスを含む）が，記憶を助け，その喪失を遅らせるために投与される．エストロゲン療法は，Alzheimer 病の女性に有効で，ビタミン A もしばしば投与される．しかし，どの薬剤が多様な患者に最良かを決めるのは難しく，「奇跡」の薬がないこの時点では，Alzheimer 病ワクチンの形で予防するほうが治療よりもずっと有望に思われる．

[Kenneth F.Kiple（坂井建雄）]

6

アルボウイルス

Arboviruses

アルボウイルス（arbovirus）は arthropod-borne viruses（節足動物を媒介としたウイルス）の略で，媒介生物のなかで増殖することで伝染が可能となるウイルスの総称である．アルボウイルス疾患は，ヒトあるいは他の脊椎動物にどのような疾病を起こすかという観点からみると理解しやすい．アルボウイルスによる疾病は大きく次の 4 つに分類される．①脳炎，②発熱と発疹を伴う比較的良性の疾患，③出血性の症状を伴う致死率の高い疾患，④微熱を伴い，研究的分析以外では診断がつかないことが多いもの．これらすべてに共通な特徴は，周期的に流行し，数十，数百，あるいは数千の規模で発症がみられることと，特に効果的な治療法がないことである．さらに，ワクチンが存在するのはごく一部に限られる．しかし，伝染を抑制することは可能であり，一般的なアルボウイルスの疫学的知識や，感染において媒介生物の果たす役割，各疾病の伝染の特性などを利用して，予防効果が上がっている．

一般的特性

アルボウイルスは現在知られているだけでも，少なくとも 512 の異なる識別可能な種類を数え，未分類のもの数種を除き，11 の科に分類されている．アルボウイルスを生物分類学的に厳密に定義することは非常に困難で，生物化学的な観点でも定義することはできない．アルボウイルスに分類されるものにはいくつかの重要な特性がある．アルボウイルスのライフサイクルに，感染宿主からウイルスを取り込むことで，自らも感染する節足動物（通常は昆虫，ダニ，マダニなど）が関与していること．節足動物が，感染した脊椎動物から未感染のものへウイルスを媒介するベクターの役割を果たすこと．ウイルスは節足動物の体内で数日間かけて増殖し，後に食いついた宿主にウイルスを受け渡し，感染させることが可能な濃度に達すること．宿主はウイルスを再び食いついた節足動物に受け渡すことが可能なウイルス血症の期間を有することである．

このような定義は，少々わかりにくいこともあるが，非常に厳密なものである．感染した宿主に食いついた節足動物が，直ちに汚染された口で他の動物に接触した場合，機械的にウイルスを伝染することは可能かもしれないが，特定の疾病のベクターであるからには，数日間にわたって体内でウイルスを増殖させ，その後で食いついた宿主を感染させることが可能であることが必要条件である．この感染の形態は，生物学的感染サイクルと呼ばれる．機械的な伝染は非常にまれであると考えられ，アルボウイルスに関しては自然界で観測されたことがない(しかし，制約された条件下で実験的には感染が可能なことが実証されている)．ウイルスの観点からみると，ウイルスは1種類以上の脊椎動物の体内で，数日間にわたり増殖し，宿主に食いついたベクターを感染させることが可能な血中濃度に達することが必要である．

以上の考察から，①節足動物が汚染された血液を摂取してから，後に食いついた動物に生物学的にウイルスを伝染させることが可能になるまでの期間（外的潜伏期間）と，②宿主が感染してから血中のウイルス濃度が食いついた節足動物を感染させることが可能なレベルに達するまでの期間（内的潜伏期間）が定義される．ある脊椎動物が感染してから，次の脊椎動物が感染するまでの最短周期は，双方の潜伏期間の和である．通常は1週間以上であり，最長では数週間から数か月のこともある．

ヒトや他の脊椎動物に重大な影響のあるアルボウイルスは，皆類似しているわけではない．大きさや形が大きく異なるだけではなく，さまざまな特性が大きくかけ離れている．ただ1つ共通の特性は，節足動物と脊椎動物の双方を利用した生物的伝染である．ウイルスの進化のうえで，どのようにして異なる2つの生物の種族を利用して増殖する能力が，広範にしかも多種にわたって培われてきたのかは大きな謎である．

19世紀に疫学の成果を黄熱病の研究に応用した際，疫学者たちには，病原体および伝染サイクルにおけるベクターとしての節足動物についての知識が欠落していた．それゆえに，なぜ直接接触のなかったヒトが感染し，病気が場所から場所へ飛び火するのかが解明できず，その秘密をめぐるさまざまな仮説に対して大きな混乱と尽きることのない非難が巻き起こったのである．やがて，Theobald Smith がウシにおいてテキサス赤水病（Texas redwater fever）がマダニによって伝染することを実証し，Ronald Ross がマラリアの寄生虫がカによって伝染することを実証，さらに Walter Reed が黄熱病のウイルスがカによって伝染することを実証することに成功し，節足動物媒介の疾病についての近代疫学的研究が黎明期を迎えた．

ウイルスと吸血性の節足動物との間には不思議な特異性があり，さらに特定の節足動物（たとえばカ）には食料源に特定の嗜好性が存在する．ある種の脊椎動物は特定のウイルスに対して重症な疾病を引き起こす．たとえば，黄熱病はヒト，実験用白マウス，アカゲザルおよび Alouatta ザルにおいては重篤な疾病をもたらす．しかし一方で黄熱病はイヌ，ネコ，Cebus ザル，ウシ，ウマが感染しても顕著な症状が現れない．脳炎のなかでは，東ウマ脳炎（eastern equine encephalitis：EEE）の在来種はヒトや実験用マウスなど複数の脊椎動物に重篤な疾患を起こし，死に至ることもあり，特にウマにおいては重症である．しかし，ウシはこのウイルスで病を起こさず，ヒツジ，ヤギ，イヌ，ネコでも同様である．それに対して南アメリカの EEE 種はウマでは致死率が高いものの，ヒトには病を起こさないまま，抗体の生成をもたらす．

異なる脊椎動物がアルボウイルスに対して異なる耐性をもっていることを利用すると，耐性の強い動物を使って大量の免疫血清を生成することが可能になる．このようにして作られた免疫血清は，ヒトの疾病の治療に役立つというよりは，むしろウイルスを識別するための血清試験を確立するうえで非常に重要である．ここ半世紀の研究を元に開発された近代技術のなかには，補体結合，沈降，電気泳動，遠心分離，赤血球凝集抑制，ウイルス中和などの基本的な実験技術が含まれ，さらにタグ付き抗体（モノクローナル抗体をタグの付いたプローブと組み合わせ，電顕観察する）などの技術革新と結びつき，さらに発達した．特殊なプローブの使用などの最新技術は，現在最も成果を挙げている研究分野で，ウイルス自体およびウイルスの脊椎動物，無脊椎動物宿主との関係などについて，より明確で詳しい知識をもたらしてくれる．

デング熱 (dengue)

ウイルスと疾病の地理的分布は，ウイルスの特性ではなく，ベクターの性質に依存する．デング熱（*Flavivirus* 属）を例にとると，その感染域はその主要なベクターである *Aedes aegypti* の分布と一致する．このカは東南アジアの原産で，ヒトとともに世界各地に移り住み，熱帯，亜熱帯，温帯地方に広まり，北極圏，南極圏の極寒地方を除く世界中に生息するようになった．デング熱もそのベクターとともに世界中に広まり，特に熱帯地方，亜熱帯地方で蔓延している．原産の東南アジアにおいては，*A.aegypti* および/または *Aedes albopictus* と森に住む霊長類（類人猿）を含んだサイクルを有していた可能性があるが，やがてその原産地を離れると，ベクター—ヒト—ベクターというサイクルに適応し，ヒトの存在する所ならどこででも地方病のかたちで存在し，時折流行型の現れ方もするようになったと考えられる．

東南アジアにおけるもう１つのベクターである *A.albopictus* は最近になってアメリカなどに生息域を広めており，黄熱病など他のウイルスの伝染サイクルなどへの関与を含め，今後の影響が懸念される．ポリネシアにはデング熱のベクターとなる熱帯ヤブカが他にも生息している．デング熱は 4 つの血清型に分類されており，型によってはデング出血熱やデングショック症候群という，致死率の高い症状に強く結びついている．これらは東南アジアの国々における小児の死亡原因に大きく寄与しており，他の地域でも散発的な症例がみられる．同じ患者が，異なる血清型のデング熱に続けて感染した場合に，重篤な合併症が現れるのではないかとの仮説もある．

黄熱病 (yellow fever)

黄熱病はデング熱と血清学的に関連の強い *Flavivirus* で，*A.aegypti* を介して，ヒトからヒトへ直接感染が可能なため，ヒトのいる所ではどこでも地方病のかたちで存続することができる．このウイルスはサハラ以南のアフリカと赤道直下の南アメリカジャングル地域に分布しており，*A.aegypti* が亜熱帯地方および温帯地方に広がるにつれて，アフリカと中央アメリカ，西インド諸島を含む南アメリカはもちろん，アメリカ，スペイン，フランス，ジブラルタル，イギリスでも時折流行がみられるようになった．*A. aegypti*（および *A. albopictus*）はアジアおよびオーストラリアにも生息しているが，これらの地域には黄熱病はみられない．しかし，すでにベクターが存在していることと，免疫のない何百万人ものヒトがいることから，流行が起きる危険性は続いている．

黄熱病が南アメリカとアフリカの熱帯地方に蔓延しているのは，ウイルスが複数の異なるベクターを利用することができるためである．それぞれの地方に特有のさまざまな種の *Haemagogus* や *Aedes* をベクターとすることで，これらの地域のさまざまな類人猿の地方病として定着した．このようなサイクルにより存続しているものを森の黄熱病，あるいはジャングル黄熱病と呼ぶ．森の *Haemagogus* や *Aedes* は，ヒトも好んで刺すため，カ—サル—カのサイクルは容易にカ—ヒト—カのサイクルに置き換わる．森林労働者が森で感染し，初期の時点で *A. aegypti* の多い都市部に移動した場合，都市型のカ—ヒト—カの感染サイクルが確立してしまうことが危惧される．近年このような流行がアフリカと南アメリカで発生し，1986 年のナイジェリアでの流行のように，何千人もの死者を出すような惨事も起きている．

非常に効果的な黄熱病の弱毒化ワクチン（17 D）が 1935 年に開発されているにもかかわらず，黄熱病が地方病として存在する国々の政府は，リスクの高い人たちに予防接種を施す政策に失敗し，効果が上がっていない．カの駆除対策もしばしば同じような官僚主義の弊害から困難を極めている．

脳　炎

脳炎を起こすグループのアルボウイルスは，デング熱や黄熱病とは異なる特性を示す．ベクターであるカやマダニの分布は地理的に制約されており，したがってウイルスに対しても環境的障壁が生じ，元来の分布域を出ることがきわめて少ない．ウイルス自体は，トリや小さい哺乳類を含んだ脊椎動物サイクルを基本とする．しかし，ベネズエラウマ脳炎（Venezuelan equine encephalitis）や EEE，西ウマ脳炎（western equine encephalitis）などの特定のウイルスはカと小さな脊椎動物からなる自然なサイクルを逸脱して，他の（時により複数の）大型の脊椎動物の間に野火のごとく広がり，大きな被害をもたらすことがあり，ヒトも巻き込まれることがある．このような大流行は離散的で予測不能である．

他のウイルスには，特にトリとカに関連したウイルスがあり，南北アメリカ大陸のセントルイス脳炎（St.Louis encephalitis），東洋の日本脳炎，オーストラリアおよびニューギニアのMurray Valley encephalitis，南アメリカおよびトリニダットのIlheusウイルス，ブラジル南東部のRocioウイルス，アフリカ，中東，インドの（そして最近はアメリカにも広がりつつある）西ナイルウイルスなどがそれにあたる．これらのウイルスは通常その地域の鳥の間の感染率が非常に高く，ヒトにおける疾病はまれであるのが通常だが，時折ヒトに大流行が起きる．東洋のサギの群生地や養豚場が日本脳炎のウイルス増殖地となり，感染したカが大量に発生する原因となり，これがベクターとなり大規模なヒトへの感染が生じる土壌となっている．地域の人々の免疫保持率は高く（不顕性感染が示唆される），脳炎発生率は低い．

アメリカ中部においては近年，カリフォルニア・ウイルス・グループに含まれる新型ウイルスLa Crosseウイルスが出現し，アルボウイルスによる脳炎の主要因となっている．この地方病には，変わった特性がいくつかある．ベクターは森林性のヤブカで，その地域のある小型哺乳類を脊椎動物の宿主としているが，その蔓延を広げたのは経卵巣（TOT）の感染で，卵を介して垂直方向に，そして交尾の際に雌から雄へ，あるいは雄から雌へ水平方向に，カからカへ直接感染が可能なことである．この仕組みを利用して，厳寒や旱魃など，天候がカの発生に適さない期間を挟んでも，ベクターの間でウイルスが根強く存続することが可能であるとの仮説もある．デング熱，日本脳炎，黄熱病においても同様なTOTが観察されている．

マダニを媒介とした脳炎（ユーラシア大陸におけるロシア春─夏期脳炎：Russian spring-summer encephalitis：RSSEおよび北アメリカのPowassanウイルス脳炎）の感染域は，ベクターである特定のマダニの生息域に限定され，小型哺乳類においては地方病であり，散発的にヒトへの感染がみられる．

治療と予防

アルボウイルス感染の初期症状は通常，発熱，各種の痛みや一般的な不快症状などを含み，インフルエンザやマラリア，麻疹，肺炎，髄膜炎，および他の呼吸器疾患などの一般的な疾病をはじめ，ラッサ熱や天然痘などの初期症状とも区別することができない．症状が進行するに従って，特定的な診断の鍵となる特徴的な症状が現れてくる．特徴的な症状には，発疹，丘疹，吐き気や嘔吐，下痢，咳および脳炎などが含まれる．

確定的な診断を行うためには，適切な診断設備を整えた実験室と，経験豊富なウイルス学者の手を借りなければならない．世界中にこのような施設は数十か所しかなく，多くは世界保健機関（WHO）や各国政府，軍が支援しているもので，ほんの一部個人の慈善資金によるものもある．これらの研究所では，最新の診断技術と実験設備を活用して，各地で疫学的な研究を行っている．

特定の診断が患者自身の治療に役立つことはまれだが，保健機関に流行の危険性があることを知らせ，予防につなげるためには不可欠で重要な情報となる．その時点で緊急処置的に適切なベクターの駆除のための手段を講じることが可能である．黄熱病の特別なケースでは，感染地域の人々に大量予防接種を施行することで，大流行を食い止めることも可能である．大規模な予防接種キャンペーンは通常，緊急のカの駆除と並行して行われる．

アルボウイルス感染に対しては，適切な療養環境を整え，栄養と水分バランスを適切に保つ以外にこれといった治療はない．特にデングショック症候群に対しては水分および電解質のバランスを保つなどの一般的な対症療法が救命の鍵となることがある．

ベクターの駆除が可能な場合もある．1930 年代に，Fred Soper らのグループはブラジル全土から *A.aegypti* をすべて駆除し，都市型黄熱病の危険をなくした．しかしその後，同じカが再度持ち込まれ，もともとの繁殖域に広まってしまい，黄熱病の危険性も再び高まってしまった．短期間のベクターコントロールはもっと頻繁に，特に流行の危険性がある場合に行われている．飛行機による殺虫剤の散布や，建物の内壁に残留性の殺虫剤を塗布する処置をしたり，カの繁殖地を殺虫剤で処置したり，カの繁殖地を取り除いたり，水を抜いたり，カの生息地の網掛け，生息地および周辺への殺虫剤の噴霧，虫除けの使用，防護的衣服の使用などの方法が使用されている．

黄熱病ウイルスの弱毒化生ワクチン（17 D）は，50 年以上にわたり，何百万人もの人に免疫をつけてきた．デング熱ウイルスの弱毒化生ワクチンは現在試験段階に入っている．日本脳炎の死菌ワクチンは東洋で何百万もの人に接種されている．RSSE ウイルスの死菌ワクチンは，旧ソ連の地域で広く使われ，EEE，西ウマ脳炎，ベネズエラウマ脳炎および Rift Valley 熱のウイルスの死菌ワクチンは，家畜の感染予防に使用されている．これらのウイルスの研究を行っている研究者は定期的に予防接種を受けている． [Wilbur G.Downs（大西由希子）]

7

アレナウイルス

Arenaviruses

アレナウイルス科（Arenaviridae）には，ヒトに重大な疾病を起こすウイルスがいくつか含まれている．これらはアルボウイルスではないが，ほとんどがその研究者によって発見されている．14種のアレナウイルスの大部分はげっ歯類をリザーバー宿主とし，時折その生息環境と接触のあったヒトに感染する．しかし，ラッサウイルスに関してはヒトからヒトへ直接感染が，特に院内感染などで起きることが知られている．他にはJuninウイルス（アルゼンチン出血熱），Machupoウイルス（ボリビア出血熱），およびリンパ球性脈絡髄膜炎（LCM）ウイルスなどがある．Junin，Machupo，Pichinde，Tacaribe，ラッサ，およびLCMの6種のアレナウイルスは研究施設内の感染が報告されている．

歴　史

初めて発見されたアレナウイルスはネズミとサルにLCMを起こすもので，1934年にC.ArmstrongとR.D.Lillieによって報告された．ウイルスは野生の家ネズミ（*Mus musculus*）にみられ，ヨーロッパや北アメリカで毎年数人が感染している．発症例の多くはネズミやハムスターなどの実験動物を扱う人である．このウイルスに血清学的に類似のものはなく，以降報告された症例や流行はごく散発的である．

1957年にはトリニダットで果実を食べる種類のコウモリからTacaribeと呼ばれるウイルスが検出されたが，分類はされなかった．一方，アルゼンチンの農作業者の間では収穫期に発生する病気がはやり，多くの死者を出した．患者からフニン（Junin）と呼ばれるウイルスが検出され，この疾病はアルゼンチン出血熱と命名された．毎年発症があり，時折流行が起きる．

ボリビアの小さな町，サンワキンで，特に重篤な感染が発生し，後にボリビア出血熱と命名された．流行が収まったのは，Machupo ウイルスの宿主であるげっ歯類が特定され，その繁殖を抑制するための仕組みが機能してからだった．それ以降 Machupo ウイルスは顕在化しておらず，流行の報告もなく，研究もほとんど行われていない．

1969 年の 1 月に，ナイジェリアのラッサで院内感染が発生し，新たなアレナウイルスが注目を集めた．それ以降，少なくとも 7 例のラッサ熱の流行が起きている．自然界においては，げっ歯類の間で伝染サイクルが存在しているが，前述のとおり，ヒトからヒトへ直接感染が可能である．

この他のアレナウイルスは，ヒトには感染しないと思われる．Tacaribe および Pichinde など，詳しく研究された，ごくわずかなものを除き，疫学的な情報は非常に限られている．

一般的特性

通常はげっ歯類の関与がみられる．例外はトリニダットでコウモリから検出された Tacaribe と，最近鳥類と鳥類に寄生するマダニに存在することが判明した Quaranfil と Johnston Atoll である．

特徴的なのは，アレナウイルス科の宿主の地理的分布である．それぞれの宿主であるげっ歯類は，その種に応じて環境的に制約された生息域をもち，それがウイルスの感染域を決定している．例外は家ネズミ（*M. musculus*）で，ヒトの生活環境に非常によく適応したために，北アメリカ，ヨーロッパおよびアジアの温帯地域を中心に，世界中に生息している．ヒトとともにどこにでも移住するが，熱帯地方においては海岸地方と河川の流域の村落に限られる．

マストミス（*Praomys natalensis*）も，ヒトの住む所にはよくみられる共生的動物で，アフリカに広く分布しており，ラッサウイルスおよび Mopeia ウイルスと関連がある．中央アフリカの *Praomys jacksoni* は Mobala ウイルスと関連がある（現在では，*Mastomys*，*Myomys* および *Myomyscus* はすべて *Praomys* と同意と考えられている）．

新大陸においてアレナウイルスの宿主となっているげっ歯類は，すべて Cricetidae 属に含まれる．しかし，ウイルスの拡散の機会は数多く，またウイルスがげっ歯類の宿主に適応することも多いので，世界中がアレナウイルス科のウイルスの拡散の危機にあるといって間違いないだろう．

リンパ球性脈絡髄膜炎（LCM）

LCM は南北アメリカ，ヨーロッパおよびアジアではみられるが，アフリカとオーストラリアにはみられない．ヒトが感染した場合，通常は良性で症状はインフルエンザ様である．流行時には不顕性感染も多い．初期症状として髄膜炎がみられることもあるが，いったん回復したかのようにみられた数日後に再発したとき発症することが多い．なかには髄膜脳炎の症状を伴い，反射異常，麻痺，皮膚の麻痺，傾眠がみられることもある．致死率は低い．妊婦が感染した場合，胎児あるいは新生児に合併症が現れることがある．治療は対症療法に限られる．予防は，住環境からネズミを排除し，実験用のマウスやハムスターを厳重に管理するなど，間接的なものしかない．

アルゼンチン出血熱（Junin）

この疾病はブエノスアイレス西部のパンパ地域で，農業の盛んな地域に発生する．郊外の，主に農業従事者にみられる．毎年数百例の発症があり，そのほとんどは 4～7 月にかけた収穫期に起きる．ヒトへの感染は，畑に住むげっ歯類との接触の結果生じる．潜伏期間は 10～14 日で，やがて全般的不快症状，発熱，悪寒，頭痛，腰痛，吐き気，嘔吐，下痢または便秘などの症状が現れる．出血性の症状により，死に至ることもある（全体の 10%程度）．神経的な症状が優勢な場合もある．

重症期を脱すると数週間の回復期のあと，通常は全快する．特に抗ウイルス物質は発見されていないが，最近では免疫血漿による治療が効果的であるという報告がある．発病後 8 日以内に投与されると，致死率が大幅に下がる．予防法としては，げっ歯類の抑制が考えられるが，感染地域が非常に広大であることから，現実的には困難である．ヒトへの感染を防ぐには，弱毒化生ワクチンに効果が見込まれる．また，無毒性の Tacaribe ウイルスを使い，Junin ウイルスに対する免疫を誘発するという方法も研究されている．

ボリビア出血熱（machupo）

この疾病は，ボリビアのアマゾン低地地方の数か所に局在しており，げっ歯類（*Calomys*）の間に地方病的感染がある．ヒトが接触すると，2 週間ほどの潜伏期間の後，5 日以上の高熱，筋肉痛，頭痛，結膜炎，皮膚の接触過敏，吐き気および嘔吐などの症状が現れる．出血性の症状は患者の約 30％に起き，大出血に至る場合もある．発病後 2 週目に，50％程度の割合で低血圧がみられ，その多くは循環血液量減少性ショックを起こし死に至る．中枢神経系の症状も全体の半数近くに現れる．過去数回の流行における致死率は約 25％であった．回復期は長引く．病理学的には，全般的なアデノパシーの他に，さまざまな臓器に局所的な出血が認められる．特に治療法はなく，対症療法に限られる．住まいや村におけるげっ歯類の抑制が，流行および散発的な発病の予防に効果的である．

［Wilbur G.Downs（大西由希子）］

8

萎　黄　病

Chlorosis

現代疾病分類学では，病気を退行性，悪性，遺伝性，内分泌系などといった特性で分類する．しかし疾病の歴史学的観点では，「一過性」という属性を追加しなければならない．誤解のないように説明すると，「一過性の疾病」とはすぐに治癒する病気という意味ではない．歴史的にみて，病理の解明の途中段階などで診断上の名前（たとえばチフス性マラリアなど）が付けられたが，現在は少なくともその名称では呼ばれていないような，多くの疾病のカテゴリーを「一過性の疾病」と呼ぶ．

このような疾病の古典的な例が萎黄病（緑病）である．Hippocrates 時代の 2 冊の専門書にその記述が残されているが，1554 年に，Johann Lange がその症状を記録し，morbus virgineus と命名したのが最初の資料で，その記述には Hippocrates 時代の文献の内容が多く含まれている．1561 年に書かれた Ambroise Paré の記述や，1615 年の Jean Varandal による記述（このなかで初めて「chlorosis」という言葉が使われた）も，Hippocrates 時代の文献との共通性がある．Varandal は萎黄病を一種の症候群ととらえた一方で，Thomas Sydenham は 1683 年にさまざまな臨床所見を解説し，その後 2 世紀にわたり診断基準とされた．実際の臨床的特性は 1731 年に Friedrich Hoffmann によって定義された．

特　性

萎黄病の患者のほぼすべては，思春期を迎えた白人の少女だった．臨床的な観察からは病気の原因は不明瞭で，矛盾に満ちていた．すべての若い女性が初潮を迎える年ごろに発症したわけではなく，富めるも貧しきも同様にかかった．異食症（pica：石や粘土，石灰など栄養的価値のない物質を食する）と呼ばれる病的な摂食障害を起こすものもいたが，起こさないものもいた．19世紀になっても萎黄病に対する医学的なとらえ方は混乱をきわめていた．19世紀も終盤になり，William Oslerの時代になってようやく確固とした解釈が確立し，萎黄病の臨床所見はとうとう，通常「一目でわかる」ところまで煮詰められた．

実験室における医学検査の進歩により，萎黄病の病態生理学的側面については医師たちの合意が得られるようになった．19世紀半ばには赤血球の数とヘモグロビンの量を知るために十分な精度のある測定法が編み出されていた．それによると萎黄病の主症状は鉄欠乏性貧血であるということが明らかだった．医師にとっては，萎黄病を恋の病や心気症，神経衰弱などの症状と区別することが可能になった．

歴史的には萎黄病を鉄分補給によって治療すべきか否かは引き続き論議された．一部には頻繁に誤診があったのも疑いようがない．鉄剤を1回使用するだけで完治したという報告もあれば，症状は悪化してろう（癆）に至ったという報告もあるが，これは萎黄病ではなく，結核だったものと思われる．鉄の補給が標準的治療法として定着すると，治療を中断すると病気が再発するということが医師たちの共通の理解となった．鉄分の補給を再開すると病状は回復し，十分長期間鉄分を補給すれば，慢性化した患者も，新たに診断された患者と同様に回復がみられた．

萎黄病が鉄欠乏性貧血であるとわかる前に，鉄分補給を治療に使ったことはたまたま当たっただけで，医学の歴史上，誤った理由のために正しい治療が行われた多くの例の1つだと評価する者もいるかもしれない．確かに医学の歴史にはそのような例が数多く存在するが，萎黄病に鉄分補給というのはそのような例の1つではないと思われる．適切な鉄化合物を適切な分量投与した場合，臨床的な結果は明白で，非常に説得力のあるものだったからである．

萎黄病の主たる特徴が鉄欠乏性貧血であるということが正しいとしても，まだ多くの疑問が残った．腎炎，甲状腺機能低下症，亜急性心内膜炎，僧帽弁狭窄症，そして結核など，蒼白，消耗，倦怠感などの症状で特徴づけられ，二次的に貧血を起こす多くの疾病と鑑別する必要があった．ただ，新鮮な空気や運動の不足，コルセット，恋の病とそれに付随する性的欲求不満，さまざまな婦人科系の障害など，以前は直接的原因と考えられていた要素が注目を集めることはなくなり，多少の影響がある可能性があるという程度に考えられるようになった．

萎黄病は，人類の疾病の起源における生理学と社会的要素の複雑な関連を考えさせられる例である．この相互作用は，現代の鉄代謝の知識をもって考えるとよりよく理解することができる．鉄分過剰の弊害から身体を守るために，通常消化吸収される鉄分量は，日常的に失う少量の血液を補うのがやっとな程度に抑えられている．このバランスは非常に微妙で，1 日小さじ 2 杯の血液を長期間にわたり失った場合，通常の食事から吸収できる鉄分量では不足し，貧血になるほどである．鉄欠乏性貧血は，鉄摂取量の低下，身体的鉄分要求量の増大，失血などの原因で起こる．

萎黄病における鉄摂取量の低下は，貧困のために鉄分を多く含む食材を摂取することができなかったり，ビクトリア朝時代は，肉，卵，牛乳などの食物は性的衝動を掻き立て，若い女性にはふさわしくないとされており，このような文化的影響でこれらの食物を避けたことなどが原因と思われる．身体的鉄分要求量の増大というのは，単純に成長期に伴う急激な伸長をまかなうためである．

萎黄病（chlorosis）の名前の由来ともなったと考えられている緑がかった肌の色は，梅毒の起源と同様，疾病の歴史上魅惑に満ちた謎である．萎黄病と鉄分の欠乏との関連性が明らかになった当時，低色素性貧血と診断された白人には緑がかった肌がみられることがまれだったからである．あるいは，chlorosis という名称は誤称で，緑（青）という言葉は未熟，生，経験不足といった比喩的な意味で使われたという可能性も考えられる．

長年にわたる萎黄病の臨床記録のなかでも，際立って緑がかった肌色が指摘されているものはちらほらあるだけで，Lange のはじめの報告にも肌の色については指摘がない．萎黄病の症状を記述した 27 人の研究者のうち，緑がかった肌を特徴として指摘したのは 16 人にすぎなかったという調査もある．これとは別に，19 の症例の記載を分析した結果，緑がかった肌を確かに記録しているのが 3 例，その可能性のあるのが 3 例，黄緑がかったとしているのが 2 例であった．萎黄病の名称にこめられた緑がかった肌という症状は，少なくとも現代では主たる徴候からは外してさしつかえない．

歴　史

古い時代における萎黄病の発生状況を調べることは不可能だが，文学や美術に取り上げられている頻度から推測するに，決して珍しいものではなかったと思われる．19 世紀の終わりごろには非常にありふれたものとみられていた．にもかかわらず，萎黄病は医学の舞台から急速に姿を消していったことも衝撃的である．1915 年ごろには医学関係者の間で「緑病」が減っていることが指摘されていた．なかには，萎黄病は不適切な食餌と月経による失血による鉄欠乏性貧血にすぎなかったと結論づける者もいた．

しかし，萎黄病の症状はそれほど簡単になくなったわけではなく，引き続き患者が医師のもとを訪れた．1969 年には低色素性貧血を起こす疾病 sui generis の 5 つの主要なカテゴリーの 1 つに指定された．1980 年にはこの病気にかかった学生が，萎黄病は拒食症と密接に関連した機能障害であると結論づけた．現代の医学辞書にはまだ萎黄病が記載されているが，若い女性にみられる鉄欠乏性貧血と記述されている．

ここで取り上げたように萎黄病に関する歴史的情報は驚くほど少ないにもかかわらず，近年の修正主義的歴史家は，女性に対する一般的な認識や役割意識が，医師のこの病気に対する考えや対処方法に重要な影響を与えたと主張し，マルクス主義者や社会歴史学者が萎黄病に注目した．修正主義的なアプローチは，程度の差こそあれ，萎黄病の増減を説明する際の病態生理学の重要性を軽視しがちである．歴史的なバイアスに対する思い込みが強いほど，自分の考え方を他人に理解させることが困難になるだけでなく，純粋に医学的な説明ともつじつまが合わなくなる．たとえば，萎黄病は資産家も，迫害された貧民も同様にかかったという明白な証拠を前に，マルクス主義者はそのような状況を生み出す社会的，政治的状況を説明づけなければならなかったのである．

19 世紀の医師は女性差別をして意識的に女性を不適切に扱ったと主張するフェミニストは，当時の男性医師により女性に施された治療の多くは誤った生殖生理学の知識に基づいていたことや，男性の性的障害に対しても不適切な治療が行われたことを考慮しなければならない．また，萎黄病はビクトリア朝時代の生活文化の産物にすぎず，医師は思い込みに基づいて診断し，若い女性もその臨床症状を装う方法を習得したと主張する歴史家は，若い男性に発症した萎黄病の確かな記録の存在を説明する必要がある．

疾病に対する新しい歴史的アプローチを考える際，社会的，政治的，そして文化的な作用がどのようにかかわってくるかを考慮することは非常に重要なことである．19 世紀および 20 世紀初頭の萎黄病については，鉄欠乏性貧血がその根幹となる共通の特徴である．確かに社会的，文化的な要因により萎黄病になりやすい状況が生まれたかもしれないが，最終的には患者の赤血球が小さくなり，ヘモグロビンの量が不足したために発症するのである．栄養不足はその原因が貧困であれ，文化的な志向であれ，影響を与えたことは間違いない．また，瀉血による治療が多用され，妊婦に対しては予防的にさえ用いられていたことも大きな要因だったことは疑いようがない．萎黄病の妊婦は，鉄欠乏性の子を産み，幼生萎黄病（larval chlorotics）と呼ばれた．基本的に萎黄病は欠乏性の疾病であり，それを歴史的に解説するには，多くの歴史的文献を取捨選択し，折衷的に総合する必要がある．現代の疾病を扱う医療関係者の正統派パラダイムとして定着しつつある生理・精神・社会的モデルは，常に歴史を反映して変化している．論理学の世界ではオッカムのかみそりは有効かもしれないが，歴史においてはそぎ落とされるものが多すぎる．あるとき，ある場所における人間と社会の複雑なかかわり合いを理解するためには，情報は少なすぎるよりは多すぎるほうがよいのである．萎黄病はまさしくこの一例である．　［Robert P. Hudson（大西由希子）］

9
異　食　症
Pica

異食症とは，通例，非食料品に対する病的な切望を指すが，食糧そのものに対する切望の意味で用いられることもある．異食症そのものは疾病ではないが，他の疾病の徴候であることがあり，栄養不足，特にミネラルの不足にしばしば関連している．また，精神医学や心理学の知見によれば，異食症は心理的な問題としばしば関係があるという．人類学者は，これを文化的現象として研究している．というのも，異食が何らかの宗教と結びついているうえ，非食料品を摂取することは，遠い過去の食糧不足の痕跡とも考えられるからである．

異食症（pica）という用語は，カササギを表すラテン語に由来する．おそらく，この鳥が実質的には何でも食べることからの連想であろう．異食症に言及している文書は，古代にも中世にも多く見つけることはできるが，この用語自体を初めて採用したのは，1500年代のAmbroise Paréであった．1638年には，M. Boezoが，「不条理なもの」に対する食欲である異食症を，正常な食物を大食する願望である軟化症と区別した．

異食症のさまざまな型のうち，これまでで最も詳細に調査されたのは，おそらく土食症（泥を食べること）であろう．これは，他の型とは異なり，ほとんどの大陸で，ほぼすべての時代を通じて観察されている．歴史をひもといてみれば，人類は，栄養的・文化的ないしは心理学的な理由から，土や粘土，泥，白亜といった土壌を食べているのである．

異食症の型には他に，氷食症（氷を食べること）がある（ただし，これには疑問の声もある）．氷を噛んだり嘗めたりすることは，食欲を抑制する方法や喫煙の代わりとして奨励されることもある．

デンプン貪食は，洗濯糊を摂取することを意味し，症状が現れるのは，ほとんどの場合が女性である．これが最初に確認されたのは，アメリカの南部であった．もともとは土食であったのが，後にその対象が洗濯糊へと変わったのかもしれない．粘土とデンプンとでは，味こそ違うが，舌ざわりは類似している．調査によると，デンプンが吐き気や嘔吐といったつわりの諸症状を軽減するというので，妊婦がそれを食べるということである．

食毛症は，毛を食べることであり，若い女性が自らの長い毛髪を習慣的に噛むというのが通例である．食毛症は，「何かを口に含む」行動全般とも密接に関係している．長期間にわたると，摂取された毛は，胃において「毛球」を形成し，胃腸障害を引き起こしてしまう可能性がある．

有害な異食症の型としては他に，石食症（岩や小石を食べること）がある．多くの異食症は，実に危険なのである．たとえば，子どもが塗料の破片を食べると，急性鉛中毒になるおそれがある．

異食症は，古代より，女性や妊娠とおおいに関連していた．そのため，妊娠による精神的な不安定さが，食物と非食料品の両方に対する食欲を妊婦に起こさせるのだと長く考えられていた．しかしながら，最近の研究によれば，確かに妊娠によって妊婦の食欲は味の強い食物へと向かうが，妊娠と味覚の変化とは関係がないということである．

異食症の医学的調査は，大半が子どもを対象としている．この異食という習慣は，たいていは貧困層の子ども，とりわけ田舎や都市部のスラム街に住む黒人の子どもに多い．だが，このグループにおける異食症が，栄養的に動機づけられたものであるかどうかは，議論の分かれるところである．発症に男女間の差はみられないが，思春期の間は，少年よりも少女のほうが，この習慣を始めたり継続したりする傾向にある．

乳児は，何でも口に入れる．非食料品の摂取は，生後6か月から始まる．それが，手や口の活動が発達するにつれてみられなくなり，3歳以降では急激に減少する．その年齢を過ぎても症状がみられる場合，今度は精神異常の可能性が疑われるようになる．

異食症は普通，成人男性にはまれだといわれる．だが，それは単に過少に報告されているだけだという主張もある．たしかに，噛みタバコは，男性の間でよくみられる異食症に似た習慣であるが，これなどは一般に異食症とはみなされていない.

異食症の原因ははっきりせず，古代より医学的な考察の対象であった．現代の医者は，たいていが異食症を，主に栄養不足を緩和する方法として理解している．これと同様に，過去の学者らも，治療としては栄養状態を改善することを強調し，新鮮な果実や野菜の摂取を推奨した．とはいえ，異食症と栄養の偏った食事との間に何らかのつながりがあるかどうかは，今のところはっきりしていない．異食症にかかる人に欠けている栄養素としては，ビタミンC，ビタミンD，リン，カルシウム，亜鉛，特に鉄が疑われている．この鉄の欠乏と異食症との関係性については，現在も調査が進められているところである．

精神科の専門医は，異食症患者には，栄養不足と精神障害の両方がみられると主張する．1971年に行われた子ども90人を対象とした研究では，一般に新生児期を過ぎて異食症を発症していた子どもは，他の子どもよりも発達が遅れているということが明らかとなった．また，別の研究では，黒人の子どものほうが白人の子どもよりも異食症を発症しやすいことがわかった．これは，何らかの人種的な差異によるものではなく，むしろ低い所得水準に関連するものと解釈されている．さらに，若者の異食症でみられる行動様式は，嗜癖に非常に近いということが多くの研究により示されている．しばしば，異食症は，感情的，もしくは心理学的な防衛機構の1つとして現れるようである．異食症を発現している子どもの大部分は，その他にも親指を吸ったり爪を噛んだりといった口を使った行動を示している．

異食症には，「文化に基づく」病因もある．人類学者らは長い間，なぜ文化によっては非食料品の摂取を必要とするものがあるのか，説明を試みてきた．象徴的に土を食べるということは，古代のヨーロッパや中東だけでなく，キリスト教の国々でさえも古くは行われていた．また，アフリカのいくつかの地域では，粘土を食べると子どもを授かりやすくなり母乳の出もよくなると，今でも信じられている．ナイジェリアでは，妊婦は市場で「パン」と同じもののように粘土を買い求め，必要とされるカルシウムやマグネシウムを摂取するのである．

異食症の原因として最後に挙げられるのは，薬理学的な理由である．異食症にふける人は，実質的にであれ想像されたものであれ，自らの病気を薬物治療しようと試みている可能性もあるのである．その病気とは，たとえば胃腸の不調，ストレス，空腹感，寄生生物の外寄生，中毒などである．

歴　史

異食症は，古代の人々にはよく知られていた．ギリシアでは，早くも紀元前40年に，Aristotleが土壌を食べる習慣を取り上げている．それによると，神聖なる「神秘の土壌」が，「万能薬」として使われていたようである．とりわけサモス，キオス，ならびにセリノスの粘土は効果的だとされている．Galenは，中毒の犠牲者を治療するために，レムノスからローマへ粘土でできた錠剤2万錠を輸送した．Plinyは，カンパニアの住民らが，どのように色や食感を変えながら，白亜をおかゆのなかに混ぜ込むかを書き残している．彼はまた，アフリカ北部のある地域で，同様のおかゆが石膏を混ぜて作られることを記録している．

多くの研究者は，早くから妊婦の異食習慣に着目していた．6世紀に，アミダのAetiusは，非食料品を摂取したいという衝動は，月経の抑制によって引き起こされるものだと唱えた．そして，治療法として，運動と新鮮な果実や野菜を推奨した．Avicennaは，呼称こそ異なるが，今日にいう異食症と思われる症状について記述し，さまざまな鉄剤を治療に採用した．たとえば，鉄の屑を，良質のワインに浸したり，Hippocrates'-sleeveとして知られる植物でこしたりして処方した．彼は，妊婦の異食症は治療できるが，そのおなかの子が生後に異食症を示した場合には治らないであろうと考えた．この摂食異常は，かなり広範囲にわたってみられたにちがいない．というのも，Avicennaは，必要ならば監禁してでも少年に異食をさせないようにする必要があると書き記しているからである．ただし，妊婦の場合は，胎児を傷つけないよう穏やかに治療するのがよいとされている．

中世ヨーロッパの医学者らには，精神的な不安定や食物を，異食症の重要な原因とみなす傾向にあった．たとえば，J.Ledeliusは，胃で消化され残った食べ物が腐敗すると，味覚を損なわせたり変わった食物への食欲を引き起こさせたりする体液が分泌されると述べた．これとは対照的に，H.Bettenは，異食症の原因は胃の汚い体液ではなく心の弱さであるとし，だからこそ男性よりも女性に異食症が多くみられるのだと結論した．そして，妊娠していない女性に対して，意志を強くするための厳しい講話や，胃を強化するための処方を受けることを奨励したのだった．

飢饉は，しばしば異食症の原因となった．中国の例でみると，餓死しかけている人々は，米の代わりにさまざまな土壌を口にした．たいていの飢餓では，雑草や樹皮が食物となったが，1640 年の湖南省での飢饉のような絶望的な状況では，人々は，土壌ばかりでなく靴や革や木までも食べた．ヨーロッパでも同様に，30 年戦争の間には，軍隊が村や地方を略奪したため，ポメラニアの小作農らは土壌を粉末にして混ぜた練り粉でパンを焼いた．こうしたことは，オーストリアの王位継承戦争の間にもドイツで繰り返されたが，そのときは農村だけではなくヴィッテンベルク城でも同様のことが行われた．

ヨーロッパ人は，アフリカ，アジア，南北アメリカを探究するにつれ，異食症が地球上のほとんどあらゆる大陸に存在することを発見した．南アメリカのオリノコ川流域で生活するオトマク族は，近隣で産出される鉄分を多く含む粘土を好んで食べていた．ペルーの土着民の間でも，異食症は観察された．そこでは，コカの葉と混ぜ合わされた石灰の粉末が，市場で売られていた．これに対し，リオデラハチャの住民は，添加物なしで石灰を摂ることを好み，通常それを小さな箱に入れて携帯した．

中央アフリカでは，David Livingstone が，部族のなかには土壌を食べるものもあると記録している．アフリカ人は，この習慣のことを safura と呼んでいた．それは，妊婦の間で最も頻繁に観察されたが，男性の間でもみられた．そこでは，食べられる食物があるかどうかは，土壌を摂食する習慣の広まりには関連してないようであった．

インドの文学作品からは，土食症が古代にも行われていたことが読みとれるが，ヨーロッパの著述で，インドの土食症に言及したものは見当たらない．それにもかかわらず，19 世紀の終わりまで，植民地インドに赴任したイギリスの医者らは，土壌を食べることはインドではどこででもみられると考えていた．20 世紀の初頭に，現地生まれのインド人の医者は，それが民族的な特性であると考えた．そして，土壌は世界各地で食べられているが，定期的に食物として土壌を用いる点でアーリア人とドラヴィダ人は特別であり，他の民族はそれを滋養物として，あるいは薬理学的理由のために時おり食べているにすぎないと書き記した．

新世界のうちでも奴隷制のある地域では，プランテーションの経営者らは，異食症に気をもんだ．土壌を食べる奴隷は，それを常用するようになり，やがては死んでしまうように思われたからだった．彼らは，異食症を疾病とみなし，「胃病」「アフリカ悪液症」「悪魔の胃」と称した．当時の著述家らは，この習慣が西インド諸島で広く行われていると記している．土を食べる人々は，たいていが病気になった．胃痛や呼吸困難，さらに吐き気や下痢，抑うつ，無気力が症状として現れた．そして，数か月以内には，死亡した．奴隷所有者は，あらゆる手段を講じてその習慣をやめさせようとしたが，たいていは不成功に終わった．

1843年に，ドミニカの医者 John Imray は，奴隷が解放されてからは，西インド諸島では異食症がはるかに少なくなったと書いている．奴隷は，供給された土地で自分たちの食物を耕作するように決められていた．しかし，プランテーションの経営者に酷使されたために，その力がほとんど残っていなかった．そこで彼らは，空腹しのぎに土壌を食べるようになっていたのである．それが解放によって時間ができたため，彼らは自分たちの食料を栽培し始めたのであった．

鉄の欠乏症と土食症とは，古代から結び付けて考えられてきたが，現代でもその考えは支持されている．長きにわたる観察を経て，医者らは，貧血が土食症を引き起こすのだと考えるようになった．そして20世紀には，さまざまな型の異食症が，以前よりも系統的に研究されるようになり，その謎とともに危険性がいっそう認識されることとなった．

1924年には，急性鉛中毒が異食症により，具体的には，子どもが塗料の破片を飲み込むことによって引き起こされると主張された．そこで，アメリカ政府は1940年代初頭に，塗料や軟膏に入れる鉛の量を制限した．しかし不幸にも，異食症は，子どもの急性鉛中毒の主要な原因であり続けた．ニューヨーク市だけでも，毎年52例ほどが報告され，その致死率は13〜27%の間で推移した．

1940年代の末から1950年代初頭にかけて，アメリカでは，土食症が多くの医者や栄養学者の論文で調査対象とされた．1942年の調査では，ミシシッピ州の田舎に住む黒人の子どもが対象となったが，その209人の子どものうちで少女の25%，少年の26%が，ここ2週間の間に土か粘土のいずれかを食べていたということがわかった．1947年に，その習慣は，ノースカロライナの妊娠した黒人女性の間でも観察された．だが，男性の土食症については報告がなかったため，それはジェンダーに関連していると結論づけられた．これと同じ年，別の研究は，摂取される土壌の組成を調査し，そのなかにストーブの煙突からでる煤があることを確認した．ただし，調査対象者は，煤を直接食べていたわけではなく，それを袋に入れてしばらく水にひたし，お茶のようなものを作って飲んでいたようである．

1950年代に，アメリカの南東部で，47の健康機関と91人のヘルスワーカーを対象としたアンケート調査が行われ，どのような非食料品を口にするかという選択において，迷信や口頭伝承が重要な役割を果たしていることが明らかになった．これに次ぐ研究では，土壌やデンプンを食べる女性が，その一方で，カロリーやカルシウム，鉄，チアミン，ナイアシンの含有量が少ない食品を食べていることが発見された．また，1957年には，1冊の本ほどの分量がある研究報告が現れた．そこには，異食症の歴史，および精神的・身体的病気と栄養との関係性が記されていた．それだけでなく，異食症は，タブーの食物を理解していない子どもの時期に身につけられるとも論じてあった．栄養が不足していると，子どもたちはあらゆる物質を異食する可能性があるというわけである．この研究の翌年，また別の重要な研究が登場した．これは，摂食異常の地理に焦点を合わせたものであり，アフリカとアメリカの黒人だけでなく，インドネシアおよびオセアニアも対象として，土食症を詳細に調査していた．

20世紀の間ずっと，多くの研究が，栄養不足が異食症につながると推測してきた．なかでも鉄の欠乏が主要な原因とみなされてはいるが，他の栄養素，特に亜鉛にもまた，鉄と同様の調査を行っている．だが，何世紀にもわたって，鉄欠乏性貧血および異食症は相関している事実が確認されてきたにもかかわらず，異食症がはたして貧血の原因なのか結果なのかという問題については，現段階でもまだ答えがでていない．さらに，子どもと妊婦が異食症に陥りやすいと目されてはいるが，そうした行動がなぜ起こるのかというメカニズムも，いまだはっきりとはわかっていない．異食症は，歴史の始まりとともに医者によって認識されていた．しかし，医学は今なおその原因を解明できてはいないのである．

[Brian T. Higgins（香西豊子）]

10

いちご腫（フランベジア）

Yaws

この病気についての記載は混乱が続いている．yaws が一般的であるが，framboesia も使われる（訳注：yaws はカリブ海方言で，イチゴの意．アフリカ由来という説もある．フランベジアはフランス語のキイチゴという言葉からきた）．第一期，第二期，第三期に分けられ，これがさらに細分化されていて，それぞれの名称で呼ばれている．

特　徴

いちご腫は，熱帯地方の衛生状態の不良な集落においてみられ，非常に伝染性の高い疾患である．初期には，皮膚に種々な変化が出現し，最終的には関節や骨が侵される．病原体は，*Treponema pertenue* である．しかし病原性トレポネーマの分類には，まだ完全なものはなく，いずれ新しい分類が提出されるものと思われる．潜伏期は，最長で 28 日である．まず初期症状が出現する．このとき直径 2〜5 cm の発疹が生じ，時にリンパ節腫脹を伴って隆起する．さらに発疹が増加する．この発疹は増加と減少を繰り返す．ついには孤立性あるいは多発性の発疹が足にでき（crab yaws，潰瘍性足底丘疹，訳注：後述のように足が痛むので crab（カニ）のようにガニ股で歩くことからきた），強い痛みのため，運動障害が起きる．第三期に進むと斑状の色素脱出，深部に達する組織破壊，骨の変形，ガンゴーザ（gangosa，訳注：スペイン語で鼻声の意），すなわち鼻咽頭壊疽が出現する．内臓は通常侵されない．この点が，この病気が近縁である梅毒とは際だって異なる点である．

いちご腫を防止せよという懸命なキャンペーンが，1950 年代に WHO により行われた結果，この病気は多くの地域から消えた．そこでは，以前は本疾患が健康に対する重大な脅威であった．20 世紀中ごろまで世界中に約 5,000 万人の患者がいた．

1940〜50 年代にかけて，いちご腫流行の調査が世界の方々でなされた．この病気の根絶プログラムに役立つのではないかと考えられたのである．地域における患者数の低下は著明であったが，過去の病気の広がり，変異に注目することが，本疾患の歴史を記載するには望ましいことである．新世界のほとんどの地域で，いちご腫は，何世紀か前に奴隷によってもたらされたものであるが，今世紀になってからはいちご腫が引き続き発生しているというわけではない．しかし，奴隷売買のさまざまな影響を受けたカリブ海沿岸地方では，いちご腫に少し特徴がある．キューバは，いちご腫の罹患は多くないが，ハイチでは農村地帯の人口の 60〜80％がいちご腫に罹患している．同様にジャマイカでは地方によっては 70〜80％という高い罹患率を示す．南アメリカでは，ブラジルに多くの患者が存在することが知られている．特に北部では一時期 35 万人の患者が存在するといわれた．コロンビアでは，地域により差がある．太平洋地域では 8 万例と報告されている（これは人口 10 万人につき 43.5 の発生率）．これらの 2 つの国と違い，ペルーやベネズエラではいちご腫は大きな問題となっていない．

旧世界をみると，この病気は，アフリカ，アジア，太平洋海域のある地方では風土病である．アフリカでは，高い罹患率を示す地域もあるが，最も高い罹患率を示すのはアジア，太平洋地域である．たとえば，コンゴ，インド，インドネシア，サモア，マリアナでは多くの患者がいる．タンガニーカ，ニジェル，チャド，ラオスではずっと少ない．

いちご腫は，人に感染するトレポネーマ（treponema）による 4 つの慢性感染症の 1 つであり，他の 3 つ，すなわちピンタ（熱帯白斑性皮膚病，訳注：pinta は点，傷を意味するスペイン語に由来する），風土病性梅毒，性感染性梅毒と異なり，高温高湿の熱帯・亜熱帯地方に適合している．農村地方のほうが，都市よりも感染者が多い．原因となる微生物は独立した種である *Treponema pertenue* である．しかし，トレポネーマ属の分類は，再検討が必要である．この微生物は，1905 年に Aldo Castellani により発見された．以来，その形態はある程度解明された．特に電子顕微鏡による研究が進んだためである．しかし，これら病原性トレポネーマ間の違いは，このレベルの研究では解決されていない．*Tre-*

ponema pertenue と *Treponema pallidum*（これが梅毒を引き起こす）の形態学的差異はみられていないといってよい．

ヒトは，人間に対するすべての病原性トレポネーマの自然界で唯一の宿主である．ヒトはある1つのトレポネーマに感染すると，他の型のトレポネーマに対して，ある程度の交差耐性をもつようになる．

いちご腫のトレポネーマの侵入部位は足であることが多い．病気が発症するには，多数のトレポネーマを必要としない．ハエによる伝播は重要ではないと考えられている．風土病性梅毒と似て，いちご腫は小児期に性感染と関係なく起きる．最初は慢性に経過して，8か月かそれ以上たって通常は自然に治癒する．症状により第三期にまで進行する．

いちご腫や他の病原性トレポネーマ感染症には自然獲得の抵抗性はないようだ．しかし，個体によってはトレポネーマ感染に続き特異的抵抗性あるいは免疫が成立する．プラスマ細胞やリンパ球がトレポネーマの感染部位に存在することからみて，局所性抵抗が作られ，ある程度の免疫反応が誘導されていることが示唆される．いちご腫や他の病原性トレポネーマ感染者の血清は同一の抗原と反応する．進行中のいちご腫は，2つの病期に大別される．早期は一次と二次の傷害を発現する期間である．晩期は，数年経過してみられる．

トレポネーマの侵入部位に初期創が8週以内にできる．通常は，まず足が侵される．これは直径5〜6 cmより小さい円形の掻痒性の丘疹ができる．時に潰瘍化し，二次感染を引き起こす．潰瘍は痂疲化し，その下にいちご様の肉芽ができる．出血しやすく，黄色分泌物がみられる．

一次傷害のあと3〜6週の後に，二次発疹が体全体に広がる．これは2年続く．環状の創が皮膚にできる．斑状発疹が起こることもある．これらは数週ないし数か月で消える．この苔状発疹は局所ないし全身性の小さい丘疹であり，数週間以内に消える．足の裏や掌にできるものには，潰瘍化するものとそうでないものがある．潰瘍化すると痛いので足の外側を使って歩くようになり，カニが歩くようである（crab yaws）．

晩期は通常5年経過して後に，病気の潜伏期が十分でなかった場合にみられる．特に皮膚に結節性の類天疱瘡様病変が起きる．肉芽組織の増殖，潰瘍，瘢痕化が同時に起きる．1つあるいは数個の大きな潰瘍（ゴム腫様潰瘍）が数年にわたり出没することもある．晩期で最も重要なことは，骨の変化である．骨格，特に長管骨はさまざまな変化を示す．すなわち骨膜炎，骨深部の空洞化，骨柄の腫脹である．子どもでは指炎が起きる．これは，1つあるいは数本の指（手あるいは足）の破壊と新生，そして延長である．手の指に多いようである．頭蓋骨の天蓋が傷害され，局部的な噴火孔状の陥凹あるいは広範な骨炎が起き，最終的には星型の瘢痕が生ずる．最も破壊の変化が強いのは，ガンゴーザ（gangosa）といわれている断節性鼻咽頭炎（rhinopharyngitis mutilans）である．これは鼻，口蓋，甲介，鋤骨に広範な破壊を起こした状態である．

歴　史

いちご腫の歴史は，梅毒のそれといささか混同されている．初期のころの医師や著述家は，この状態を安易に混同し，調査研究の過程にあった本疾患の実態についてはっきりした知識をもたなかった．これは必ずしも初期の記載がすべて誤りであるということではない．1900年，Robert Kochは，ドイツ政府への報告書のなかで，ビスマルク諸島ではすべての子どもがいちご腫に感染している地域があることを自身で観たこと，そして素人も医師もいちご腫を梅毒と誤認していると鋭く指摘した．Kochは南太平洋での梅毒の大流行の大部分はこの誤診ではないかと書いている．

聖書にある膿疱（blain）は，いちご腫であったかもしれない．Pliny（1世紀の人）が引用した，顔のいちご腫様発疹は，早期のトレポネーマ感染とも考えられるが，古い記録には決定的な証拠となるものはない．しかし，考古学の記録をみるとトレポネーマ感染症が古くからあることを物語っている証拠と思われるものがある．

1367年，Marco Pizzianiは，アフリカ沿岸に沿って探検した．1470年までには，他の人たちもさらに南に航海し，赤道に至った．ポルトガルの植民地ができ，これで奴隷貿易が始まった．広く，いろいろな人々の密接な交流が開始され，環境とも相まって，人々の移動とともに病気の伝幡が始まった．30〜40万人の奴隷が15世紀の終わりまでに，ポルトガルに着いたという数字は，やや大げさであるが疑いもなく，いちご腫その他の病気がヨーロッパを含む他の地域へ伝幡するための短絡路に通じる回廊ができ上がったことになる．さらに奴隷は，単にヨーロッパや西アジアに向かっただけではないのである．

16世紀初頭，アフリカからの奴隷の最初の積荷がヒスパニョラ（訳注：西インド諸島第二の島）に着いた．引き続き，何百万もの奴隷が新世界にやってきた．これによりいちご腫は，程度に差はあっても南北アメリカの各地に根づいたのである．1648年にオランダ西インド会社のブラジル駐在医師 Willem Piso は，トレポネーマ感染症について書いてる．彼はブラジルで‘bubas’といわれる状態（いちご腫）を‘スペイン痘瘡’（訳注：梅毒を意味する）と区別している．すでに1642年，もう1人のオランダ人医師 Jacobus Bontius は，いちご腫を東インド諸島旅行中に観察している．モルッカ諸島ではいちご腫は多くみられ，彼は「ごくあたりまえの病気」と書いている．

17世紀中葉より，18世紀の終わりまでいちご腫が明確な疾患単位であるという見解が確立した．1720年のスコットランドにおける sibbbens（訳注：ゲール語のキイチゴ）といわれた病気の流行は，いちご腫の侵入が疑われる症状がみられた．ノースカロライナの John Brickell は，1730年に，いちご腫と梅毒を区別し，前者はアフリカに源をもつとした．西インド諸島では奴隷に付き添った医師たちは，この状態をよく理解するようになった．彼らもアフリカ発生説を信じた．アフリカと同じく，カリブ海地方では，いちご種はほとんど小児の病気で多くの奴隷入植地でいちご腫収容所が建てられた．Edward Bancroft は，南アメリカでいちご腫を経験した医師であり，いちご腫がハエにより伝染するとした．この示唆が，続く数十年かけて受け入れられるようになった．

18世紀の終わりから，19世紀の最初の10年にかけて，いちご腫の病状がどう進んでいくかが，少しずつ解明されてきた．病気を予防するためにワクチンも試みられ，好結果を得たと主張した報告もあった．人道主義の立場から警鐘を鳴らさねばならぬものとして，実験的に奴隷にワクチンを注射して，時に効果があったということである．すでに感染している人間に対して実験をしたということが特別な意味があり，効果がなかったのは二次感染に対して免疫をもつことが可能であったことを示している．

gangosa（鼻声の意）はスペインの医学会で1828年に最初に討論された．1891年に，J.Numa Rat はこれを断節性鼻咽頭炎とし第三次いちご腫であると考えた．同様に，ブーメラン足（サーベル様脛骨）と呼ばれるオーストラリア先住民，アボリジニ族の晩期いちご腫が，1894年にE.C.Stirlingにより最初に記載された．

病原性トレポネーマの分類についての疑問点は，1900年に討論され，大勢を占めた意見と反対に，いちご腫と梅毒は同一疾患の異なったパターンであるという示唆があった．この問題は，この後100年たっても論争の的となった．しかし，20世紀の研究者は，トレポネーマ感染症を1つずつ別のものとして研究してきた．かくして，いちご腫のみでなくパランギ（parangi，スリランカ語でいちご腫を指す）についても注目が集まった．パランギは1920年代にセロイン（訳注：現在のスリランカ）で流行した．1930年代に，オーストラリアやアフリカの部族集団での調査やいちご腫と梅毒の骨変化の研究成果は特に意義深い．この所見は，今度は，形質人類学者が人の骨格に残された痕跡から病気の歴史を調べることに役立った．このような努力が，いずれトレポネーマ感染症に対するわれわれの知識の躍進に結び付くことが期待される．

［Don R.Brothwell（小林武夫）］

11

遺伝性疾患

Genetic Disease

体質が遺伝する（physical heredity）という考えはおそらくわれわれ人類の歴史と同じくらいに古いものであろう．明らかに，似たものは似たものを生む「like begets like」という概念が，動物の家畜化に見いだされる．家畜に好ましい形質を得るために，繁殖用に，動物を選び確保することが行われていた．遺伝に気づいていたという最初の明確な証拠が，1万年ほど前のイヌの家畜化に認められる．しかし，われわれが遺伝の働きを理解し始めたのはごく近年のことである．

「遺伝の（hereditary）」という用語は単に世代から世代へと受け継がれ伝えられることを指すものである．世代から次の世代へと伝えられるものが，少なくとも，その一部でも遺伝子により決定されているときにのみ，われわれは，遺伝する形質を「遺伝的（genetic）」とみなすといえよう．全く同じように，「先天的（congenital）」という用語は，ある形質（trait）が出生時にすでに存在するときにのみ本当の意味をもつ．先天的な形質は，かならずしも遺伝的ではないし，また遺伝するものとは限らない．したがって，医学遺伝学の範囲には，その起源が単一遺伝子，一群の遺伝子，あるいは染色体の大きさや数に起源をもつ，先天的なものとそうでないものの両方の形質が入ってくるのである．

近年，医学遺伝学は，さまざまな形質の伝播を確定するため，一連の進歩した解析手段と実験的技術を用いることができるようになってきた．これらの方法は多因子モデルと呼ばれるものに由来する．このモデルによれば，1つの形質において観察される多様性（遺伝性疾患の臨床症状，あるいは心疾患のような複雑な疾患へのかかりやすさなど）は，主要な遺伝子座にそれ以外のそれほど重要でない多数の遺伝子座を加えたもの（多遺伝子効果）と非遺伝的な要素（環境効果）

の2つの効果が組み合わさることにより決定される．このモデルは遺伝学的疫学の領域の理論的基盤を作り，それを用いると疾患の臨床像の評価が可能になるような発見装置となった．

さまざまな効果のネットワークを経て，遺伝子が最終的に表に現れた臨床像，すなわち表現型（phenotype）に至ることが示唆されている．この観点から，ヒトの疾患にかかわる遺伝子で，意味なく存在するものはないといえる．遺伝子はその遺伝子座という環境のなかに存在し，またその染色体上の位置に近接する遺伝子群のなかに存在し，またゲノムの他の位置にある他の遺伝子群の多様な効果のなかに，そして遺伝子が最終的に発現する外的環境のなかに存在するのだといえる．しかしながら，この効果の多層性を決定する機序についての発見は始まったばかりである．

歴 史

すでに述べたように，両親の特徴が子どもたちに伝達されるという考えは，歴史のごく初期から動物の家畜化に適用された．「よいものを受け継いでいくこと（好ましい特徴の伝播）」に対する理解は，疑いもなく「悪いものを受け継ぐこと」への観察からきているといえよう．このように，われわれは1万年も前に，ある疾患がたとえ遺伝的ではなくても代々受け継がれることをある程度知っていた．

古代ギリシア時代になるころまでには，人々は形質が代々受け継がれることを明白に認識していた．親から子へと垂直に伝播することは広く認められていたが，その機序は知られていなかった．学問的推測のなかで，遺伝の機序に関するHippocratesの理論が生まれ，ルネサンス期まで信奉され続けた．紀元前4世紀，Hippocratesは各器官と組織がそれぞれに，精子の特定の構成要素を生み出すと推測した．この混成された精子は，性交を介して女性に伝えられ，ヒトの赤ん坊となるまで培い養われる．Hippocratesの理論は，好ましい特徴と異常あるいは好ましくない特徴の双方が受け継がれていくこと，しかも双方が全く同じ機構により受け継がれていくことを示していた．

代々受け継がれる遺伝的形質を論じて，ギリシア人は善と悪のような抽象的な特性と，眼の色，強さ，速さ，美のような特徴を論じるのが常であった．ギリシア人は同様に衝撃的で奇妙なひどい奇形や，重篤な疾患の遺伝についても注目していた．Empedocles は紀元前 5 世紀に「怪物（ひどい奇形をもった新生児）」が精子の過剰または不足の結果として生まれてくると提唱した．同様の見解をもつ者が他にもおり，おそらく Hippocrates の遺伝理論の一部をなした．異常な新生児は古代世界においてはどこにおいても同様の扱いを受けていた．すなわち，捨てられるか即座に殺されたのであった．しばしば奇形児の母たちは子どもと同様の運命に遭った．Hippocrates も Plato も Aristotle も，そして事実，他のすべての者がこの異常新生児の殲滅を主張していた．しかしその慣行は世界共通のものではなかった．このことはエルムポリスの無脳児のミイラによって証拠づけられている．死産かそれに近い状態で生まれたこの子は，この地域では崇拝の対象となっていたのである．

出生時の欠損の機構に関するこの解釈はローマ時代のいくぶん神秘主義的な態度により，修飾され形を変えていった．紀元後 1 世紀，Pliny は妊娠中に作られる精神的印象が十分に怪物を作り上げる力があると記した．そのような重症奇形をもつ子どもたちは神々から妊娠した女性に伝えられた警告なのだとされた．古代エチオピアの黒人の女王は，黒人の王との間に，白人の子どもを生んだ．これは，女王が妊娠中に女神アンドロメダの像を凝視したためと結論された．しかし，この新生児に関する記述は，とりわけ王族はしばしば近親婚を行ったから，白皮症を思わせるものである．

中世を特徴づける理性の後退は，奇形児の解釈にも反映している．そのような子どもたちは「悪魔の餓鬼」と呼ばれ，悪魔との結婚により妊娠したものとされた．敬虔さから外れていると思われた者がすべてそうであったように，母と新生児双方の運命は残酷に決められた．しかしながら，後に，天文学的な迷信が，時折驚くべき結果をもたらすことがあった．例として，13 世紀に，半ばヒトのようにみえる奇形をもった子ウシの生まれたときのことである．牛飼いはすぐに，自然の摂理に反する行為があったと責められてあやうく火焙りにされそうになった．彼にとっては幸運なことに，惑星の特別な連動―自然界に変わったことを起こすと考えられていた―が最近起こったことに人々が気づいた．このため，牛飼いの命は救われた．

ルネサンスの時代が始まると，理性が再び遺伝の解明のほうに戻ってきた．古典的な過去の業績が再発見され，遺伝の科学の解明が再び動き始めた．Hippocrates と Aristotle の書物が翻訳され，Fabricius やその弟子 William Harvey のような医学者により，その内容がさらに増幅発展されていった．加えてまれで非凡な医学症例に対する関心が高まっていった．Harvey や多くの医学者にとって，まれな症例の病理学は，感情の激変の源でもなければ，悪魔の仕業でもなく，研究と理解を必要とする対象なのであった．Harvey のような学者に恩恵を受けていることは，医学遺伝学が最盛期となった 20 世紀には認められることであろう．

啓蒙の時代になり，堰が切られ，医科学が多くの前線へと進んでいった．遺伝一般について，そしてまれな症例については，特に雄弁に書きとめられたにもかかわらず，20 世紀以前には，特定の遺伝性疾患について述べたものはほとんどなかった．それでも，数少ない例のなかにはきらめくような鋭い洞察を示したものがあった．

1745 年から 1757 年にかけ，フランスの自然哲学者 Pierre Louis Moreau de Maupertuis は多指症（polydactyly，手指あるいは足趾の数の異常）の遺伝についての研究を行い，4 世代にわたって続いた多指症の家族の家系図を出版した．彼は遺伝の理論を公式で示し，遺伝の粒子のようなものは，父親と母親の「精液(semen)」に対になって存在し，遺伝の病は，この精液の偶然の産物が病因となって起こってくると示唆した．彼は，遺伝子，優性遺伝，遺伝子変異というものを正しく予言していたことになる．さらに，彼自身が行った調査で多指症の発症する確率を 2 万人あたりに 1 人と推測することにより，この異常が遺伝的でない場合には，異常のある親と異常のある子どもが出てくるのは 4 億人に 1 人であり，また異常のある祖父と異常のある孫が出てくるのは 8 兆人に 1 人の確率であることを記している．その 4 世代の家族は偶然の産物であるという可能性はすぐに否定できるほど低いのは明らかである．したがって，ここに，遺伝学への統計学の最初の応用も認めることができる．

色盲（color blindness）や血友病（hemophilia）のようなさまざまな伴性遺伝の異常は 18 世紀後半から 19 世紀には正確に記載されていた．1820 年，ドイツの医師 Christian Nasse は伴性劣性遺伝の血友病の詳細な家系図を著し，出血をするのは常に男性であるが，その因子は女性から伝えられることを発表した．

Gregor　Mendel の業績以前の最も著明な業績はイギリスの医師 Joseph Adams により 1814 年に出版されたものであろう．この研究のなかで，彼は「家族性（familial)」疾患（1 世代だけに限られてみられるもの）と「遺伝性(hereditary)」疾患（世代から次の世代へと伝えられるもの）をはっきりと区別した．さらに，彼は，先天性異常（congenital disorders）を生下時にみられるものと定義し，これらを遺伝的であるよりは，むしろ家族性の疾患であるとみなしていた．彼は，家族性の疾患は，非常に重症であることが多いために，早期に死亡することにより，患者から次の世代へと伝えられることが排除されると記している．そのような家族性の疾患は，子の世代になって増加し，血族結婚がよくみられる閉鎖された地域によく認められる．Adams のいう家族性の疾患とは，われわれが劣性遺伝と呼ぶところの疾患であり，彼のいう遺伝的疾患とは，われわれが優性遺伝疾患と呼ぶものであることは，明らかである．

Adams は，遺伝性疾患（現代の意味での）が生下時には必ずしも明らかではなく，後年になって発症することもあること，さらにその臨床的特徴に関しては，家族の構成員のなかに関係があること，このため遺伝性疾患は治療可能であると結論した．Adams は重篤な疾患は，正常な両親が時折その疾患の起源となる子どもを生むことがあるのを例外にすれば，1 代限りしか続かないものであることを述べて，突然変異について暗示した．最後に，Adams はこうした遺伝性疾患の研究を支援するために，遺伝性疾患の登録制度の確立を求めた．

遺伝の基本的法則としての分離（segregation）と独立分配（independent assortment）の概念はオーストリアの修道僧 Gregor Mendel により発見され，後に数十年もたってから Carl Correns，Hugo de Vries，Erich von Tschermak らにより再発見された．Mendel は，チェコスロバキアのブルノにあった自分の住む修道院の庭で豆科の植物を用いて交配実験を行い，1 つの形質に関する二者択一の遺伝的形質（characters）がそれぞれの世代で互いに分離し，さまざまな形質に対する遺伝的形質が各世代に独立して分配されていくことを示した．さらに，観察された多くの形質に対する遺伝的形質の分布様式は，正確に数学的公式に従っており，それは 2 項級数であった．

Mendel は自身の実験結果を 1865 年ブルノの自然科学協会に報告し，翌年それを出版発表したが，彼の業績は実際には 1899 年まで無視されたままであった．

1899年までには，数多くの研究者が遺伝を研究するようになっていた．オランダの植物学者 Hugo de Vries は，Mendel の報告を発見し，そこには彼が研究していた諸問題に対する解答が含まれていた．de Vries はすでに独自の分離の法則を提唱していたが，1900年に Mendel の実験結果を出版し，その重要性を示した．これと同時に，ドイツの植物学者 Correns とオーストリアの植物学者 Von Tschermak の2人がそれぞれ別に Mendel の法則を発見し，その重要性を認めた．彼ら3人はすべて，Mendel の論文の翻訳を出版した．イングランドの生物学者で進化学者であった William Bateson も同様に植物の交配に関心を示した．1900年，彼は de Vries による Mendel の実験の解説を読み，すぐ直後に，われわれが後にそう理解することになったように，即座にそれが人類の遺伝的疾患の研究における根本的な貢献となるであろうと述べた．

1897年，ロンドンの医師 Sir Archibald Garrod は，尿中へのホモゲンチジン酸の排泄により尿が暗色になり，後年になり関節炎と軟骨およびコラーゲン組織への黒色色素沈着を起こすことを特徴とする非致死性の先天性疾患，アルカプトン尿症（aklaptonuria）を研究していた．その当時には，この疾患は感染性の疾患であるとみなされ，ホモゲンチジン酸の排泄は小腸における細菌の反応の結果起きてくるものと考えられていた．Garrod は，感染によるものではなく，代謝異常という先天的な生体の過誤の状態であると確信した．1899年，彼はこの理論を出版発表した．

しかしながら，すぐに Garrod は決定的な観察を行った．アルカプトン尿症の子どもと，症状のない両親からなる4つの家族を観察したところ，そのうち3家族の両親はいとこどうしであった（この状況は，これより90年も前に近親婚あるいは同系交配について警告していた Joseph Adams であれば，驚くことはほとんどなかったであろう）．Garrod は，Bateson とこの発見について議論し，病理学的には「すべてあるか，または，全くない（all or none）」，異常であるか正常であるかのどちらかであると理解した．さらに，近親婚の率の高さと正常な両親が病気の子どもをもつという特徴的な遺伝様式にまさに予測されるものは，まれな，劣性 Mendel 形質により決定される異常である．

Bateson の解釈に，Garrod は問題の解決の糸口を見つけた．1902年に，Garrod はアルカプトン尿症の9家系についての画期的な論文を発表し，さらに臨床的な基礎事実を加え，Batesonにより提唱された遺伝様式の理論を取り込み，Mendelにより発見されBatesonにより受け継がれていった遺伝法則により，アルカプトン尿症はMendelの劣性形質の一例による異常と説明されることを示した．Garrodはアルカプトン尿症からさらに論を展開し，同じような遺伝様式を共通してとる他の疾患の可能性まで論じた．後に，彼はシスチン尿症（cystinuria），白皮症（albinism），ペントース尿症（pentosuria）を研究し，これらの疾患がすべてアルカプトン尿症と同様の疾患に分類されることを示した．

1908年には，Mendel説の重要性は完全に理解されていた．さまざまな疾患がMendelの遺伝形質により起きてくるものであり，家系研究が，とりわけ近親結婚を行った家系である場合には，古い疾患概念に対する新しい視点を得るうえで必須のことであることを疑うものは少なくなっていた．Garrodは先天性代謝異常症の病変は正常の代謝経路の障害から起こり，この代謝経路の障害は，代謝に特異的な酵素の欠損によるものであることを示した．20世紀の半ばには，彼の遺伝的に伝えられた酵素欠損が疾患を起こすという洞察が正しかったために，結果として「1遺伝子，1酵素（one gene, one enzyme）」仮説に到達し，そして遺伝子機能の理論へと到達した．爾来Garrodは「化学遺伝学の父」と呼ばれている．

われわれの今日の視点からみても，Garrodの業績と洞察は画期的なものである．彼がMendelの遺伝の法則をヒト疾患の研究に取り込んだことが，医学遺伝学の大きな転換点となった．しかし驚くべきことに，Garrodの理論は，大部分は数十年の間注目されることがなかった．このように認められるようになるまでに時間がかかったことの理由として，Garrodの時代には多くの遺伝学者にとってMendelの法則を，還元して単純な化学現象とみなすことは難しかったことが挙げられる．実際に，Mendelが再発見されて間もないころには，この法則に従うものを次々と挙げてリスト化していくことに多くの努力がつぎ込まれていたのであった．

それにもかかわらず，20世紀半ばまでは，遺伝と疾患の2つを完全に結びつけることはできなかったが，多くのヒト疾患の遺伝的な性質の理解はしだいに深まっていった．この進歩に大きく貢献したのは鎌状赤血球貧血（sickle-cell anemia）とDown症候群の研究である．

分子医学

鎌状赤血球貧血の最初の症例報告は1910年，シカゴの医師J.B.Herrickにより行われた．彼は，西インド諸島グレナダ出身の黒人青年を診察し，他の臨床所見とともに，多く赤血球が「鎌状のかたち（sickle-like shape）」を伴う貧血の所見を見いだした．ほどなく同様の症例が報告されるようになり，1917年には，この現象がV.E.Emmelにより記載された．Emmelは，一見正常と思われる赤血球が，成熟するにつれてしだいに変化し，鎌状化を起こしてくることを示した．彼はさらに対照実験に用いた赤血球や，他の種類の貧血や白血病患者の赤血球では鎌状化は誘導されないことを示した．しかしながら，Emmelは，貧血を認めなかった患者の父親由来の赤血球ではごく一部分鎌状化が起こることに注目していた．

患者の父親が鎌状赤血球形成傾向を示し，患者の兄弟のうち3人が重症の貧血のために若年死していたにもかかわらず，Emmelは遺伝的な因子が関与していると推論することはできなかった．遺伝的な因子が関与していることが最初に提唱されたのは，それから6年後J.G.Huckによるものである．彼は臨床検体（17人の患者）についての報告を行ったのに加え，鎌状赤血球貧血の2家系の家系図を著した．そのうちの一家系では，両親が貧血に侵されていたが，その子どもは，2人は同病だったが1人は正常であった．これらの家系の重要性が次のように注目され述べられている．「鎌状赤血球がヒトにおいては，単一因子の遺伝のMendelの法則に従っていることは明白である」．さらに，「この遺伝の興味深い特徴は，赤血球の鎌状化の形質が，正常の形質に優っていることである」．13年たって，1つの独特な病理学的所見の諸報告が，結果的には1つの遺伝性疾患，つまり鎌状赤血球貧血を認識するに至ったのである．

このようにして始まりは快調であったが，その後疾病に関する研究の進歩は目立って緩慢になった．多くの研究者が，鎌状赤血球形成傾向は鎌状赤血球貧血の潜伏段階であると信じて，鎌状赤血球貧血と貧血にはなっていない鎌状赤血球形成傾向の区別をつけることができなかったのが理由の1つである．1933年，L.W.Diggsとその同僚たちは，鎌状赤血球形成傾向をもつ黒人学童のヘモグロビンを定量すると，正常コントロールと変わらないことを示し，それが正しくないことを示した．さらに，鎌状赤血球形成傾向と密接に結びつく病理学的所見は見つからなかった．

鎌状赤血球形成傾向と鎌状赤血球貧血の間の相違が認められるようになり，研究の速度はまた速まって，1949年2つの画期的出来事が起きた．1つは，2人の研究者がそれぞれ別に，鎌状赤血球形成傾向が正常の対立遺伝子に関して異型接合体として現れるのに対し，鎌状赤血球貧血は遺伝子の同型接合体となっており，これは両親から受け継いでいることを意味することを発見したのである．これらの発見から多くの優性遺伝病は異型接合体であることが認められるようになった．

次に，L.Paulingとその同僚が鎌状赤血球貧血の患者のヘモグロビン分子と，正常コントロールのヘモグロビン分子が根本的に異なっていることを示した．彼らは，鎌状赤血球貧血患者におけるヘモグロビンの異常は，ヘモグロビン分子のうちのグロビンの部分に見つかり，ヘムの部分にはないであろうと予測した．また鎌状化の過程は，変性したヘモグロビン分子の異常な相互作用にあり，この変化のために，1分子あたりさらに2から4だけ正に荷電してしまうと予測した．彼らの予測はすべて正しく，それは1956年V.M.Ingramにより証明された．異常な（鎌状赤血球の）ヘモグロビンは，たった1つの「点（spot）」においてのみ異なっており，このため実際，全体として正に荷電していた．それから3年以内にはこの陽性荷電は，突然変異によるたった1つのアミノ酸の変化の結果引き起こされていることが示された．

鎌状赤血球貧血の問題が解決された時点から，異常ヘモグロビンと関連疾患の研究は，分子生物学上の大きな進歩のほとんどすべてのもののさきがけとなった．1978年，R.M.Lawnとその同僚たち，そしてY.W.KanとA.M.Dozyは，それぞれ独立してヘモグロビン分子において初めてのヒトの制限酵素によるDNA切断断片長多形性（restriction fragment length polymorphism：RFLP）の存在を示した．この結果，遺伝病の組み換えDNAに基づいた研究が始まり，またヒトの遺伝子地図作成が始まった．グロビン遺伝子中の繰り返しDNA配列の発見の結果，DNAプローブが開発された．遺伝的疾患の診断のための，他の組み換えDNA技術はKanとDozyにより先駆的な仕事がなされ，これは現在，癌や感染性疾患を含めた，広範囲な疾患の解析に応用されている．

細胞遺伝学

Mendel 説のいう形質が染色体に含まれているとする，遺伝の染色体説は，Mendel の法則が再発見されてまもなく現れ，これは大部分は Mendel 自身の観察の結果として現れたものであった．W.S.Sutton は，染色体の構成と動きと，分離と独立分配の法則の間の対応は，偶然のものではないと結論を出した．彼は 1 つの染色体上に数多くの形質が見いだされることだろうと提唱した．

Sutton らの仕事に触発されて，T.H.Morgan は集団形質の遺伝，Mendel の法則に従って遺伝する一連の形質について研究を始めた．ショウジョウバエを用いて，1914 年，Morgan は Mendel の因子あるいは遺伝子は，染色体上に列を作って並んでいる物質に該当するものであると結論づけた．1923 年，T.S. Painter はヒトの染色体が 48 であることを示したが，これは 23 年間正しいと考えられていた．より進歩した細胞遺伝学的技術によりやがて染色体の数は正しくは 46 であることが確証された．Painter の 48 という推測があまりにも強く信じられていたため，46 という結論を出したそれ以前の研究は，研究者が 46 までしか数えられなかったためのものとして無視されてきたのであった．

それから時をおかずに，医学の古くからの問題の答えが明らかになった．1846 年フランスの医師 E.Seguin により記載された，特徴的な顔貌，成長障害，精神発達遅滞を特徴とする，糠状の痴呆（furfuraceous idiocy）と呼ばれる症候群である．1867 年，J.Langdon Down は，この形質は蒙古人であることからくるとした．彼の発表以来，「蒙古人痴呆」という用語が，以前の用語にとってかわるようになり，後になって「ダウン症候群（Down syndrome）」という用語が用いられるようになった．Down 症については繰り返し研究が行われたにもかかわらず，その病因については有力な説が現れなかった．1939 年になり，L.S. Penrose は，この疾患の説明として好んで「不規則的な優性遺伝」説をとるものがあったが，この疾患が Mendel の法則には従わないことを記した．さらにこの疾患と明らかに関連を認めるのは，母親の晩婚だけであることを記した．それから 20 年後，細胞遺伝学技術の進歩により，ヒト染色体の正確な数が決定できるようになり，さらに Down 症の病態の疑問に対する解決も可能となったのである．1959 年，3 人のフランスの細胞生物学者が Down 症候群の患者には 1 つ余分な染色体があることを発表した.

これは本来は2倍体であるはずの染色体が3倍体の染色体となった（今日ではこれはトリソミー〈trisomy〉と呼ばれる）ために起きてきた疾患であることがわかった最初の例であり，この解明の結果，ターナー症候群（Turner's syndrome，X染色体のうちの1つが欠損した女性－XO），クラインフェルター症候群（Kleinfelter's syndrome，XXY），トリソミー13（trisomy 13），トリソミー18（trisomy 18）といった疾患の同様の所見が次々と得られるようになった．染色体の分染法（バンディング）の発見により，染色体それぞれの違いがわかるようになり，この技術は，染色体上の領域を同定できるまでに洗練されていった.

最後に，組み換えDNA技術と遺伝子の連鎖を予想するための解析技術の出現により，あるグループの研究者たちがトリソミーの原因解明に集中することが可能になった．A.C.Warrenとその同僚は，結果としてトリソミーを起こす出来事である染色体不分離（nondisjunction）を起こすDNAマーカーの組み換えが起こる頻度が，Down症患者では，正常人コントロールに比べ非常に低いことを示した．組み換えが減少していることはアシナプシス（asynapsis）すなわち相同染色体の対応点が組み合わさらず，正常な2倍体にならないことの指標となる．この結果はやがて染色体対合の分子メカニズムの発見に至ることであろう.

要約すると，ヒトの遺伝的疾患の研究の歴史は，Maupertuis，Adams，Garrodらのようなきらめくような聡明な識見とともに，迷信と似非科学の時代により跡づけ描かれてきたといえる．またその歴史は，鎌状赤血球貧血やDown症に明らかに例をみることができるように，遺伝に対する根本的な理解の指数関数的な急速な進歩と，研究技術と方法上の飛躍的進歩を特徴とするものである．DNA組み換え技術の開発は，1900年のMendelの法則という黙示ともいうべき啓示のみが唯一匹敵するような，遺伝病研究における革命をもたらしたのである.

医学遺伝学の未来は，実際明るいものである．ヒト遺伝子の系統的なスクリーニングにより，数百ものDNAの塩基配列の異形が明らかにされ，これにより遺伝子の連鎖を確立し，数多くのヒトの遺伝性疾患の染色体上の位置を同定し染色体上の地図を作成することが可能になった．疾患遺伝子そのものがクローニングされ同定された．こうした成功によりヒトのゲノム全体の遺伝子マップの作成が達成可能な責務となった．分子医学遺伝学が真の科学となった時代が始まり，それにより遺伝性疾患を治療あるいは治癒させることすら可能になったのは明らかである．

[Eric J.Devor（柳澤波香・柳澤隆昭）]

12

インフルエンザ

Influenza

インフルエンザは，flu，grip，あるいは grippe としても知られ，人間，ブタ，ウマおよびその他の哺乳類，ならびに多種類の鳥類の疾患である．人間では，急激な発症と，咽頭痛，咳嗽，またしばしば鼻汁，発熱，悪寒，頭痛，倦怠感，全身の筋肉痛および関節痛，疲憊によって特徴づけられる感染性の呼吸器系疾患である．インフルエンザと熱性感冒を区別するのは難しいが，多数の人の間で突然に症状が発生したときは，ほとんど常にインフルエンザというのが正しい診断である．

現在のところ，このウイルス性疾患に対する有効な特別の治療法はない．軽症の場合は，身体的および精神的な不調は時折続くが，症状は 7～10 日で消える．インフルエンザ性肺炎（pneumonia）はまれであるが，しばしば致死的になる．気管支炎（bronchitis），副鼻腔炎（sinusitis），および細菌性の肺炎はより一般的にみられる合併症であり，細菌性肺炎は治療を受けないと致死的となりうる．インフルエンザは一般的には良性であり，汎発流行の年でも，死亡率は通常低く1%以下で，この疾患が実際に生命の危険へとつながるのは，幼い者，免疫が抑制されている者，老人である．しかしながら，この感染症は非常に伝染性が強いので，ほとんど毎年，大勢がこれに罹患し，したがって，絶対項の死者数は通常とても高い．インフルエンザの後遺症は，多くの場合明確にしにくいが，1920 年代の嗜眠性脳炎（encephalitis lethargica）の汎発的流行は，1918 年から 1919 年にかけてのインフルエンザ汎発的流行に起源を発していることが証明されている．

特　徴

一見したところ毎年のように，人口密度の高いすべての大陸と多くの大きな島では，少なくともいくつかのインフルエンザの症例がある．ほぼ毎年どこかで発生する流行の間，病気は広い地域に猛威をふるい，大陸全土にも広がる．数百年にわたり1世紀ごとに発生した汎発的流行のときは，この病気は，世界の人口の多くに感染し，1889年から1890年にかけての汎発的流行以来，人口の過半数におそらく感染している．感染した人すべてが臨床的に症状を呈するわけではない．それにもかかわらず，インフルエンザの世界的流行は地上現象のうちで最も恐ろしいものの1つである．この病気は非常に広範な地域に広がり，きわめて多くの人を非常に急速に襲うので，18世紀のイタリア人はこの病気を天体の影響（influence）のせいにし，influenza（インフルエンザ）と呼んだ．

インフルエンザの原因となる病原体は3つのミクソウイルスであり，インフルエンザA型，B型，およびC型である．B型ウイルスとC型ウイルスは，児童および若者間の散発的流行と関連があり，汎発的流行は引き起こさない．A型ウイルスは，汎発的流行中と汎発的流行の間に起きる症例のほとんどの原因となるものである．これには，数多くの亜類型が存在し，通常，交差免疫を誘導しない．多くの場合，インフルエンザウイルスは飛沫感染によってヒトからヒトへと伝播し，飛沫感染とその他の経路で動物から動物へと伝播する．温帯での流行は，換気のよくない屋内に人が集まる冬にたいてい発生する．地理的には，この病気は，罹病者が旅行する速度で広がり，現代では，数か月で地球を世界周航し，季節の移り変わりとともに回帰線の北や南に方向を変えることを意味することがありうる．

インフルエンザA型ウイルスは，遺伝子として不安定であることが際立った特徴であり，このことがおそらく，何回罹患しても，この疾患に対する永続的な免疫をもつことを不可能にしている．この遺伝子上の不安定性により，汎発的流行のときですら，なぜウイルスが一定の場所で感染の波を繰り返し起こすほど十分に変化しているように思われるか，ということにも最も適切に説明することができる．ヒトの免疫上の防御機能を退化させながら，1世紀に数回，ウイルスは根本的に変化する．これらの汎発的流行のただなか，何万もの人々は発病し，そして何千もの人々が死んでいる．

汎発的流行を引き起こすウイルスの大きな変化の原因は，依然として謎のままである．3つのもっともらしい理論とは，インフルエンザAウイルスは，感染を引き起こす有機体の新しいものに突然変異するというもの，動物のインフルエンザウイルスが人間に病気を引き起こす能力を突然獲得するというもの，あるいは人間のウイルスと動物のウイルスが交雑するというもの，である．第一番目の理論は最も可能性が低く，第三番目の理論が最も可能性が高いように思われる．しかしながら，まだ何も確かではないし，インフルエンザの世界流行の原因についても未知のままである．

歴　史

インフルエンザの起源もまた不明である．インフルエンザは，われわれ霊長類の祖先を苦しめはしなかったので，多分，人間にとってさほど古い病気ではない．農業，都市，人口の密集が起こる前，旧石器時代の祖先や家畜の間で一般的だったということはありそうもない．人口が少ないところでは，罹病者が早急に死亡するか，または免疫を獲得することにより，自然消滅したであろう．

インフルエンザは，数千年前にブタ，アヒル，他の動物からもたらされた可能性があるが，人間の間で広がったという明白な証拠は，ヨーロッパの中世に至るまで存在しない．また，15，16世紀に至るまで，それを否定できない証拠も存在しない．しかしながら，そのときから，この病気はわれわれの絶えることない道連れとなり，20〜30年の間に，インフルエンザが現れなかったことはない．インフルエンザの関連性および特質は，これが15世紀末まで旧世界に限定されており，その後，ヨーロッパ人とその家畜とともに海外へ広がったことを示している．おそらく，このことは，ヨーロッパの諸帝国の先住民の罹病率と死亡率が臨床的に定義されていない理由の多くを説明するものであろう．1510年，1557年，1580年に大規模な流行がヨーロッパに押し寄せた．1580年の流行，それはインフルエンザの最初の明白な世界的流行であったが，アフリカやアジアにも及んだ．さらに，ヨーロッパでの流行は17世紀にも発生したが，地域的な性質のものであったようにみえる．

ヨーロッパでは18世紀に，少なくとも3回（1729〜30年，1732〜33年，

1781～82 年）の汎発的流行が発生し，また数回の流行のうち 2 回（1761～62 年，1788～89 年）は，汎発的と称してもよいほどの広範囲にわたるものであった可能性がある．1781～82 年の汎発的流行は，地理的な広がりと感染者数において，史上最大の疾病の出現の 1 つに挙げられた．

18 世紀末までに，人口の増加，都市化，交通手段の発達は，長距離にわたり細菌が伝播することを促すというふうに，世界を変化させていた．19 世紀には，少なくとも 3 回（1830～31 年，1833 年，1889～90 年）のインフルエンザの世界流行が発生し，数回にわたる大流行もあった．そうであっても，同世紀のインフルエンザの歴史のなかで最も興味をそそる側面の 1 つは，第二回目と第三回目の流行の間に長い休止期があることである．事実，ヨーロッパでは 1847～48 年にかけての流行の後，1889 年まで，2，3 回小規模に出現しただけである．

インフルエンザが 1889 年に再び発生したとき，医学は急速に進歩しており，公衆衛生は政府の関心事となっていた．1889～90 年の汎発流行には，初の詳細な記録がある．これは，東方から（それゆえ，「Russian flu」というニックネームがついている）ヨーロッパに到達し，大西洋を横断する海運効率がよいため，これは西ヨーロッパ中に広がり，北アメリカでも同月中，すなわち 1889 年の 12 月に発生した．これは，1890 年 2 月には，ネブラスカ，サスカチェワン，リオデジャネイロ，ブエノスアイレス，モンテヴィデオ，シンガポールを，3 月にはオーストラリアとニュージーランドを襲った．春までに汎発的流行はアジアとアフリカにしっかりと定着し，広がった．感染の波は 19 世紀が終わるまで世界の多くの地域を広がり続け，この汎発的流行のインフルエンザによる死亡率はきわめて低かったが，総死亡者数は多かった．ひかえめに見積もっても，ヨーロッパでは 25 万人が死亡し，全世界の合計では最小に見積もっても，その 2 倍か 3 倍であったに違いない．19 世紀にコレラが原因で死んだ人よりもインフルエンザによって，より多くの人が死亡したが，死亡者数の多くは老人に限られていたので，不愉快だが危険ではない感染症という評判が保たれた．

20 世紀最初の 17 年間には，インフルエンザの歴史はこの見方をさらに強めた．インフルエンザは，長期間現れないことはまれであったが，空前絶後の悪性の世界的流行が 1918～19 年にかけて現れるまでほとんど人々の関心をひきつけることはなかった．1918 年春に，おそらくアメリカで発生した最初のインフルエンザの波は，死亡率が低かったので関心をひかなかった．このインフルエンザの非常に不気味な特性は，この疾病の以前の記録とは正反対に，死者の多くが若者であったことである．その春と夏，この新しいインフルエンザは，何百万人にも感染し，何十万人をも死亡させ，ヨーロッパと中東では戦争の進行を遅らせつつ，世界を一周した．この新しい疾患につけられた名称は「スペイン風邪(Spanish flu)」であったが，それはスペインの罹患率や死亡率が他より高かったからではなく，スペインは当時交戦中ではなかったため，この疾患の猛威が検閲により世界の注目から遮られることはなかったためである．以前の汎発的流行と同様に，罹患率のほうが死亡率をはるかに上回り，死亡率は，罹患率の割合と同様に，強い印象を与えるものではなかった．

8月になると，死亡率が2倍，3倍以上になったため，この状況は変化した．第二波が発生し，何億人も病床につかせ，何百万人を死亡させた．この波は，年末に向かい鎮静化する傾向にあったが，第三の波となって冬と春に戻ってきた．秋と冬の波で，死亡者の約半数は20歳代から40歳代であった．優に55万人がアメリカで死亡したが，これは第一次世界大戦のアメリカ人戦死者の数の10倍である．インフルエンザの到来を経験したことのない，またはまれにしか到来しなかった世界の辺境でも，死亡率が非常に高いことがしばしばであった．世界中の死亡者の総数は2,100万人を超えたが，これは歴史学者と人口統計学者がラテンアメリカ，アフリカおよびアジアの記録を厳密に調べる以前の1920年代に推定された数字であり，さらに正確には何百万人かが世界の総計には加算されるだろう．1918～19年の世界流行は，絶対数のうえでは，人類が受けた人口統計学上最大の衝撃であった可能性がある．黒死病と第一次世界大戦，第二次世界大戦は，より高率で人々を死亡させたが，それには何年もかかり，また破壊という点に関しては世界中で起こったわけではない．いわゆるスペイン風邪は，死亡者の大半が6か月のうちに亡くなり，地球上のほとんどすべての人に影響した．さらに，多くの若者が死亡したことから，この衝撃は，数字が示しているよりもさらに大きいものであった．何が1918～19年のインフルエンザをこのような驚異的なものにしたのかは今でもわからない．おそらくこれまでいわれてきたように，ウイルスと細菌性感染の偶然の相乗作用が異例の致死的な肺炎を引き起こしたか，あるいは1918年のウイルスがきわめて抗原性が高かったために，炎症と浮腫で罹病者を窒息死させるような，重大な免疫反応を引き起こしたのであろう．このような仮説を証明する方法もまた反証する方法もない．

1920年に，インフルエンザの別の波が世界に押し寄せたが，罹病率と死亡率はすぐに普通に戻り，疾病は若者を死亡させる力の大半を失った．しかし，この後，医療者は，この殺人ウイルスが復活することを懸念し，その正体について探り，その秘密について学び，それを無力化するにはどうすべきかを研究することに，大きな力を注いだ．

インフルエンザウイルスについては他のウイルスよりも多くのことがわかっている．しかし，ウイルスの変化する性質は，疾病に対してせいぜい2，3年の間効力のあるワクチンを製造する努力に勝ってきた．第一次世界大戦時に兵士の多くを死亡させた汎発的流行の繰り返しから，第二次世界大戦の兵士を保護するため，1940年代にワクチンが製造され，以来開発されたインフルエンザワクチンは，何百万人を，特に老人を，病気にかかることなく，あるいはごく軽症に発病して，流行のときを過ごせるようにした．しかし，ウイルスが，変化し，時に急激に変化して，適切なワクチンが製造され出回るよりも速く，地球を駆け巡り広がる能力をもつために，汎発的流行を避けるあらゆる努力は今に至るまで失敗してきたのである．

現在，そのほとんどが国立の研究所である約100か所のセンターを結ぶ世界的なネットワークが，世界保健機関のもとで，インフルエンザの新しい株が出現した場合に，流行が始まってから適切なワクチンの生産・分配までの間の時間を最小限にするように，すぐに新株を同定するために協力し合っている．

この機構の果たしている役割は非常に大きく，多くの生命を確実に救ってきたが，インフルエンザはまだ制圧されていない．

[Alfred W.Crosby（柳澤波香・柳澤隆昭）]

13
エインフム
Ainhum

エインフム（特発性指趾離断症）という語は，東アフリカのナゴス語の「鋸で切る」を意味する語に由来する．指の周り，たいていは第五足指に絞扼輪が生じ，最後には自発性に切断することを示している．典型的にはこの疾患は両側性である（両足の小指を侵す）．

エインフムは通常は，中年のアフリカの黒人で，男女を問わず裸足で歩きまわる人に起こる．この疾患は，ナイジェリアと東アフリカに多く，他の熱帯域，たとえばインド，ビルマ，パナマ，アンティル諸島，ブラジルには少ない．

エインフムは，ブラジルの奴隷によく起こるのが知られ，1867年にJ.da Silva Limaが詳しく記述し，この病名を付けた．Silva Limaの記述はきわめて正確で，改めるところはない．一例として，足指が小さな楕円形のジャガイモの形である，また患部を覆う皮膚は荒れてざらざらし，触ると痛む，と彼は書いている．病気が進行すると，指の基部に強い絞扼が現れ，指への血流が阻害され，骨がなくなる．やがて，自発性の切断が起こる．

エインフムの原因は，不明である．慢性の外傷，感染，過角化，血流減少，感覚障害が，単独であるいは合併して，過剰な線維形成を生じ，エインフムに至るのかもしれない．後天性の疾患ではあるが，遺伝性の素因も除外できない．外科的な治療が頼みの綱である．ほとんどの場合，迅速な指切断により，患者は疼痛と感染から救われる．

［Donald B.Cooper（坂井建雄）］

14

エキノコックス症（包虫症）

Echinococcosis（*Hydatidosis*）

エキノコックス属のなかの条虫のうちの3種類は，幼虫期に，人間に重い病気を引き起こす．これら3種類の条虫は，普通イヌ科の動物の腸のなかで成虫になる．卵は排泄物に混じって外に出て，草食動物に摂取されると，肝臓または他の臓器のなかで幼虫の嚢状の容器，すなわち包虫包嚢に成長する．食肉動物は，包嚢が含まれた草食動物の肉を食べることによって感染する．

Echinococcus granulosus は，一般にイヌ/ヒツジサイクルをもつ．だが，ヤギ，ウシ，ブタ・ラクダにも感染し，人間にも感染する．人間のエキノコックス症は，主にヒツジを飼っている地域で起こる．イヌは死んだヒツジの肉から包嚢を摂取し，卵が排泄物のなかに出て，人間は，イヌの毛からまたは汚染された食物または水から卵を摂取する．2Lあるいはそれ以上の液体と幼虫を含んだ包嚢が，肝臓，肺，脳または他の器官のなかで何年もの間成長することがあり，重度のあるいは致命的結果を引き起こすほどの圧力をもつこともある．創傷または手術によって包嚢が傷つけられると，娘包嚢を放出する．そして，それはどこか他の感染者のなかで成長するかもしれないし，水疱体の液体によって，致命的なアナフィラキシーショックを起こすかもしれない．

人間や動物のなかに存在する包虫包嚢は古代ローマから知られていた．しかし，他の条虫と同様に，幼虫の包嚢と成虫の関係は現代までわからなかった．*Echinococcus granulosus* は1850年に種として記録され，そして，そのライフサイクルは1863年までに解明された．動物が家畜になったとき，寄生虫はまっさきに人間に対する重大な脅威となった．ヨーロッパの植民地の拡大は，伝染病をアメリカやオーストラリアに広めた．エキノコックス症は，北アフリカ，中東，北・中央アジアとサハラ以南のアフリカの大半の地域でもみられる．19世紀半ばのアイスランドはこの病気の大流行地であった．しかし，教育，イヌの管理，家畜の屠殺を衛生的にすることによって，この病気を撲滅した．イヌの大規模な管理を含む，類似した方法をとったオーストラリアとニュージーランドでも，大幅にその発生率が減少した．既知のなかで最もエキノコックス症の罹患率が高いのは，家畜を育てているケニヤのTurkana族においてである．植民地における医学当局は1950年代までこの病気を確認することができなかったが，10万人につき96人の発生率とされ，この発生率は以前キプロスで記録されたものの7倍以上である．Turkana族の高い罹患率の問題は，子どもとイヌの関係が非常に近いことによる．

エキノコックス症は，しばしば診断が困難であるが，包囊は，X線または手術によって見つけることができ，血清反応を用いた検査によっても，見つけることができる．1980年代までは，手術が唯一の効果的療法であったが，その後はメベンダゾルも用いられるようになった．

［K.David Patterson（松村紀明）］

15

壊　　　疽

Gangrene

壊疽の語は，生体の組織の局所的な死を指し示す．壊疽というのは，目にみえる領域にかなり急速に広がる過程で，壊疽を起こした部分の修復ないし再生が，明らかにできない．壊疽は，内部器官に生じうるが，一般には体表での過程を意味し，皮膚に加えて深部組織の一部のみがかかわる．

壊疽には，乾性壊疽と，湿性壊疽とがある．乾性壊疽は，脚の重症の動脈硬化などの場合のような，血管の閉塞から生じる組織の壊死である．湿性壊疽は，細菌が死んだ組織に侵入し，腐敗を生じたときに起こる．ガス産生細菌が感染すると，ガス壊疽を生じる．本来は乾性壊疽も，細菌の侵入によって，湿性壊疽に変わりうる．

一般的特徴

乾性壊疽では，動脈の血液供給がしだいに途絶し，その結果，組織が乾燥する．炎症を伴わないことが多いが，痛みが色の変化よりも先に生じる．軟組織が急速に収縮し，色が黒みを増し，ついには深黒色になる．全身症状も生じるが，湿性壊疽ほど激しくない．

湿性壊疽は，炎症ないし外傷の後に生じうる．局所は最初，腫脹し疼痛がある．色は赤，続いて青，最後に緑黒色になる．じめじめした腫れと，悪臭がある．壊疽が広範に生じると，熱などの全身症状が生じうる．

壊疽には，多くの原因がある．あるものは現在ではきわめてまれだが，かつては多かった．あるものは，歴史時代を通じて，主要な原因であり続けた．

血管性の原因

歴史的に麦角中毒は，菌類の *Claviceps purpurea* により汚染されたライ麦パンの摂食から生じた．細動脈径の不可逆的な縮小を生じ，ついには手指と足指の乾性壊疽を生じ，頻度は低いが，耳と鼻にも生じる．麦角中毒により，中世ヨーロッパで壊疽の流行が頻発した．丹毒とも呼ばれ，また「聖 Anthony の火」とも呼ばれた．麦角中毒は，まれではあるが，現在でも発生する．

レイノー症候群は，四肢の血管攣縮が特徴である．発作が起こると（しばしば寒冷やストレスにより引き起こされる），1本ないし複数の指が白くなる．数分後に，色は青っぽい赤に変わる．正常な色調がゆっくりと戻る．重症例では，壊疽が手指ないし足指に生じうる．Raynaud 症候群は，かつて「再発性壊疽」として知られていたが，単独で起こることも（Raynaud 病），強皮症，ループス，関節リウマチなどに合併することもある．職業的障害として，削岩機のような振動性工具を扱う人に生じることがある．

塞栓は，血中の粒子による突然の血管閉塞である．これらは，粥状物質や，感染した心臓弁からの疣腫，脂肪粒子，ガス，異常蛋白質，血液凝固が移動したものである．急性の血管傷害は，通常は乾性の壊疽を起こしうる．

動脈硬化は，塞栓を起こし，また局所の血管閉塞（塞栓症）を，大型および中程度の動脈に起こしうる．高齢者によく起こるので，老人性壊疽とも呼ばれる．主に足に起こり，かつては「足指の Pott 病」と呼ばれた．動脈硬化の特別なかたちに，閉塞性血栓血管炎すなわち Buerger 病がある．糖尿病は，動脈硬化の素因であり，最終的に足の壊疽に至りうる．動脈硬化を起こす他の素因には，遺伝，脂肪消費，運動不足，喫煙などがある．

身体性の原因

凍傷，複雑骨折，打撲傷，銃創，熱傷などさまざまな外傷により，壊疽を起こすことがある．しかし，この合併症は，有効な治療法が得られるようになる以前には，広くみられていた．

化学性の原因

組織は，外来性ないし内因性の化学物質により，破壊されることがある．石炭酸などの焼灼剤は，壊疽を起こすことがある．ある種のヘビ，クモ，クラゲの毒は，受傷した局所の壊死を起こしうる．化学療法薬は，不可逆的な局所組織破壊を起こすことがある．全身に投与されたある種の薬剤は，壊疽を起こすことがある．

微生物性の原因

多数の微生物が，直接に細胞死を起こす毒素を産生する．血管攣縮や血管炎を起こす毒素もある．若干の生体が局所的に組織を破壊する酵素を生産する．他の微生物，特にウイルスは，細胞に侵入して破壊する．

連鎖球菌（*Streptococcus pyogenes* を含む）は，さまざまな種類の壊疽を起こしてきた．歴史的に重要なのは，病院壊疽で，これは壊死性筋膜炎および pourriture des hôpitaux としても知られている．この壊疽は，消毒法普及以前の時代の病院における災難であったが，今日ではほとんどみられない．外傷に起因するのが通例である．数日のうちに，壊疽が外傷部に急速に始まり，急速な破壊を起こすのが特徴である．患者は高熱を発し，ついには死亡した．

S. pyogenes 以外の微生物も，（単独にあるいは合併して）同様の臨床像を呈することがある．連鎖球菌による他の急性疾患に，陰嚢に限局した Fournier 壊疽がある．最終的に，好気性の連鎖球菌と *Staphylococcus aureus* など他の細菌とが組み合わさって，手術後の共同壊疽を引き起こす．

歴　史

麦角中毒は，流行性壊疽の主要な原因であった．四肢の壊疽は，古代から知られており，外傷後の壊疽の記述は，Hippocrates にみられる．おそらく古代ギリシアとローマの壊疽は，主に外傷性感染の結果として生じた．

温帯と寒帯では，寒冷により凍傷と壊疽がよく起こった．極地の探検家はしばしばこれにかかり，凍傷による壊疽は軍事活動でも問題になった．たとえば，Napoleon Bonaparte のロシア遠征の際に，壊疽が蔓延した．ただし凍傷は，軍隊での壊疽の原因の1つにすぎなかった．貫通創，打撲傷，複雑骨折が，しばしばきっかけとなった．16世紀に，ヨーロッパに火薬が登場し，壊疽により膨大な数の生命と四肢が失われた．病院での衛生状態の悪さと混雑のために，外傷性の感染が蔓延した．病院壊疽は，急速に進行しかつ致命的だったので，特にナポレオン戦争，クリミア戦争，アメリカの南北戦争の間に，多くの生命が失われた．多くの場合，壊疽性の外傷により，戦闘での死者とほぼ同じ数の軍人が死んだ．

第一次世界大戦までに，病院壊疽はあまり蔓延しなくなった．四肢離断や骨折の固定の技術を改善したのは，特に16世紀のAmbroise Paréや，18世紀のPierre-Joseph Desaultや，19世紀への変わり目ごろのJohn Bellであった．彼らの仕事は，特に壊疽の致死率を下げるのに貢献した．19世紀後半に，Louis Pasteurは防腐法と無菌法の概念を導入した．この概念は，外傷の治療に応用され，Joseph Listerの名をとって「Listerism」として知られるが，この人物はPasteurの発みの臨床的価値を初めて認識した．最終的に，1940年代初期にペニシリンが登場し，病院壊疽は絶滅した．

動脈硬化はおそらく，人類と同じぐらい古い．15世紀にLeonardo da Vinciは，彼の解剖図のなかで，老人性の動脈硬化症を図示した．19世紀初頭に，動脈閉塞が乾性壊疽を起こしうることが，しだいに明らかになった．1862年にMaurice Raynaudは，動脈疾患により動脈閉塞がなくても壊疽が起こることがあると主張した．最近になってようやく，糖尿病，高血圧，生活様式が，動脈硬化の危険因子であると認識された．幸いに，教育が広まって，血管疾患と付随する壊疽の減少に寄与している．

先進国では，壊疽は滅多にない．感染性の壊疽は，容易に治療され防止される．しかし，化学療法薬やステロイドで免疫が抑制される人の数が増え続けている．このような状態の患者は，感染性壊疽に罹患する危険が増し，その病原体は容易には認識されず処置しにくい．　[Diane Quintal and Robert Jackson（坂井建雄）]

16

エボラウイルス病

Ebola Virus Disease

致命的なウイルス感染症が新たに見つかり始めた結果，マラリアや黄熱病といった古典的な疾病の記述は，全面的に改定されなければならなくなった．その新しいウイルス感染症とは，ラッサ熱，マールブルグ熱（マルブルグ熱），エボラ熱，コンゴ-クリミア出血熱，リフトバレー熱，エイズなどである．さらにまれな病気まで入れると，これにデング熱，チクングニア熱，オニョンニョン熱，西ナイル熱といったものが加わる．新たに得られた知見は，アフリカの熱病一般に関するかつての記述を一新しようとしているのである．

1967 年のマールブルクウイルスの発見，そして 1969 年のラッサウイルスの発見が，医学の自己満足を揺さぶったとするなら，その後 1976 年のエボラウイルスの発見は，医学に痙攣性の身震いを起こさせたといえよう．この致命的な感染症は，ほぼ同時期に，エボラ川に沿ったスーダン南部とザイール北部という，近隣地域において発生した．これら 2 つの感染の中心地は，約 150 km 離れているが，絶えず行き来がある．

歴 史

エボラウイルス病のスーダンでの流行は，1976 年 6 月に始まった．ある感染者が，マリデイにある病院に行ったのだが，そこでこの疾病は，またたくまにほかの患者やスタッフの間に広まったのである．この流行は，11 月には終息したが，284 人の感染者のうち 148 人が死亡した（死亡率 52%）．1979 年には，また別の流行がみられたが，このときは感染例もほとんどなく死者もごく少数であった．

ザイールでは，1976 年 9 月に最初の感染者が発見された．この人物は，ブンバ地区のヤンブク・ミッション病院で，マラリアとおぼしき疾病のため，クロロキンを注射された．そして，当人は回復したのだが，1週間もたたないうちに，入院患者や医療スタッフの間で熱性の流行病が広まった．感染者は 318 人，うち 288 人が死亡した（死亡率 90.5%）．だが，スーダンでの場合と同じく，この流行病は 11 月上旬で終息した．この地域に最初に派遣された疫学調査チームは，この疾病を，抵抗力のない住民の間で腸チフスが急激に流行したものとみなした．だが，感染地域から移動させられていた 3 人の看護婦が，キンシャサの病院で死亡するに至り，ウイルスは汚染された注射器を介してヒトからヒトへ伝染していたことが，その後の調査で明らかになった．そのため，徹底した注射針の管理と患者の隔離が，再び行われるようになった．

ザイールでは 1979 年に，再び病院を中心にした流行が起こった．場所は，最初に流行が起こった地域から 300 km 離れていた．このときの感染者は 33 人で，22 人が死亡した（死亡率 66%）．

1989 年に，ある流行病がマカク属カニクイザルの間で蔓延した．この流行病は，のちにエボラウイルス病とされた．サルは，船便でフィリピンから発送され，アムステルダムとケネディ空港間を空輸され，ヴァージニア州レストンの研究室に輸送されたものだった．100 匹のサルのうちの 60 匹が死んだ．まもなく第二便が届いたが，そのうち 2 匹のサルが感染していた．この恐ろしい事件については，広範で国際的な疫学調査が行われた．ヒトの感染例は報告されなかったが，満足のいく説明も見つからなかった．サルに直接関与した人は，監視下に置かれた．

疫学者は，エボラウイルスの感染源およびその分布と，そこでホストとなっている脊椎動物とを突き止め，ウイルスの生息・生育・伝播のパターンを把握しようとした．しかし，その努力の内実は，一握りの熱心な調査者が，ほとんどがサハラ砂漠のような広大なアフリカを局所的なサンプルで調査するといったものだった．そのため，霊長類のサンプリング調査では，小さな合併症を明らかにしたのがせいぜいのところであった．だが，1979 年のザイールでの流行に関連して，実はモルモットが免疫をもつという予期せぬ発見があった．モルモットは南アメリカ産のげっ歯類である．数十年前にアフリカに持ち込まれており，ザイールでは愛玩用に，あるいは食用に育てられていた．それらは，地域によっては，家にすみこむ共生動物として定着しているが，その点でモルモットの行動は，多乳房マウス（*Mastomys natalensis*）と類似している（この多乳房マウスは，すでにラッサ熱を起こすアレナウイルスの保有・伝播に関係していることが知られている）．モルモットの免疫率は，最高で26.1%の地域もあったが，モルモット間での，もしくはモルモットとヒトとの間でのウイルスの伝播があるかどうかまではわからなかった．

特　徴

エボラウイルスは，長い糸状体で，分岐したり絡み合ったりしている．そのビリオン（ウイルス粒子）は，1本のRNA分子を含む．マールブルクウイルスに類似してはいるが，いくつかの差異があり，たとえばエボラはマールブルクよりも分岐が多い．血清学的には，マールブルクやラッサをはじめとした他のウイルスとの関連性は示されていない．スーダン系統のエボラとザイール系統のエボラとでは，病原性の面で違いがみられる．死亡率はともに高いのだが，スーダン系統よりもザイール系統の感染のほうがそれが特徴的である．フィロウイルス科という新しい科が，マールブルクとエボラのために作成された．

この感染症の流行は，いつも突発的に現れた．熱帯熱マラリア原虫マラリアでみられるような，徐々にひどくなる頭痛が，前頭からしだいに後頭へと広がった．また，通例，発熱や衰弱を伴った．早い段階で，筋痛症も起こった．大きな関節の関節痛も，一般的だった．そして，数日の間，重篤な全身の疾患が続いた．患者は昏睡状態に陥り，目はくぼんで顔は無表情であった．常に食欲不振で，嘔吐や体重の減少を伴うこともあった．症状が胃腸に現れ始めると，しばしば痙攣が起こった．

末期段階においては，特に出血性の症状を発現した患者は，血便をもよおした．また，出血性の症候を呈した患者のほぼ半分は，常に嘔吐した．嘔吐は，しばしば血液が混じったものであるか，血液そのものであった．その他，一般的な症状としては，咽喉痛，嚥下障害，唇の亀裂や痛み，結膜炎，結膜下の出血，咳などがあった．さらに何例かでは，黄疸もみられ，膵炎もまた頻繁にみられた．妊婦の23%が流産した．多くの患者（死亡したケースの半分以上を含む）においてみられた出血性の症状は，播種性血管内凝固症候群に起因していたと思われる．早くも4日目には死亡してしまう例もみられたが，たいていは5日目もしくは6日目に死亡した．なかには20日目まで生存するケースもあった．

病理学者のなかには，エボラ感染症という診断名を新たに設けるのに難色を示す者もいた．というのも，マラリアをはじめ，ラッサ熱，マールブルグ熱，黄熱病，コンゴ-クリミア出血熱，腸チフス，伝染性肝炎，レプトスピラ症，ブルセラ症といった他の熱病との差異を確定しづらかったからである．その一方で，この感染症で観察される病変は十分に特異的であるため，エボラ感染症という診断を設けるのは妥当だと考えるものもいた．

治療法としては，患者の血漿を症状から回復した者の血漿と入れ換えること（プラズマフエレーシス）が試みられた．しかし，それが効果的だという結果は引き出されなかった．あらゆる薬剤が効果なく，ワクチンもいまだ発見されていない．

［Wilbur G.Downs（香西豊子）］

追　記

1990年代に，ベストセラー本や映画，新聞・雑誌の記事がエボラウイルスをさんざん取り上げ，一般の人々に対して，自分たちがウイルスのもたらす壊滅的な疾病の脅威にさらされていると喧伝した．おかげで，そうした事態はまるで起こりえないにもかかわらず，人々は恐怖にかられてしまった．このようなことは，同じくエボラウイルスと分類される病原体にさらされて暮らす，熱帯アフリカの住民の間ではみられなかった．こうした経緯を反映して，当初マールブルクウイルスおよびエボラウイルスのために作成されたフィロウイルス科は，血清学的な差異はわずかしかないにもかかわらず，細分化された．この科は今では，エボラ・ザイール，エボラ・スーダン，エボラ・タイフォレスト（あるいはエボラ・アイボリーコースト），エボラ・レストンに分類される．エボラ・ザイールとエボラ・スーダンは，最初に現れたものである．それに対し，エボラ・レストンは，ヴァージニア州にあるレストンという町の名をとる．ここの研究室で，1989年にエボラの1つの型が実験用サルの間で突発したのであった．しかし，そのとき見つかったウイルスはサルの間では蔓延し，多くを死に至らせたが，ヒトには広まらなかった．全くのところ，エボラ・レストンは他の系統のエボラとは異なり，ヒトに重篤な疾患を引き起こすおそれはないのかもしれない．事実，

4人の検査技師がウイルスに感染したが，誰も発症しなかった．

1992年には，イタリアのシエナで，レストンと同様の騒ぎがあった．このとき，アメリカの疫病管理予防センター（CDC）は，レストンでの教訓から，賢明にも実験用サルの輸入を禁止した．CDCは約1年間この政策をとり，その後，認定された設備と適切に訓練されたスタッフを備えた業者に限って，再びサルの輸入を許可した．しかしながら，安全に対する配慮は，野生のサルだけではなく，特に医学の実験用に飼育されたサルの使用にも向かうこととなった．

レストンやシエナのサルは，フィリピンから輸入されたものであった．これは，フィロウイルス科のウイルスがアフリカ特有のものだというわけではないことを示している．研究者らは，フィリピンでウイルスを発見しようとしたが，いまだ成功していない．もちろん，研究者らはそのウイルスが，他の系統のエボラと同じく，自然状態でそこにあるとは考えてはいない．

最後に，エボラ・タイフォレスト（あるいはエボラ・アイボリーコースト）は，コートジボアールのタイ森林からその名をとっている．ここで1994年，感染したチンパンジーの検死を行ったスイスの研究者が，致命的な症状には至らない唯一の症例として，これを発見したのだった．この症例は，エボラが西アフリカにも存在することを示す最初の証拠として重要であった．しかし，その後になって，他の西アフリカの症例や死に至った症例が，コートジボアール，リベリア，ガボンで報告された．このうち，ガボンのケースでは，1994〜97年の20か月の間に，3つ遠隔地域で流行が発生し，ヒトも含めた霊長類が死亡した．

研究室でエボラウイルスを観察するのを困難にしているのは，その病原性の高さである．アメリカ疫病管理予防センター（CDC）は，これを「バイオセイフティレベル4」と分類している．一方，野外でこれを追跡するのが難しいのは，現在ではエボラ出血熱（EHF）と呼ばれるようになったこの疾病が，ガボンの例のように，しばしば遠隔地で発生するためである．ただし，必ずしもそうだというわけではない．ザイール西部（現在のコンゴ人民共和国）のキクウィットの町で，1995年の夏，エボラ・ザイールは史上第三の規模で大流行した．315人が感染し，242人が死亡したのである（死亡率77%）．興味深いことに，そのウイルスは後に，1976年にザイール北部で流行したのと同じものであったことが判明した．

同様に，エボラ・スーダンも近年になって再び姿を現した．2000年10月～2001年1月の間に，ウガンダの3つの広い範囲で蔓延して，推定425人に感染し，224人を死亡させた（死亡率53%）．エボラ出血熱が出現した当初から一貫して，エボラ・スーダン（死亡率50～60%）のほうが，エボラ・ザイール（死亡率77～88%）よりも致死率が低いことは容易にうかがえる．

エボラウイルスの宿主は，いまだ発見されておらず，ヒト以外の霊長類も含めた哺乳類，鳥類，爬虫類，昆虫類のすべてにその可能性がある．また，エボラ出血熱（EHF）の伝播方法についても，新たな発見はない．1970年代と同じく，依然として，汚染された注射針や，患者の触れた物ないし患者本人に直接接触することが感染の原因として疑われている．さらに，薬物療法においても大きな躍進はなく，少なくとも当座はワクチンが開発される望みはほとんどない．患者に対する治療としては，ショックの防止と対症療法とが試みられているが，同時に医療関係者を保護する必要もあり，ともに十分行われているとはいいがたい．しかしながら，ウイルス株間でRNA鎖を比較する研究が現在進行中であり，この致命的でかつ謎の多いエボラ出血熱（EHF）の病因論や疫学の解明にゆくゆく役立つかもしれない．

[Kenneth F.Kiple（香西豊子）]

17

炎症性腸疾患（Crohn病，潰瘍性大腸炎）

Inflammatory Bowel Disease（Crohn's Disease, Ulcerative Colitis）

炎症性腸疾患（IBD）は，いまだに原因不明の腸疾患である．経過は急性でありかつ慢性でもあり，予測しがたい寛解と増悪を繰り返し，また予測しがたい数多くの合併症を起こす．この疾患が与える経済的，感情的衝撃は計り知れないものがある．こうした背景から，IBDは現代医学における最も重要な課題の1つといえる．

潰瘍性大腸炎

潰瘍性大腸炎の症状には，直腸出血，便秘，下痢，仙痛，腹痛，発熱，食思不振，倦怠感，および体重減少がある．諸検査により直腸，大腸と，それに続く終末回腸の炎症と潰瘍が認められる．潰瘍性大腸炎は腸の内腔面から始まり，重症例では，腸管壁の全層にわたって病変がみられる．白血球数は合併症がある場合を除いては，通常正常である．ヘモグロビン値と赤血球数は，出血の程度に比例して低下する．アルブミンを含めた血清蛋白はしばしば減少する．便には血液の混入を認める．数多くの合併症がある．大腸では，合併症としては，穿孔，腹膜炎，腸閉塞，ポリープ，大腸癌が挙げられる．全身性の合併症としては，貧血，蛋白漏出，低栄養，関節炎，皮膚症状，腎臓結石，肝疾患などが挙げられる．

潰瘍性大腸炎の治療の主眼は，栄養状態の改善，感情面での援助，薬物療法，一部の限られた患者においてはさまざまな手術的介入など，全身的な計画におかれる．潰瘍性大腸炎の予後は，内科学，外科学の進歩により大きく改善しており，死亡率は1%以下になっている．

潰瘍性大腸炎は若年者に多い疾患であり，とりわけ40歳以下に多いが，それ以上の年齢の患者数は増加している．発病の契機は不明である．患者は通常良好な健康状態にあるようにみえる．時に外国訪問後に腸管感染のような症状が現れることがある．初めには細菌感染が契機であると考えられていたが，この可能性は今日もなお支持され続けている．多くの細菌が候補として挙げられては否定されてきた．免疫学的機序も考えられており，免疫の調整機構の欠如が発症にかかわっている可能性がある．

さまざまな環境が「引き金機構」として働く可能性があり，罹患しやすい人において，疾患の発症を早める可能性がある．免疫応答遺伝子および腸管の粘膜免疫機構を通して遺伝的影響が現れる可能性がある．感情の障害が潰瘍性大腸炎の患者にはよくみられるが，これが疾患を誘発することはおそらくないだろう．神経系，消化管，内分泌系，免疫系における相互作用の研究が進んでいる．

Crohn 病

クローン（Crohn）病は，小腸，特に終末回腸の急性および慢性炎症性疾患であるが，実際には同病では消化管全体が侵されている．Crohn 病は，小児と若年成人でよく発病するが，60 歳以上の人々のなかでも増加している．男性に比べ女性でやや多い．臨床症状には，発熱，下痢，仙痛，腹痛，貧血，体重減少がある．症状には，関節炎，婦人科的障害，排尿時の症状，あるいは，強い食思不振，体重減少とうつ傾向の組み合わせの症状も含まれる場合がある．時折，初発症状が急性虫垂炎と鑑別がつかないことがある．

検査所見としては，白血球数は正常または増加しており，貧血，血清蛋白と血清アルブミンの低下，低栄養状態の証拠となる所見がある．腸管内腔は潰瘍化しかつ狭小化し，瘻孔形成もまれではない．Crohn 病の合併症には，潰瘍性大腸炎の合併症としても挙げられている膿瘍形成，瘻孔形成，腸閉塞，癌などが挙げられる．

潰瘍性大腸炎におけるのと同様に，医学的治療は対症療法であり，個別化されて，薬物療法と栄養の回復に重点がおかれている．合併症，特に膿瘍，瘻孔，保存療法では回復しない腸閉塞，内科的治療では止められない出血に関しては，手術療法が必要である．再発率は非常に高い．

病因に関する仮説は非常に多岐にわたっており，コーンフレーク，砂糖，マーガリンの過剰摂取から人工乳哺乳，汚染物質，抗生物質，経口避妊薬といったものまで挙げられている．さまざまな細菌やウイルスが挙げられてきたが，「新しい」病原細菌あるいは病原ウイルスは微生物による発症の可能性に対する興味を新たにしただけであった．提唱されてはいるが証明されていない他の病因としては，腹壁の鈍傷，異物の摂取，栄養不足などがある．

一般的特徴

潰瘍性大腸炎と Crohn 病は類似した人口統計上の特徴をもつ．潰瘍性大腸炎は，いくつかの例外があるものの，世界の多くの地域で明らかに安定化するか減少してきた．イギリス，ニュージーランド，オーストラリア，アメリカ，北欧でより頻度が多いように思われる．中欧，南欧ではそれに比べ頻度は少なく，中東では頻度は多くなく，南アメリカとアフリカではまれであるが，日本では頻度が増加しているという傾向がみられる．

同様に，Crohn 病もイギリス，アメリカ，スカンジナビアではよくみられる疾患であり，日本では増加傾向にあるが，それに比して中欧，南欧では頻度が少なく，アフリカ，南アメリカではまれな疾患である．世界の多くの地域で増加傾向がみられるが，一部の限られた地域では安定化している．Crohn 病は，世界中で，特に産業化した地域でよく起こることと，地理的・社会文化的差異にもかかわらず，疾患が類似した特徴をもつことは注目に値することである．

炎症性腸疾患は黒人より白人に多いが，イギリスおよびアメリカにおいては黒人においても増加傾向を認める．潰瘍性大腸炎と特に Crohn 病は，アメリカ，イギリス，スウェーデンのユダヤ人では他の人種に比べ，非常に頻度が少ない．潰瘍性大腸炎，Crohn 病はすべての人種に発症し，このなかにはマオリ人，アラブ人，そして頻度は少ないものの中国人も含まれる．潰瘍性大腸炎の患者のなかに紙巻きタバコの喫煙者がみられることは珍しいが，過去に喫煙歴のある非喫煙者は明らかに潰瘍性大腸炎にかかりやすくなる傾向がある．しかしながら，この興味深い観察はいまだに説明がついていない．

潰瘍性大腸炎と Crohn 病は「古典的な」遺伝性疾患ではない．しかし，両疾患ともに家族集積性（潰瘍性大腸炎の 20%，Crohn 病の約 40%）に反映しているように，遺伝的影響は重要である．最初の患者に加えて，通常さらに 1 人以上の家族の一員が同病に侵される．1 家族中最高 8 人までの発症の報告がある．一卵性双生児では，同時に発病する率が高い．炎症性腸疾患における遺伝的影響の性質については明らかになっていない．炎症性腸疾患が，時に患者の養子あるいは配偶者に発症することがあることから，環境による発症機構が裏づけられている．最近になり，さまざまな他の可能性のなかでも，免疫応答遺伝子の異常が研究の焦点となっている．

双方の疾患ともに強い家族内の連鎖発症がある．多発発症のある家系の約 25 %では，潰瘍性大腸炎と Crohn 病双方の発症がみられる．双方の疾患が共通した疫学的，人口統計学的特徴をもつ．また，双方の疾患が共通した局所合併症，全身合併症をもつ．しかし，潰瘍性大腸炎は，少なくとも発症初期は連続する粘膜の疾患であり，大腸がびまん性に侵される病変である．これに対し Crohn 病は腸間の膜全体を通した病変形成であり，病変の分布は巣状であり，腸管内壁から進入し，膿瘍と瘻孔を作る．肉芽性と著明なリンパ球の集簇は潰瘍性大腸炎よりも Crohn 病において，はるかに多く認められる病変である．

潰瘍性大腸炎は大腸に限局しており，時に終末回腸の間近な部分にみられる．これに対し Crohn 病は消化管のどの部分も侵す可能性がある．潰瘍性大腸炎は連続性の炎症反応である．これに対し Crohn 病はどこに病変があろうと，非連続的で巣的な過程である．肛門周囲の膿瘍形成と瘻孔形成が Crohn 病の特徴であるが，これは潰瘍性大腸炎にはみられない．免疫調節薬は潰瘍性大腸炎よりも Crohn 病においてより有用である．外科的療法は潰瘍性大腸炎においてはしばしば治癒的であるが，Crohn 病では同様の手術を行っても再発率が 15～20％にもなる．

潰瘍性大腸炎の歴史

Hippocrates は下痢が単一の疾患ではないことを認識していた．Aretaeus は数多くの種類の下痢を記載し，このなかには，年長児および成人でみられる「不快な臭気を放つ排便」を伴う下痢の記載が含まれていた．明らかな「潰瘍性大腸炎」は，11 世紀の Ephesus を含め，ローマ時代の医師たちによって記載されている．「伝染性ではない下痢」は，たとえば Thomas Sydenham が 1665 年に記した「血性の下痢」など，何世紀にもわたって多くの病名で盛んに記載された．1885 年アメリカの陸軍軍医たちが，「潰瘍性大腸炎様の」病変の特徴を記載した

（これらの症例のいくつかは，実際には潰瘍性大腸炎よりも Crohn 病を示唆している）．

1880 年代から 1890 年代の間に，潰瘍性大腸炎はイングランド，フランス，ドイツ，イタリアや他のヨーロッパの国々の数多くの医師たちにより記載された．1895 年，W.Hale-White は肝臓病と潰瘍性大腸炎の合併について報告している．1920 年 R.F.Weir は潰瘍性大腸炎の大腸の排膿を促すために，虫垂造瘻術を行った．1907 年 J.P.Lockhart-Mummery は潰瘍性大腸炎患者における大腸癌の発症を記載し，S 状結腸鏡検査の診断的価値を強調した．さらに大腸癌発症例が 1913 年のパリ医学会で注目を集め，同じく 1913 年 J.Y.Brown は潰瘍性大腸炎の外科的治療として回腸造瘻術を初めて提唱したと思われる．

1920 年代には，潰瘍性大腸炎の報告数は着々と増加した．これらのなかには H.Rolleston，C.E.Smith，J.M.Lynch，J.Felsen，A.F.Hurst，E.Spriggs などの報告が含まれる．Hermann Strauss は潰瘍性大腸炎の治療法として輸血を提唱した最初の人物と考えられる．1924 年，J.A.Bargen は潰瘍性大腸炎に双球連鎖球菌が関係するという研究を出版したが，後年この知見は否定された．この研究よりさらに重要なのは，1946 年の彼の「血栓－潰瘍性大腸炎」の経過，合併症と治療の研究である．1930 年に C.D.Murray は，この疾患の心因的側面に注意を向け，これにより 1930 年代から 1960 年代にかけての潰瘍性大腸炎に対して，精神科的な強い興味がもたれた時代が始まった．

1935 年の国際消化器学会において世界的な注意がこの疾患に向けられるようになり，これ以降は潰瘍性大腸炎に関する文献の量は急速に増加した．1940 年代には，潰瘍性大腸炎は Crohn 病よりも認識される機会が多くなった．しかしながら，第二次世界大戦の終わりには，Crohn 病がより多くみられるようになった．時期を同じくして，アメリカでは潰瘍性大腸炎は明らかに定常化し，Crohn 病がより目立つようになった．

Crohn 病の歴史

Crohn 病の最初の記載は，回腸穿孔により死亡した若者の小腸の潰瘍と腸管膜リンパ節の腫大を 1761 年に記載した Giovanni Morgagni にさかのぼると思われる．さらに Crohn 病をよく示唆する初期の例としては 1806 年の H.Saunders

による報告と1813年のC.CombeとSaundersによる報告がある．今日のCrohn病の疾病概念と一致する19世紀の記載は，J.deGroote，J.Abercrombie，J.S.Bristowe，N.Moore, S.Wilksによるものである．

1932年，B.B.Crohn，L.Ginzburg，G.D.Oppenheimerによって記録されたものときわめて類似した所見をもつ一群の患者たちについて，T.Kennedy Dalzielが1913年に記載していた．それに続いて小腸の終末部分の慢性炎症の報告が数多く続いた．1932年，F.J.NuboerはCrohnが記載したのと同じ所見を呈する2人の患者について記載した．1932年のCrohnの論文のすぐ後に，A.D. Bissellは2人の患者について報告した．最初の患者は，仙痛，下痢，体重減少を呈しており，回盲部の塊の切除が必要であった患者である．2人目の患者は終末回腸と盲腸の切除を必要とした患者であった．これらの初期の報告は，Crohn病は塊を生み出す，腸管の狭窄をきたす疾患であり，事実上常に外科的介入を必要とするものとしている．20世紀初期の主要な臨床的鑑別診断としては，腸結核と腸管で腫瘍に似た形をとる肉芽形成が挙げられた．他の注目すべき論文で，H.Mockは1931年，R.Colpは1933年に大腸の病変の歴史を記した．C.GotliebとS.Alpertは1937年に区域性の空腸炎を，J.R.Rossは1949年に「区域性の胃炎」を記載した．W.A.JackmanとJ.L.Kantorは1934年に，R.Marshakは1951年に，Crohn病のX線写真上の所見について記載し，1936年にHarold Edwardsは切除された終末回腸を「ホースの硬さ」と言い表した．

Crohn病についての信頼できる記述は，S.WarrenとS.C.Sommers，G. Hadfield，H.Rappaportにより提出された．1952年，Charles Wellsは潰瘍性大腸炎と，彼が「区域性大腸炎」と名づけたものを区別して，後者がCrohn病の異形であると提唱した．1955年Bryan BrookeとW.Trevor Cookeは「右側の大腸炎」をCrohn病であると認めたが，1959年と1960年にLockhart-MummeryとB.C.Morsonによる報告が出るまでは，大腸のCrohn病が明白な病気の概念であることが認められることはなかった．この疾患に対する興味が世界的に高まっていったのは，Crohn，Ginzburg，Oppenheimerの功績である．なかでも多くの功績は，生涯にわたりこの疾患に興味をもち，この疾患について多くの著述を残し，さらにこの疾患を研究しようとする他の研究者を励ました，Crohnにあることは確かである．

[Joseph B.Kirsner（柳澤波香・柳澤隆昭）]

18
黄　　　熱
Yellow Fever

黄熱は，さまざまなカ，特に *Aedes aegypti*（ネッタイシマカ，以前は *Stegomyia fasciata*）によって，人間に感染する急性のウイルス病である．この病気は，アフリカとアメリカ大陸の熱帯の地域の森あるいはジャングルのなかで風土病として残っている．しかし歴史的には，その病気は伝染病あるいは都市のなかの病気として，人類に大きな衝撃を与えてきている．その病気は，軽度から悪性まで広範な症状を示し，典型的なものとして発熱，頭痛，黄疸，胃腸内の出血を含んでいる．高い死亡率（20～70%）が流行の間に記録された．しかし今日，黄熱による死亡率が実際には比較的低いことがわかっており，多くのケースが軽度で，診断されないままであったということが示唆されている．

黄疸によって，「黄熱」という病名や他の名称がつけられることになる．たとえば，mal de Siam（仏語），fièvre jaune（仏語），gelbfieber（独語），virus amaril（黄熱ウイルス）である．また，黒色の血の出血によって，vomito negro（黒嘔病）という名前が付けられた．Barbados distemper（バルバドスジステンパー），bleeding fever（出血熱），maladie de Siam，el peste，yellow jack（船の検疫旗から）などと，新世界では早くから知られており，この病気は約150の名前をもっている．

特　徴

黄熱は，通常人間以外の霊長類，特にサルの病気である．カはカどうしで病気を媒介する．しかし，通常人間を嚙むカではそうではない．このかたちの病気は密林黄熱または森林黄熱である．それは，風土病であり，サルからカ，サルへと感染することを意味している．

この病気が森を離れると，アフリカの *Aedes africanus* や *Aedes simpsoni*，アメリカ大陸の *Haemogogus* の一種のようなカによって，人間以外の霊長類から人間へと感染するようになる．この病気は風土性黄熱と呼ばれている．このウイルスが，感染した人間によって人口が多い地域に運ばれ，感染が人間から *A. aegypti*，そして人間と行われるようになると，この病気は流行性黄熱または都市型黄熱と呼ばれる．

雌の *A. aegypti* の習性は，流行病の特徴の形成と大きく関係している．このカは人間の近くに生息し，人間の血を吸い，水のすぐ近くの場所で生育する．このカの行動範囲は狭く，最高でも 200～300 ヤード（約 180～270 m）である．これは，このカがかなり高い人口密度を必要とすることを意味している．*A. aegypti* は水がないとわずか数日しか生きることができず（ただし卵は乾燥したかたちで何年もの間，生き残ることができるが），生育には水を必要とするので，適当な量の降雨は流行性黄熱の必要条件である．暖かい気候はもう 1 つの必要条件である．*A.aegypti* は，62°F（17°C）未満の温度で嚙まなくなり，広範な寒い気候のなかでは冬眠する．

ウイルスにもまた，いくつかの特徴的な必要条件があり，特に感染するために必要な条件がある．その感染の過程のなかで，ウイルスがあるカから他のカへと移動する場所として，人間が最高であると考えられている．ウイルスがカからカへ移ることは，ウイルスがまだ血液（ウイルス血）のなかに残っている間，つまり黄熱犠牲者の感染後の最初の 3 ～ 6 日間にだけ起こりうる．ウイルスがカに入ったあと，カが別の人間を感染させることができるようになるまでに，9 ～18 日の潜伏期間がある．しかし，外部潜伏期の期間の後は，カはその寿命（それは最大 180 日にも及ぶ）の残りの期間，伝染力を維持する．しかし，通常，雌の *A.aegypti* の寿命はほぼ 1，2 か月である．

実質的には，*A.aegypti* を人口集中地域で根絶しようという努力によって，アメリカ大陸では流行性黄熱は 20 世紀の間に減少した．最後の発生は，1954 年にトリニダードで起こった．それでもなお，ウイルスは中央・南アメリカのサルのなかで生きている．したがって，森の近くで働くか生活する人々の間で，いまだに感染する例が報告されている．大部分の例は，オリノコ川，マグダレーナ川とアマゾン川流域の，ブラジル，エクアドル，ベネズエラ，コロンビア，ペルーで起こる．20 世紀前半においては，人間の感染例は，中央アメリカ，ボリビア，アルゼンチン，パラグアイで，かなり定期的に報告された．

アフリカでは，黄熱の大きな流行がいまだに起こっている．1961 年のエチオピアの大流行では，何千人もの死者が出た．さらに最近のナイジェリアでの大流行によって数千人の犠牲者があり，さらにそれ以外の流行が 21 世紀への変わり目に進行中である．黄熱の広大な発生地帯は，アフリカ大陸を横断している．しかし，単発の発生例は，時折報告されている程度である．

黄熱を取り巻く 1 つの謎は，*Aedes* カの存在にもかかわらず，アジアにおいて黄熱が発生しないということである．一部の人は，カが感染に抵抗力をもっていると考えている．他の人は，人口の規模が多くのアルボウイルスを支えているのかもしれないと考え，そして，デング熱や日本脳炎のような土着の病気が，黄熱の拡大を防いだかもしれない，と考えている．

黄熱へ感染すると，一生続く免疫が備わる．黄熱は一般に若い大人は症状が重く，子どもは比較的軽いので，この病気が風土病である地域やしばしば流行する地域のすべての住民は，幼年期の感染により，多少なりとも黄熱に免疫をもちうる．そのような状況下では，新たな来訪集団が到着しないかぎり，病気の流行は決して起こらない．それは，アメリカ大陸に着いた移民，兵士，水夫でも同様であった．このような現象によって，黄熱には，たとえば strangers' fever（部外者熱），disease of acclimation（順化病），patriotic fever（愛国熱）といったあだ名が付いた．

新世界の多くの人々が，黒人が黄熱への抵抗力をもっていると思うようになった．アメリカ大陸に来た大部分の奴隷は，アフリカの黄熱が風土病の地帯の出身で，船に乗る前に後天的免疫をもちえた．したがって，黒人の黄熱に対する抵抗力を，後天的免疫として説明することは可能である．

その一方で，長い間黄熱にさらされた結果として，その病気への抵抗が遺伝的に選択されたことを，割り引いて考えることができない．なぜなら，アメリカ大陸に最初に来た西アフリカ出身者の子孫で，黄熱のない地域で何世代も暮らしており，事前に後天的免疫を得るいかなる機会もない人たちが，ついにその地域に黄熱が姿を現したときに白人よりはるかに被害が少なかったからである．病気の傾向がその軽重において変化するかもしれず，それは病気にさらされている集団に依存する，と考える人がいる一方で，関連するアルボウイルスまたフラビウイルス（たとえば，デング熱や日本脳炎）によって，黄熱に対する若干のクロス防御免疫が備わる可能性が示唆されている．この考えに関連して，新世界において中国人がほとんど黒人と同じくらい抵抗力をもっていることで有名だったことは重要かもしれない．なぜなら，黄熱はこれまでアジアを襲っていないが，デング熱や日本脳炎はアジアの多くの地域でみられるからである．

歴 史

黄熱に対する歴史的な関心事は，その起源がどこにあるかということである．すなわち，アフリカであるか，アメリカ大陸であるかということである．後者の説を支持している人々は，黄熱がアフリカで認められる前に1世紀にわたって西半球で記述されていたことを強調する．最初の流行の記録は1647年のバルバドスであり，次の2年間，グアドループ，セントキッツ，キューバ，ユカタンへと蔓延した．さらに，アメリカ先住民の記録と早期のスペインの記録に，黄熱と思われる病気についての記述がある．たとえば，メキシコ高原での1454年の流行病，ユカタンでの1477〜97年の発生，1493年にColumbusらを襲った病気である．

それに対して，アフリカ起源説を主張する人々は，主に免疫学的証拠によってこれらの病気の発生を黄熱以外の病気であるとして退ける．その病気がたとえ何であっても，インディアンは非常にその病気にかかりやすかった．しかし，ある地域に特有の黄熱であったとしたら，それの免疫を生じたはずだ，と彼らは論ずる．さらに，西アフリカのサルや人間が黄熱に対して抵抗力をもち，長期間その病気にさらされていたと推測できるのに対し，アメリカのサルは黄熱にかかりやすい．

確かに，新世界での黄熱の記録が登場した時期は，アフリカ起源説と矛盾しない．なぜなら，1640年代は，奴隷労働に基づく砂糖プランテーション経済への変化に伴い，バルバドスへの奴隷売買が加速したからである．奴隷船に乗せられた黒人の身体によってウイルスは運ばれたかもしれないが，おそらく同じ奴隷船の水樽もカを運んだであろう．続く黄熱の発生の多くも，奴隷売買を通して直接アフリカにその源をさかのぼることができるようである．しかしながら，ユカタンやベラクルスの周辺地域が早い時期の地方病的流行の源になったようである.

カリブ海に達すると，黄熱は北に向かった．そして，1668年にはニューヨーク，1690年にはフィラデルフィアとチャールストン，1691年にはボストンを襲った．南のほうへは，この病気は定期的に，コロンビア，エクアドル，ペルーといった港都市を襲った．興味深いことに，この病気は1649～55年の後，キューバから消え，そして，1695年を除き，1761年まで発生しなかった．類似した現象は，ブラジルでも起こった．1685年に始まり数千人の犠牲者を出して5年後に終息した流行病が，黄熱であったということは疑いないようである．カリブでの場合のように，ブラジルでのこの病気の発生の原因はアフリカから到着した船に帰された．しかしながら，おそらく病気を運んだと思われる盛んな奴隷貿易や，また，すでにウイルスを保持していたと思われるサルの数にもかかわらず，通説ではブラジルは次の1世紀半黄熱から免れ，次の発生は1849年までなかった．

同じく理解しにくいことは，この病気がバイアから他の海岸沿いの都市に広がる際，犠牲者に偏りがあったという点である．つまり，この病気は新しく入ってきたヨーロッパ人には非常な猛威をふるい苦しめたが，地元の黒人や白人にとってははるかに穏やかなものであった．それは，密林黄熱のかたちで最初から存在し，若者に周期的に発生する軽い事例によって，静かに住民に免疫をつけていたのかもしれないことを示唆していた．注目すべきなのは，1849年の流行の直前の年に，ブラジルにはヨーロッパからかなり多くの移民の流入があったということである．それに加えて，リオデジャネイロには，カリフォルニアへ向かう途中の人も数多くいた．このように，これに続く他の流行事例と同じく，この流行においても新しく入ってきた人間が主要な被害者であった．

黄熱は，明らかにカリブ海からヨーロッパに広がり，ヨーロッパ人を襲った．イベリア半島は，18世紀から19世紀にかけての流行において，最も代表的な標的になった．黄熱は時には深く浸透し，1878年にはマドリードにも達したが，オポルト，リスボン，バルセロナのような海岸の都市がこの病気の攻撃の矢面に立った．フランス，イングランド，イタリアでも，小さな発生が起こった．

しかし，ヨーロッパ人が病気に免疫のない人（しばしば軍人）を絶え間なく供給したので，黄熱はカリブ海での評判が最も恐ろしいものであったことは間違いない．1655年，セントルシアを占領した1,500人のフランスの兵士を黄熱が襲い，89人のみが生き残った．1690年代には，黄熱はこの地域の大半を襲った．1693年のマルティニクへのイギリスの攻撃は黄熱に直面して失敗し，1741年のカルタヘナへのEdward Vernon提督による攻撃も，黄熱によって1万9,000人の麾下うちのほぼ半数を失い，失敗した．

1761年にベラクルスからハバナへ労働者として送られた囚人たちは，キューバに黄熱を再びもたらすと信じられていた．結局ハバナはイギリスに奪われてしまったが，その病気がスペインの恐るべき同盟者であった．しかし，世紀が替わるころに，黄熱病の死者はカリブ海でまさにピークを迎えた．1793〜96年，イギリス軍は8万人を失ったが，死者の半数以上は黄熱によるものであった．黄熱は，1802年にヒスパニオラへ侵入したフランス人を襲い，4万人の犠牲者の多くがそれによるものであった．マルティニクとグアドループへ彼らが退却した後も，黄熱はもう3年間生存者の間で猛威をふるった．黄熱（そしてマラリア）によっておびただしい犠牲者が出たので，イギリスは西インド連邦連隊を黒人の部隊で補充した．なぜなら彼らはこの病気に免疫があると考えられており，実際にそうであることが何度も示されていたからである．

カリブ海とフィラデルフィアは活発に貿易していたため，18世紀の間，黄熱は1741年，1747年，1762年，1793年，1794年，1797年と，しばしばこの港都市に発生した．1793年の流行は，革命に破れたサンドミングからのフランス人避難者によってその都市へもたらされた．しかし19世紀への変わり目に，アメリカの南部が黄熱の脅威を受けるようになる．ニューオリンズ，サバンナ，モバイル，そしてチャールストンは最も頻繁に脅威を受けた．

これらの流行による主要な犠牲者は，北部人，外国人（特にアイルランド人）と内陸から来た南部の白人であった．しかし，白人の永住者は，あまり黄熱で死亡しなかった．医師たちは，混血が黒人のなかで最も感染しやすい（地元の白人とほぼ同じ）と報告した．「純粋な」黒人は全くその病気にかからないと信じられていたが，南北戦争の直前の年，黄熱が流行している間，黒人が注意を引かないほど軽度の黄熱にかかることに，医師たちは気がついた．

ブラジルでは，この世紀の残りの間，海岸沿いの都市が黄熱によるほとんど連続的な流行の猛攻撃にさらされた．このことにより，この黄熱がこの地方特有でそこで確立されたと推測するのが合理的である．ブラジルと同じように，キューバはヨーロッパの労働者の19世紀における目的地であった．さらに，スペイン語圏の中央・南アメリカ諸国からの多数の避難者とスペインの兵士があり，黄熱は感染対象に困らなかった．さらに，奴隷の密貿易はアフリカで黄熱地帯との接触を維持する結果になった．そして，キューバはベラクルスとの貿易によって，黄熱の別の固有種の中心との接触をも維持することになった．したがって，キューバがカリブ海の黄熱の「首都」と化したことは，驚くべきことではない．対照的に，この病気は他のカリブ海諸島の大部分で弱まり始めた．なぜなら，イギリスとフランスの奴隷貿易が終わり，砂糖産業が衰退し，経済の停滞により，部外者があまり訪れなくなったからである．

南北戦争のなかの南部の港の封鎖によって，西インド諸島の海上交通が縮小し，皮肉にも南部は黄熱から解放された．しかしながら，この病気は，1867年にはニューオリンズ，1873年にはモンゴメリー，1876年にはサバンナを再び襲い，1878年にはミシシッピ川をさかのぼり，無数の死者（メンフィスだけで5,000人に上った）を出した．

この1878年の流行は，ほぼ確実にキューバからアメリカへの飛び火である．キューバでは，1876年から十年戦争の終結までスペイン兵士が流入し，1876年から1879年の病気の流行の発信地となっていたのである．キューバでの流行が，(結局は失敗してしまうが) 1878年からFerdinand de Lessepsによる運河建設のためにパナマに到着していたフランスの労働者が，黄熱によって多数の死者を出したことと関係があるのか？　それともジャングルが流行の源であったのか？これらは推測の域を出ない．しかし，アメリカの投資家がパナマに鉄道を造る際に，何千人もの人間を黄熱によって失ったという先例と同じく，1851年から1855年の間にフランスの運河労働者は群れをなすようにして死んでいった．

1878年の黄熱の流行災害のちょうど3年後，キューバのCarlos Finlay y Barresは，*A.aegypti* カが病気を媒介すると主張した．この説は，1,900人のボランティア（うち3人が死亡した）を使って，Walter Reedが長であったハバナの黄熱に関するアメリカ陸軍の委員会によって確かめられた．この知識に基づき，William Gorgasは，*A.aegypti* を根絶することによりハバナから黄熱をなくした．彼は後にパナマにおいてこの方法を適用した．そして，アメリカによる運河建設の労働者は，フランスの労働者の二の舞を避けることができた．これらの方法は他の場所でも適用された．そして，1905年のニューオリンズでの発生，1908〜9年のバルバドスでの流行が，それぞれ，北アメリカと何十年にもわたるカリブ海での発生の最後となった．

Gorgasは地球上から黄熱を根絶することを提案し，そして1915年，ロックフェラー財団は黄熱病委員会を作り，この事業に着手した．初めは，委員会はラテンアメリカに集中したが，1920年にはアフリカに注意を向けた．1925年，西アフリカ担当の第二委員会がナイジェリアに設置された．そしてすぐに，アカゲザルが黄熱にかかりやすいことを発見し，実験には人間よりもサルを使用することを許可した．それでもなお，黄熱研究は危険を伴っていた．Adrian Stokes，野口英世，William Young，Theodore Hayneは皆，黄熱研究が英雄的行為とされていた時期に，黄熱にかかりアフリカで死んだ．そして，1929年までに，黄熱がウイルス感染の結果であることが疑う余地なく示された．

ブラジルで，Oswaldo Cruzは海岸都市を黄熱から解放するためのカの撲滅キャンペーンを半世紀以来初めて開始した．しかし，黄熱は消えることがなかった．散発的な発生が，ブラジル，ペルー，エクアドル，ベネズエラ，コロンビアで続いた．1923年に，ブラジルはロックフェラー財団の国際健康管理部門を招き，黄熱の部局を監督させた．Fred Soperのもとで実施された調査によって，森林近くに住んでいる多くのブラジル人が，黄熱に感染していたことが明らかになった．1928年，黄熱の流行によって調査研究が始められ，黄熱が*A. aegypti*なしでも広がりうること，そして，この病気が南アメリカの熱帯多雨林のサルのなかで非常に活発に活動していることが明らかになった．密林黄熱がついに発見され，そして，黄熱の伝染についての大部分の謎は解決された．

一方，1920年代後半，アカゲザルが黄熱に感染しやすいことが発見され，研究室で用いられる実験動物によって，黄熱ウイルスを分離する努力が開始された．少し後に，Max Theilerは黄熱ウイルスを，マウスにも感染させることができることを発見した．マウスはサルに比べ，安価で扱いやすかったのである．すぐに彼は，マウスに感染させたウイルスは弱り，サルに免疫をつけるのに適当であることを発見した．

1930年代後半までに，17 D Vallineと呼ばれているさらに弱毒化されたウイルス株が創られた．それは，人間には無害であるが，黄熱に対する免疫をつけるには十分である．

ワクチンの開発は重大な問題であった．なぜなら，密林黄熱の発見は，結局黄熱の一掃が不可能であることを意味していたからである．つまり，ウイルスは常に，サルやおそらく森林の他の野生生物においても存在するからである．

このような理由のために，伝染病学者は特に西半球でカを制御する手段が緩められたことに驚いた．そこでは，少数の人しか予防注射をされていなかったからである．アメリカ南部，カリブ海，中央アメリカで，*A.aegypti* は再発生した．そして，明らかに一度このカはブラジルからいなくなっていたのであるが，北アメリカからそれが再び侵入した．現代の航空輸送によって，感染した人あるいはカさえ，簡単に運ばれてしまう．つまり，*A.aegypti* が，南アメリカまたはアフリカの森林から他の大都市に移動し，そこで再び多くの人のなかにすみ，免疫のない人を通じて拡大するかもしれないのである．さらに，*Aedes albopictus* が最近，アジアの生息地からアメリカに入ってきた．*A.aegypti* に近いこのカは，十分に黄熱ウイルスに感染しやすく，それを脊椎動物に伝染することができる．この新顔は，寒い気候により耐性があり，アメリカでかなり広まった．カリブ海と中央・南アメリカへそれが広がることが，懸念されている．

［Donald B.Cooper and Kenneth F.Kiple（松村紀明）］

19

オンコセルカ症

Onchocerciasis

オンコセルカ症はフィラリア線虫である球虫 *Onchocerca volvulus* により起こる．ヒトは，*Simulium* 属の雌の吸血ブユによって伝播される幼虫のミクロフィラリアにより感染する．症状は，皮膚の傷害，極度のかゆみ，永久的な失明をもたらしうる眼球の病変を含んでいる．別名として，西アフリカでは「river blindness（河川盲目症）」，イエメンでは sowda，ラテンアメリカでは enfermedad de Robles がある．

特　徴

オンコセルカ症は，サブサハラアフリカ，特にセネガルからスーダンにかけてのサバンナの草原に広く分布している．その範囲は，南はケニア，ザイールそしてマラウイに広がる．ガーナ北部，象牙海岸北部，ブルキナファソ南部（ヴォルタ川上流）のヴォルタ川水系上流を囲む領域と隣接した地域が，その疾患の重要な中心である．オンコセルカ症がアフリカ固有であることはほぼ確かだが，アラビア半島（サウジアラビアとイエメン），カリブ海に伝播され，メキシコ，グアテマラ，コロンビア，ベネズエラ，エクアドルおよびブラジルに散在した発生点が存在する．

この病気はその領域内の所々に分布している．個々の村における感染率は，0〜100%の範囲に及ぶ．世界保健機関(WHO)は，ヴォルタ川流域だけで1970年代に100万〜1,000万人の住民が感染しており，そのうち「economically blind」として分類された人はおよそ7万人いると推定した．ガーナ北部での，1950年代初頭における調査は，およそ3万人，ざっと人口の3%がオンコセルカ症のため完全な盲目であることを示した．ある西アフリカの村では，10〜30%の成人の盲目率が観察された．逆に，アラビアでは皮膚症状が顕著であり，目の関与はまれである．

O. volvulus はヒトに寄生する数種のフィラリア虫の1つで，皮膚と皮下組織にすむ．ヒトは唯一の固有宿主であり，動物のリザーバーはない．50 cm に達することができる多数の雌の成虫は，大きなコイル状の塊で生存しており，通常，宿主によって産生された線維組織に囲まれている．これらの小結節は，クルミの大きさに達し，頭，体幹，尻または足に，簡単に目でみえることもしばしばあり，成虫は16年間という長い間生き続け繁殖する．数千の幼虫，ミクロフィラリアは小結節から出て皮膚組織内を移行する．

死んだり死にかけているミクロフィラリアに対する宿主の免疫反応は，弾性の消失，色素脱失，皮膚の薄層化を含むさまざまな皮膚破壊の型を起こす．これらの変化は，宿主の応答により複雑で，虫の蛋白質に対するアレルギー反応によって，究極のかゆみが起こる．悩まされるかゆみをやわらげようとして，患者はいたずらにひっきりなしに掻くことがある．この状況は西アフリカでしばしば craw-craw と呼ばれている．うろうろ動き回るミクロフィラリアはリンパ系にも障害を起こすことがある．眼に到達したミクロフィラリアは，最もひどい障害を起こす．眼の組織のさまざまな場所で死んだ幼虫は病変を起こし，1年から数年の期間を経て，進行性の視力消失および完全な失明をもたらす．異なる地域種が存在するようであり，これは異なった病理的な状況を寄生虫の較差によるものとして部分的に説明する助けとなる．

診断は，小結節の検出，切り取った皮膚中のミクロフィラリアの証明，近年では免疫学的検査による．治療には，眼の障害をなくそうとするため広くラテンアメリカで行われている小結節の外科的切除や，ミクロフィラリアを殺すさまざまな薬物がある．しかし，このような薬物の多くは，重度に感染した人に重篤な副作用を起こすことがある．

この病原体の媒介昆虫と中間宿主は *Simulium* 属（ブユ属），特に *Simulium damnosum* というブユである．うるさくてうまい名前をつけられたこれらの昆虫は，「buffalo gnats（水牛のカ）」と呼ばれることもあり，アメリカ北部やカナダ南部の「black flies（黒バエ）」と近縁種である．雌は血液の餌を得るため，ヒト，ウシ，ヤギ，野生動物そして鳥を刺咬する．感染したヒトを吸血したブユはミクロフィラリアを摂取しうる．これらは顎下腺に移動する前におよそ1週間発育過程を過ごす．ここで，ミクロフィラリアは感染幼虫として，ブユが再び吸血するときに新たな宿主に侵入する機会をもつ．一度侵入が起こると，幼虫は成熟し，繁殖し，ミクロフィラリアを産生するために集塊に落ち着く前に，少し皮膚を動き回る．

Simulium（ブユ属）の雌は，流れが速く，酸素が豊富な水辺の岩や植物の上に卵を産む．岩や橋の隣接点，ダムの水吐き口周辺のさざ波は，媒介昆虫の幼虫の発育に好ましい状況を与える．卵での伝播はないので，新たに発生する成虫が，血液中の餌のなかにいるオンコセルカを摂取しなければならない．成虫のブユは広い飛行範囲をもつ．感染した雌は風と気象前線のおかげで，病気の新しい発生点を確立するために数百 km 移動することができる．しかしながら，媒介昆虫は繁殖に好みがあるため，大部分のブユとオンコセルカ症の症例は適切な繁殖地をもつ水流の 2～3 km 以内にみられる．「river blindness（河川盲目症）」という言葉はこの病気の地理的な分布を的確に反映している．

オンコセルカ症はヒトの行動や居住パターンに多大な影響を及ぼすことがしばしばある．多数が重度に感染した地域，とりわけヴォルタ川上流では，かなりの規模の住民の間で，ブユの大群，皮膚にたかる苦痛，進行性の盲目症が起きたため，川のそばの豊かでよく灌漑された農地をなりゆき上放棄するという結果を生じた．オンコセルカ症による河川流域の人口減少は，ガーナ北部でしばしば起こり，人々はその川の流れから離れた込み合ったやせた土地を耕すことを強いられている．多くの地域で，やせた土地の人々は 20 世紀初頭に河川流域に定住していたが，ここ数十年に，定住の境界線は川から後退した．一方で栄養失調と土地不足の間にはさまれた農民，もう一方でオンコセルカ症の危険を伴い，植民と後退のサイクルが，ヴォルタ川流域の地域に数世紀の間続く可能性がある．

歴　史

オンコセルカ症がアフリカに起源をもつ病気であることはほぼ確かであり，奴隷貿易の偶然の副産物としてアラビアや新世界に広まった．オンコセルカ症によって起こる皮膚の病変は，ゴールドコースト（現代のガーナ）で初めて記載された．その生物は，1893 年に高名なドイツの寄生虫学者 Friedrich Rudolf Leuckart により初めて記された．1916 年に，この病気はグアテマラの研究者 Rodolfo Robles によりアメリカ大陸で初めて認知された．Robles は小結節と眼の疾患を関連づけ，感染の分布には媒介昆虫として 2 種類のブユ属の *Simulium* が関係あることを示唆した．シエラレオネで研究していた D.Blacklock は 1926 年に *S. damnosum* が媒介昆虫であることを示した．

1931 年，コンゴで仕事をしていた J.Hissette はアフリカで初めてオンコセルカ症と盲目症を関連づけたが，1 年後スーダンで確認されたにもかかわらず，植民地の医師らは一般的にオンコセルカ症は単に皮膚の病気であると考えた．第二次世界大戦の直前に，現在のブルキナファソにいたフランスの医師らは，多数の盲目を伴うこの病気と川の村の放棄とを関連づけ始めた．イギリス領ゴールドコーストの辺境を横断した彼らの同僚は，1949 年まで同様の発見はしなかった．

イギリスの医者や統治者は植民地北部で河川流域の人口減少，オンコセルカ症，実在する多くの盲目症に気づいていたが，これらの現象を関連づけることはしなかった．その理由の一部は，1930 年代にその問題に興味をもち始めた医師らが他の義務や転任により繰り返し注意をそらされたからである．世界大戦の後，協会がついに作られた．1950 年代の一連の研究は，多くのアフリカ諸国におけるこの病気の広範な発生率と深刻な重要性を確認し，ラテンアメリカの発生点は限局的であった．

1975 年に世界保健機関は Onchocerciasis Control Programme（オンコセルカ症制圧計画）というヴォルタ川全流域におけるオンコセルカ症を撲滅するための野心的で費用をかけた 20 年間にわたる努力を始めた．基本的な戦略は，西アフリカの一部に広がるものすごく広大な地域全体に反復して広がる繁殖地に，temephos（有機リン酸）の空中散布を行いブユの幼虫を殺すものであった．成虫のブユを殺す有効な薬がなかったため，*Simulium* 数の減少や排除において大きな成功を収めることはできなかった．

存在する薬剤は多数の人に用いるにはあまりにも危険であったため，感染者の治療は近年までほとんど成功しなかった．限定した場所を越えた場所から成虫のブユが再び導入されるという問題に費用的にも絶えず困難に直面したが，媒介昆虫制圧計画は，結果として，ほとんどの地域で刺咬率，感染率そして盲目症を劇的に減少させた．近年，安全で有効な殺ミクロフィラリア薬 ivermectin を用い，多数の患者の治療が行われ，感染者の間で盲目を減らすのに役立っており，また，吸血ブユが感染力のあるミクロフィラリアを摂取する機会を減らしている．

成虫を殺す薬がないこと，多数の幼虫撲滅薬キャンペーンの論理的，経済的な困難さのため完全な根絶はできないが，媒介昆虫の制圧と抗ミクロフィラリア薬による治療は感染者の数を減少させ，重篤な臨床症状を軽減あるいはなくすことができる．この段階での成功はアフリカの多くの地域で数千 km^2 の貴重な農地を安全に使用することを可能にした．しかし，将来長い年月にわたり，そのキャンペーンに長期に関与しなければならないことは明らかであり，さもなければ，river blindness（河川盲目症）はその古い生息地を再び凌駕するであろう．

［K.David Patterson（嶋田淳子）］

20

回　帰　熱

Relapsing Fever

回帰熱は，初めの発熱発作が収まった後，1 回以上の再発があるのが特徴的な疾患である．*Borrelia* グループの血中寄生生物により引き起こされ，さまざまなタイプが存在する．回帰熱は大きく 2 つのタイプに分けられる．①種々のげっ歯類が保菌し，*Ornithodoros* 属のマダニが媒介する，風土病性の回帰熱と，②寄生性のスピロヘータである *Borrelia recurrentis* が，髪，体毛に付くシラミによって媒介される流行性の回帰熱である．*B. recurrentis* はマダニによる感染と比較すると毒性が低い．好条件下での致死率は 5%程度だが，戦争や飢饉などの窮迫時には 60〜70%に上ることもある．

またの名を飢饉熱（famine fever）またはマダニ熱（tick fever）ともいい，過去においては黄疸症状が出ることから，黄熱病（yellow fever）と呼ばれたこともある（黄熱病は全く別の疾病である）．回帰熱という名は 1843 年に David Craigie が初めて使った．症状が類似していることから，過去にはしばしばマラリアや流行性チフスなどと混同され，今日でもこのような混同がみられる．

特　性

マダニ媒介の回帰熱は通常マダニとげっ歯類の宿主の間で完結しており，人間が影響を受けるのは，たまたまその関係にかかわりをもってしまったときである．たとえば，丸太小屋などのヒトの住居にげっ歯類が入り込み，マダニも一緒にすみついてしまったような場合である．回帰熱はマダニの唾液や排出液を介して感染するため，基本的には局所的な疾病である．一方，シラミ媒介の回帰熱の場合，感染はシラミに噛まれたり，掻くことで直接シラミの体液に接触することで広がるが，*B. recurrentis* のレザバーはヒトだけである．シラミは感染したヒトの血液を吸うことにより感染し，いったん感染するとシラミの生涯（約3週間）にわたり感染が継続する．感染は次世代のシラミには受け継がれない．シラミは温度変化に敏感で，健康なヒトの体温を好むため，チフスなどと同様に，患者が発熱するとシラミは他へ移っていく．

マダニ媒介の回帰熱はシラミ媒介のものよりも重症になる傾向はあるものの，双方とも症状の重さや致死率に非常に大きな幅がある．たとえば，1912年に流行したシラミ媒介の回帰熱は，インドシナおよびインドでは非常に重篤だったが，トルコとエジプトでは軽かった．また，個人の免疫力および残留免疫も大きな影響があることが観察されている．象徴的なのはボレリア感染で，北アフリカおよび東アフリカにおいては，ヨーロッパ人種は重症になるのに対し，先住民は軽症である．一方西アフリカでは，ヨーロッパ人，先住民のどちらにも同様に重症化する．致死率は病原菌の種類や受けられる治療内容によるだけでなく，個人の栄養状態や抵抗力に大きく依存する．第二次世界大戦後の大人の回帰熱による致死率は，貧民層では平均して8.5%であったのに，豊かな層では3.6%にすぎなかったのもこのような理由による．このとき，最大の被害を被ったのは子どもで，致死率は65%に上った．

致死率が生活環境の悪化とともに上昇するという特性から，回帰熱は真の飢饉病といえる．一般的には，人口過密，衛生状態の悪化，栄養失調などの社会的困窮時に蔓延し，致死率も上昇する．「伝染病のなかで最も伝染性の高い疾病」ともいわれ，通常は伝染病としてしか発症しない．流行と流行の間の期間に病原菌がどのように生存するのか，その仕組みはまだ完全には解明されていない．

マダニ媒介の回帰熱の地方病的集中地点は，オーストラリア，ニュージーランド，太平洋諸島以外の世界中に散在している．シラミ媒介の回帰熱は世界中で報告されたが，1964年以降継続的に多数の症例を報告している国はエチオピアだけである．しかし，他のアフリカ諸国にも発病の集中する地域が存在している模様である．腸チフス同様，回帰熱は冬の間に症例が増加するという特徴的な季節性がある．冬季の保温性のよい衣服（および以前は冬季の衛生状態の低下）がシラミの増殖しやすい環境となり，春から夏にかけて気温と湿度が上昇するとシラミが死滅するためである．

5～8日の潜伏期間の後，急激な寒気，頭痛，全身の痛み，高熱などの症状が現れる．吐き気や嘔吐を伴うこともある．脾臓と肝臓の腫脹と圧痛があり，40〜60%に気管支炎がみられ，20〜60%に黄疸が生じる．軽症の場合は1〜2時間，長い場合は3〜9日の発症期の後，解熱する．11〜15日後に症状の回帰があるが，初期発作よりは軽症で，期間も短い．徐々に発作が回帰する確立は減少するものの，最大4回ほど繰り返される場合もある．すべての症例で回帰があるわけではなく，50%以上の患者に回帰がなかったような流行もある．死亡例の原因は肝障害，大葉性肺炎，クモ膜下出血，脾破裂などである．

病原菌は発熱期には血中に確認できるが，間欠期にはみられない．症状の回帰が1回以上起きた後は患者の免疫力が高まり，スピロヘータの血液への侵入が防がれる．しかし，これで回帰熱が完治したのかどうかは疑わしく，むしろ寄生生物と宿主との平衡状態が確立しただけで，この均衡は容易に崩されると考えるべきである．

歴　史

シラミ媒介の回帰熱が初めてチフスなどと臨床的に区別されたのは1849年，William Jennerによる．シラミ媒介の回帰熱は，1867年から1868年にかけてのベルリンでの流行のとき，Otto Obermeierによるスピロヘータの観察により，感染症として初めてその病原菌が識別された．1907年には当時インドにいたF.Mackieにより，媒介生物がシラミであることが確認され，1912年から1932年にかけて，チュニスにあるパスツール研究所にて，Charles Nicolleらのグループによりその疫学的な解明がなされた．

時代をさかのぼり，Hippocratesはトラキア沖のターソス島にて回帰熱と思われる疾病の流行を記述しており，17世紀ヨーロッパで黄熱病といわれた病気は回帰熱だった可能性も高い．1485年から1551年にかけてイギリスで流行した汗かき病（sweating sickness）の流行のなかにも回帰熱の流行が含まれていたかもしれない．おそらく18世紀後半のグロスターシャーにおいても，何回も回帰熱が流行したと思われるが，はっきりと記録されたのは1739年，ダブリンにてJohn Ruttyによるものが最初である．19世紀半ばまで主にイギリスおよびアイルランドでみられたが，その後活性化され，1841年にスコットランドで起きた流行が南へとイギリスに広がり，そこからアメリカに広がった．アイルランドではチフスとともに，1846 年から 1850 年にかけての大飢饉の間蔓延した．プロイセン（1846～48 年）やロシア（1864～65 年）でも流行し，その後世紀末までドイツとロシアでも流行が繰り返される前兆となった．

回帰熱はアイルランドからの移民とともにアメリカに再上陸し，1844 年と 1869 年にはフィラデルフィアで，1847 年と 1871 年にはニューヨークで流行した．1876 年から 1877 年にかけてはフィンランドで大規模な流行があった．第一次世界大戦中はエジプト，ロシア，中央ヨーロッパ，ポーランドなどが被害を受け，1919 年から 1923 年にかけてはロシアや中央ヨーロッパで広範な流行があった．第二次世界大戦後は中東，特にエジプトで蔓延した．1930 年代の中国では揚子江流域に地方病的にみられたが，朝鮮戦争の後，朝鮮半島でも流行したことから，中国の発症集中地は存続していると思われる．

1950 年代以降の，シラミ媒介の回帰熱の頻発地域はアフリカである．1910 年にはチュニジアで，1921 年にはアルジェリアでみられたが，1921 年に赤道付近の北アフリカで大流行が起き，アフリカ大陸を横断し，スーダンに至る広い地域に重大な被害を及ぼした．1943 年に北アフリカで発生した深刻な流行は地中海地方東部からヨーロッパにまで広がった．1950 年代以降，エチオピアには地方病的な頻発地域が存在し，それが時折隣国スーダンに広がっている．

最近 10 年間のエチオピアとスーダンの状況により，十分な統計的情報を収集することができなくなっているが，現地からの報告によると引き続き少数の地方病的な回帰熱の発生が続いており，現地医療機関ではマラリアやチフスとの誤診などの混乱もあるようである．しかし，目だった発症数の急増があれば，世界的な注目を集めるであろうから，今のところスーダンにおける回帰熱大流行のおそれは，現実化していない模様である．マダニ媒介の回帰熱については比較的記録が少ないが，これはおそらく発生が局所化しており，流行性がないためと思われる．1847 年に，アフリカで初めて確認され，アメリカでは西部への入植が進むとともにみられるようになった．最近の記録のなかには，アメリカ西部のマダニの住みついた丸太小屋の住人の発症 2 件がある．そのうちの最初の 1 件は 1968 年に，ブラウン・マウンテンで発生し，42 人中 11 人が発症した．2 件目は西洋諸国で知られる最大の発症数となった，1973 年のグランドキャニオンのノースリムでの 62 症例である．

［Anne Hardy（大西由希子）］

21
壊　血　病
Scurvy

壊血病は食事が原因の欠乏性疾患であり，ビタミンC（アスコルビン酸）の欠乏によって起こり，通常，果物や野菜が不足した場合に起こる．壊血病は，古代の文献のなかできちんと認識できるかたちで登場しているわけではない．北欧の諸地方語（たとえばオランダ語のなかの schverbaujck とデンマーク語のなかの scorbuck）に由来するその名前は，オランダの医者 Johannes Echthius によって 1541 年に scorbutus としてラテン語に訳された．

特　徴

人間は，多くの他の動物と違い，ビタミンCを合成できない．そして，食事内容が制限される状況のもと，特に長期の航海において，壊血病が歴史上に登場した．近代においては，乳児壊血病が問題であり，そしてそれはたいてい，社会的経済的に低い階層で起こる．そこでの壊血病の発生は，母乳を与えないという風潮と，代替食物についての無知とに関係している．

壊血病は，気まぐれなダイエットをする人や，中年の一人暮らしの男性で起こる．第三世界からは広くは報告されない．それはおそらく，比較的新鮮な植物性食品を手に入れやすいことや，また間違いなくこの病気を報告すべき医療機関の不足による．

普通，壊血病は北方の国の病気である．しかしながら，伝統的なエスキモーの生肉の食事は，壊血病を防ぐには十分である（肉はビタミンCを含んでいるが，調理の際の熱がビタミン類を破壊してしまうのである）．最近まで，成人壊血病はロシアの風土病であった．しかし乳児壊血病はそうではなかった．なぜなら，食事が壊血病を引き起こすようなものである場合，それを食べる大人より，母乳を飲む乳児のほうが状態がよいからである．

壊血病に特異な特徴は，実験的に観察されている．ビタミンCの欠乏が12週間続くと，無気力感が現れる．19週間たつと皮膚は乾いて荒れ，そして，毛嚢はかたまりを形成する．23週目には，足に小さな出血が始まり，さらに少し後には，生傷は癒えなくなってしまう．古典的な症状（歯茎がふくれて，軟らかくなり，紫色になる）は30週以後に現れる．ある20世紀半ばでの研究では，1人のボランティアは26週に結核性の病気になり，そして，他の2人は36〜38週に明らかに心臓の出血に苦しんだ．それは，何千もの水夫はいうまでもなく，18世紀に自らが実験台になった人がこの病気で命を落としたときの状態に，明らかに似ていた（ボランティアはアスコルビン酸の大量摂取をすると，全員回復した）．歴史上の症状の記録によると，はるかにより重度の症状がみられる．肌が弛緩したり，歯がゆるんだり，古い傷が開いたという．

歴　史

壊血病は間違いなく古代から存在しており，医者によって治療されていた．しかし，古代人はそれに名前を付けていなかったようである．15世紀後半から16世紀の医学はHippocratesとGalenの医学に基づいており，その時代に壊血病は明らかに存在していた．しかし，壊血病はHippocratesにもGalenの著作にも書かれていなかった．ルネサンスにおける明らかに新しい病気（梅毒）の登場とともに，古典学的な医者たちにとって，名前が昔とは違っているとしても，古代の著述家たちがこの病気を知っていたと考えることは重要であった．なぜならその場合にだけ，それは「古典的な」理論，処置，求められる効果的治療に，はめ込むことができたからである．「Hippocratesは壊血病を知っていた」ということを示す試みがなされたが，しかし，実務に携わる人（たとえば船の外科医）はそれを新しい病気とみなした．

もちろん，ルネサンス期の壊血病の出現を取り巻いていた状況は，GalenとHippocratesによって議論されていた病気を取り巻く状況とは，非常に異なっていた．ヨーロッパの経済大国の成長は早く，そして，造船や航海に関する技術の発達は，貿易の必要性と合致した．ヨーロッパ人の行動範囲は，単に内海である地中海だけではなく，大西洋であった．そしてこのことは，船が壊血病を発症するには十分な時間海にとどまることを意味していた．1498年，Vasco da Gama は，アフリカの東海岸に着き，彼の部下の多くが壊血病と思われる病気を患っていたことを報告している．帰途の12週間でも，病気が発生した．Fernando Magellan の場合も，1519年の15週間にわたる航海のなかで，彼の部下の多くが壊血病にかかった．

スペインとポルトガルは，南回りの極東への航路に対する支配を確立したが，フランスとイギリスも素早くそれに続き，北回りのルートを発見しようとした．1534年，フランスの探検隊は，北アメリカの聖ローレンス川で越冬中に，壊血病で大きな被害を被った．

17世紀は，東インド会社などの大きな貿易会社による探検が行われ，またより多くの国によってより多くの植民地が作られた．そしてまた，より長期間の航海が行われた．たとえば東インド会社は，1601年にスマトラに探検隊を送った．喜望峰に到着するまでの航海は29週間かかり，壊血病が広まっていた．それから免れた唯一の船は James Lancaster 卿の船であり，彼は船員水夫にレモンジュースを与えていたのである．

新鮮な食料が手に入る港に着くと，壊血病の船員が素早く回復することが観察されていた．経験によって，特に柑橘系の果物に意味があることが示された．しかし，この知識が広く受け入れられるには，長い時間がかかった．問題の一部は，これまでに比べより大きい船や船隊への食料配給に存在した．柑橘系の果物は，商船隊の母国では原産ではなく，これらの果物は，長い航海で悪くなることがあった．そして，果汁を濃縮あるいは保存する試みは，しばしば果汁の効果を低下させた．オランダの東インド会社は，モーリシャスと聖ヘレナに果樹園を造ることによって，定期的な食料供給を確実にしようとし，また，船上に果樹園を作り実験しさえした．会社の記録を再調査すると，少なくとも通常の貿易航海のなかでは，上陸や，果物ジュースを含む乗組員のための準備がなされ，壊血病があまり致命的でなかったことがわかる．

しかし，特に18世紀の間，これはヨーロッパの海軍にはあてはまらなかった．彼らの作戦は，規則的とは全くいいがたいものであった．そのようなどんな作戦においてでも，生命が失われることが予想されたが，経験によると病気によって多くの生命が失われた．George Anson 提督が1740年にスペインの財宝の積み荷を奪う任務を遂行したとき，優に1,000人のうちの855人が倒れたが，その多くは壊血病によってであった．

海軍の交戦状態は，長距離の作戦だけでなく長い期間の封鎖も伴っていた．柑橘系の果物の供給は，単純にそのような作戦に適切でなかったのである．大きな軍艦の500人もの乗組員に供給するものは，容易ではなかった．一部の医者は柑橘類のジュースに反対し，通常代わりのものが探された．その1つがサイダーであり，伝統的な作り方によって壊血病に対抗する性質が備わっていた．1740年代初期，船の外科医であるEdward Ivesは，壊血病によりそれまで多くの人間を失っていたが，司令長官にサイダーを準備するように進言した．それが続く間，彼は乗組員を失わなかった．その後，壊血病は，サイダー以外のすべての状況が同じ状態のときのみに発生するだけであった．

そして，James Lindがより精巧に技術を使って，本質的に強制的な臨床実験を行った．Lindは壊血病患者を，柑橘系の果実を与えるグループ，サイダーを与えるグループ，その他の治療法を与えるグループに分けた．結果は，最初のグループは素早く回復し，第二がそれに続き，第三のグループはよくならなかった．Lindはこの早期の臨床試験で非常に賞賛されている．しかし，最近の調査によってサイダーにビタミンCが含まれないという理由で，彼の結果に最近疑問が投げかけられた．しかし，18世紀のやりかたで作られるサイダーは，ビタミンCが多く含まれていたのである．1753年までに，Lindは，最も権威のある論争のなかで自分の結果を発表したが，柑橘類の使用が壊血病を防ぐと主張していた．18世紀の終わりになってようやく，行政官のGilbert Blane卿が，イギリスの船員へのライムジュースの定期的な供給を始めた．

海上で学ばれた教訓によって，19世紀はじめの刑務所で，時折発生していた壊血病の制御が可能になった．しかし，1845～46年のジャガイモの大凶作によって引き起こされた壊血病に対しては，適切な治療法がなかった．ジャガイモはビタミンCが豊富であり，アイルランド人は食物としてもジャガイモに依存していたのである．スコットランドも，同じく被害を受けた．19世紀の後半，新鮮な果物や野菜が入手できない状況になると，壊血病が現れた．1848年とそれ以降のカリフォルニアでのゴールドラッシュ，クリミア戦争（1854～56年），1846年のアメリカによるメキシコ封鎖，そして南北戦争の特に捕虜収容所において，壊血病が現れた.

壊血病は，北極地域では特別に危険であった．普通に商業活動が行われている地域，たとえば，Hudson Bay Company の地域では壊血病はあまり大きな脅威ではなかった．そしてまた，17 世紀から，この会社はライムジュースを出荷したからである．新鮮な肉もまた貴重であると認められた．この事実は，かつての越冬時の惨事から学ばれたものであった．しかし，探検家は総じて壊血病に直面した．とりわけ探検のために小さなグループで船を離れ，徒歩で探検したときにはそうであった.

おそらく最も予想外の発生は，1870 年代から第一次世界大戦の間のアメリカとヨーロッパにおける乳児壊血病の発生である．奇妙な特徴として，乳児壊血病がより社会的に高い階級で起こったということであった．そこでは，経済的理由によるビタミンC不足はありえない．原因は，上流階級の母親が母乳を与えることを避ける傾向があったということであり，そして，新しく利用できるようになった保存乳はビタミンCを含んでいなかった．子どもが大人の食物を食べるようになる前に，壊血病はしばしば起こった．以前の時代でも，上流の母親は母乳を与えることを避けていた．だが，幼児は乳母の母乳によって育てられていたのである.

ビタミンCの発見以前は，壊血病の病因理論は，役に立つというより全く壊滅的だった．多くの官僚，貿易会社の外科医，士官，ひいては海軍や軍隊の長官は，特定の果物が病気を防ぎ治癒すると確信していた．しかし，教育を受けた医者からのアドバイスは間違っていることがあった．医学理論は治療に対して影響をもっていたのである.

19 世紀後半における微生物病原説の勃興は，それ以前の 2,000 年間における他の何ものよりも医学に変化を起こし，壊血病の研究に甚大な影響を及ぼした．病気は今や生きている微生物によって引き起こされているとみられるようになり，臨床症状は二の次になった．19 世紀の終わりまでに，新しい医学は，伝染病との戦いにおいて目覚ましい成果を上げた．壊血病にとっては，この革命の影響によって，病因の有機体または少なくとも毒素を探求することが助長されることになった．言い換えると，新しい研究は，不完全な食事によって壊血病が起きたとするそれまでの一致した意見に反するものであった．そして，この病気の本質について，数多くの論争が起こった．

時間とともに，この病気の理論は，医学理論の変化に伴って変わっていった．16 世紀には，体液説によって，壊血病は塩肉や新鮮でない水と長期航海のために保存された食物による食事が原因で生じた脾臓障害によって起こるとされた．17 世紀になると，化学的な視点から人体への関心が高まり，一部の著述家は壊血病を酸性壊血病とアルカリ性壊血病とに区別した．機械論が 18 世紀の医学に採用されると，医者たちは血液中の腐食性の分子について議論した．これらはまだ体液説であり，体液の悪化は食事によって起こるとされていた．

18 世紀の最も権威のある医師 Hermann Boerhaave は，塩，魚肉と海鳥を含めた干し肉や薫製肉，船員用堅パン，乾燥したエンドウと豆，そして，古く強い塩気のあるチーズが，よくないと主張した．そのような食事が病気の主因であると論じ，血液が薄くなり性質が極端に偏るといった．このことですべての症状が演繹され，そして，すべての治療は，血液を元の状態に戻すことに向けられるべきであるとした（当時の医学理論は，血液の「混乱」によって多くの病気が起きるとした）．

Boerhaave は，柑橘系果実に言及したが，それは他の治療法も載っているリストのなかにおいてであり，そのような治療がどのように効果があったかについて説明はなかった．柑橘類の果汁が有効であることは，結局単なる経験的な発見だったのである．Boerhaave の合理的視点は，壊血病を，食事において何かが欠けているということではなく，何か望ましくないものが過剰であることを検討することに終始した．しかし，彼の弟子であった Gerard van Swieten は，病気の原因が食事の内容に何かが欠如するためであると考えた．彼は壊血病は，新鮮な食料が手に入る都市を包囲した軍よりも，包囲された都市でたびたびみられることを指摘している．

1795 年に，Gilbert Blane 卿が傷病水兵委員会の理事になった．就任の少し前に行われていたレモン果汁の実験を根拠に，彼は，水夫にレモン果汁を毎日飲ませることを認めるよう，海軍本部を説得した．その結果，続く 20 年の間に与えられたレモン果汁は，合計 150 万ガロン以上に達したという．

壊血病はイギリス海軍からほとんど消えたが（しかし，他国の海軍ではそうではなかったが），陸上では医者たちの理論が治療の現場を混乱させていた．パリの包囲（1870～71年）では，壊血病が発生した．伝染病や細菌についての学説が広まりつつあるときであり，その原因について注目が集まった．1874年に，フランス医学アカデミーは，壊血病は感染性の瘴気で引き起こされるものであり，マラリアがキニーネの不足が原因でないのと同様，壊血病も新鮮な果物の不足が原因ではない，という見解を出していた．1894年，イギリスの探検隊は北極で越冬したが，ライムジュースはほとんどなかった状況下，新鮮な肉を含んだ食事によって健康な状態を保った．このとき壊血病が発生しなかったことを医者たちは，その原因が腐った肉の細菌の作用であるからだ，と説明した．医者たちは，それまで壊血病の研究が細菌説の観点から行われてこなかったことを考慮して，細菌についての研究が着手された．それは壊血病の細菌説を支持するかにみえた．壊血病を完全に細菌説と関連づけて，ライムジュースを単なる抗菌性のうがい薬と説明した．

壊血病が欠乏症であるという最終的な認識に至ったのは，20世紀の話である．19世紀最後の年から，水夫の脚気発生への関心が起こった．Axel Holst は，それ以前，脚気の研究でニワトリが使われていたことを知っていたが，モルモット（人間と同様，自分自身でビタミンCを体内で合成しない）を実験動物として選んだ．制限された食事のもとで，動物は壊血病の症状を現した．1913年，Holst と彼の協力者の Theodor Frölich は，壊血病が確かに不完全な食事が原因であることを示した．

一方，1912年に，Casimir Funk はロンドンで，壊血病が不完全な食事に起因する4つの病気（他は脚気，くる病とペラグラ）のうちの1つであると主張した．

それぞれの欠乏要素は，窒素含有塩基物質であると彼は信じ，その物質に「vitamine」という名前をつけた．欠乏症であるという説は，細菌学者の反対を受けた．彼らは1916年と1917年に，壊血病の動物から採取し培養されたバクテリアを健康な動物に接種したところ，壊血病の症状が現れたといった．壊血病はバクテリアが出す毒素によって起こるという E.V.McCollum の考え方は，バクテリアの理論と関連していた．

これらの対立する学説にもかかわらず，Holst と Frölich によって得られた結果は，壊血病にかかわる要素を分離する努力を促した．McCollum は，すでに実験用ラットで脂溶性の要素「A」と水溶性の要素「B」を特定していたが，これは当然「ビタミンC」とみなされるものである．

1918年から，S.S.ZilvaらはビタミンCの抽出を試みた．そして，実際はレモンジュースの砂糖に関係する別の問題に取り組んでいたハンガリーのAlbert Szent-Györgyiによって，その妙技が成し遂げられた．1932年に，ピッツバーグのGlen Kingは，Szent-Györgyiの研究結果を彼自身のものと組み合わせ，その結果を発表した．ビタミンCはついに発見され，そして，壊血病は征服されたのである．

［Roger K.French（松村紀明）］

22

回　虫　症

Ascariasis

腸に寄生する巨大な回虫（*Ascaris lumbricoides*）はよく知られた寄生生物で，世界的に分布する．成虫は，長さが15〜35 ㎝である．小腸の管腔に生息するが，大便に交じって体外に排出されたり，口腔に戻されて，宿主の口や鼻から出てきたりすることもある．そのため，回虫は数千年前から医療者に観察されていた．雌の回虫は，日に20万個の受精卵を産むが，それらは便とともに排出される．卵は，少なくとも2〜3週間は土壌のなかにとどまり，伝染性のある幼虫を生む準備をする．卵は，化学薬品や乾燥・異常な高低温にも耐え，適度な温度と湿度のある陰になった粘土質のなかで最も急速に成熟（すなわち「胚形成」）する．感染は，汚染された食物や水に含まれる胚形成した卵を摂取することによって起こるが，幼児の場合，汚物とともに卵を直接飲み込むことで発生することもある．農村では，衛生状態がよくなかったり，人間の大便が肥料として使用されたりするため，感染は明らかに起こりやすい．成熟した卵が小腸で孵化すると，かえった幼虫は宿主の体内を驚くほど移動する．まず，腸壁に進入して血管もしくはリンパ管に入り込み，肝臓や心臓，そして肺へと運ばれる．そこで肺胞嚢へと抜け出し3週間ほど成育したのち脱皮し，気管を登ってのどに至る．そして，成虫として小腸に落ち着くべく，のどから飲み込まれるのである．

この線虫は，古代の中国，インド，メソポタミア，ヨーロッパで記述されており，Colombus 到達以前のアメリカにも存在していた．世界保健機関では，8億〜13億の人々が，各自平均で6匹の回虫を潜伏させていると見積もっている．しかし，実際には，この数字はもっと大きいようである．バングラデシュ，ブラジル，中国，コロンビア，インド，イラン，ケニア，メキシコ，タンザニア，ベトナムで行われた調査では，対象の50%以上が回虫症に感染していた．そして，この割合が100%に近い田舎の地域も多くあった．中国では，1947年度に回虫症に感染していた人々が，1年で18,000 tの卵を産生したものと推定されたが，その数値は今日，さらに大きくなっているかもしれない．先進国においても，衛生面での改良が行われ，ここ数十年で有病率は非常に下がったとはいうものの，回虫症は現在でもよくみられる．

回虫症の症状は非常に多様である．寄生虫による他の感染症にも当てはまることだが，回虫の数が少ないうちは症状はほとんど現れない．肺に多くの幼虫がいれば，肺炎に似た症状を呈する回虫性肺炎が引き起こされることもある．アレルギー性反応は，喘息の発作にもつながるおそれもある．幼虫が，脳・眼・腎臓といった異例な場所に移動し，そこで生命にかかわるような重大な症状を発現させるということも可能性としてはあるが，幸いなことに，それはまれにしか起こらない．腸にいる成虫は，腹部の熱っぽい不快感や下痢，および回虫自身の蛋白質に対するアレルギー性反応を引き起こすことがある．熱が出ると，回虫は咽頭へと移動して窒息を引き起こしたり，口や鼻孔から体外に出てきたりすることもある．感染が重篤な場合，宿主は栄養物を奪われる．また，回虫がからまって腸閉塞を起こし，迅速に治療されなければ死に至ることもある．腸の回虫症は，特に幼い子どもにおいては重症となる．第三世界では，多くの子どもたちが回虫症のために，蛋白質エネルギーの失調という症状を呈しており，しばしば成長を阻害されている．深刻な症状に至ることはごくまれだとしても，回虫が広く分布することによって，多くの国の疾病率は大きな影響を受けている．

[K.David Patterson（香西豊子）]

23

カ タ ル

Catarrh

カタルは，現在では粘膜の炎症とみなされ，特に気道の炎症で粘液性滲出物の生産を伴うものとされる．この定義は，単純であるが，この疾患の歴史の明らかな痕跡がある．

この名称は，Hippocratesが用いたkatarrhoos，すなわち頭部からの体液の「流れ下り」から由来する．この使い方では，この語はおそらく専門用語ではなく，ラテン語のdefluxioなどと似ていた．しかしHippocratesへの注釈のなかで，Galenは，一般的な「流れ下り」を，より正確な意味の「カタル」から区別した．すなわち，頭から肺への流れ下りで，嗄声と咳を起こすものである．

ギリシア語は，ラテン語のcatarrhusになり，ますますGalenの意味を加えた専門用語になった．catarrhusをカタルと同じと考えたくなるが，Galenと17世紀までの医師たちにとって，catarrhusはGalenの病理学を考慮せずに定義することができないのを，覚えておく必要がある．catarrhusという過程は，脳が，超自然的に冷気に影響され，質的に不均衡の体液を過剰に産生し，それが口蓋の孔を通して下り，気管を通って肺に達する，というものである．この名称の背後にあって語られない仮定は，現代の定義の背後にあるものと類似している．われわれは，定義のなかの「炎症」が，微生物の感染によって起こると仮定している．微生物を同定することで，われわれは疾患の存在論を得た．似たような状況は，歴史上のすべての時期に存在した．すなわち，疾患の定義は，病因論の一部を常に携えている（純粋に経験的な疾患の説明は，症状の記述である）．別の言い方をすると，西洋医学における疾患は伝統的に，機能の異常とみなされてきた．しかし機能は過程であり，それについての知識は，身体の働きについての知識に依存する．

18世紀と19世紀に，生理学的知識についてのいわゆる体系がいくつも存在し，それぞれにおいて，単一の疾患名で示されるものが違ってみえた．たとえばFranciscus de Le Boë(F.Sylvius)は，医学化学者で，体液の作り出す化学的性質により，カタルを分類した．水力学に詳しい機械論者のHermann Boerhaaveは，カタルを小脈管の閉塞の見地から考え，閉塞による腫脹だとした．実際，彼がこの語を最もよく用いたのは，anginaにつく形容詞としてであった．「angina」は，呼吸のあらゆる困難であり，カタル性アンギーナは，膜の腫脹の結果である．膜もまた，19世紀初頭のパリの新しい組織病理学で重要な役割をしたが，身体および疾患についてのパリ学派の見解は，また違っていた．Marie François Bichatは，膜と，それが覆う内腔に液を分泌・吸収する能力との調和を強調した．これに加えて，新しい理学診断技術の打診と聴診器がある．

カタルは再び膜の疾患になり，過剰な分泌と内腔を動く音の聞こえる液体の疾患になった．Bichat的な膜の調和のいくつかが，膀胱のカタルについての19世紀初頭の概念の背後にあると思われる．この意見を記録したR.Hooperは，風邪，特に頭部の風邪にあたる一般的なカタルを，インフルエンザにあたる流行性カタルから区別した．近代的な意味は，前者からきたものである．

［Roger K.French（坂井建雄）］

24
脚　　　　気
Beriberi

脚気はチアミンの欠乏が原因で起こる病気で，3つの主要な症状をもつが，どのように現れるかは人によって異なる．また，脚や腕や顔の浮腫ないし腫脹を伴うこともある．神経が侵される可能性もあり，そうなるとまず末梢神経の感覚が失われ，後に麻痺に至る．また，心血管系がかかわっている場合もあり，それは心臓が肥大したり，最低血圧が極端に低くなったりすることからわかる．慢性化すると，脚気は何か月ないし何年にもわたって能力障害を引き起こすこともある．急性の場合には，数週間で死に至ることもある．大きな組織損傷が起こっていないうちは，チアミンを摂取することで治療・回復が可能である．

beriberi という名称は，シンハラ語で「衰弱」を意味する言葉に由来する．日本でも古代より知られ，中国最初期の医書にも記述がある．タイプの違う脚気は，別々の病気とみなされることが多かった．湿性脚気（wet beriberi）では，触覚や痛み，温度の感覚を失うことが多いが，腫脹や心臓の合併症も伴う．乾性脚気（dry beriberi）では，腫脹は少ないが，その代わりこうした感覚の喪失が進行し，やがて麻痺した手足の筋肉の萎縮と，全身の消耗症状が出て，運動能力も失う．今日では，乾性脚気の原因の一部は，リボフラビンの欠乏にあると考えられている．衝心脚気（shoshin beriberi）は，深刻な心臓合併症を伴う劇症もしくは急性のタイプを表すために使われた用語である．そして最後に，乳児脚気（infantile beriberi）である．腫脹，心臓の肥大，他の心血管の合併症に加え，乳児には失声や胃腸障害といった大人ではみられない症状が出る．

脚気が栄養不足によって起こることが発見されたおかげで，それに関与しているビタミンの同定と研究がなされた．チアミンの分離，後にはその合成に成功し，民衆の健康のための措置として，主要な食品の栄養価が向上することになった．脚気は多大な苦痛と死の原因であっただけでなく，医学の発展において最も重要な病気の１つであった．

特 徴

チアミンは，動植物ともあらゆる生物に不可欠である．それは食物の代謝を行う何十もの酵素を構成する基本要素である．とりわけチアミンは，神経細胞の好物であるグルコースと，他の炭水化物からエネルギーを引き出すのに必要である．またそれは，より間接的ではあるが，イソロイシン，ロイシン，バリンといったアミノ酸の代謝にもかかわっている．チアミンは，食物に広くみられる水溶性のビタミンである．特に穀物，酵母，豆類全般，大部分の哺乳類の肝臓，心臓，腎臓，そしてカキ（貝）に多く含まれている．また，たいていの緑色野菜やブタ肉からも摂取できる．バクテリアが作り出す拮抗的酵素―チアミナーゼ―は，生魚やお茶のような数種の食物に含まれる．チアミン欠乏は，通常食事に含まれるチアミンが不足しているために引き起こされるが，チアミナーゼを多く含む食物を大量にとることで悪化する場合もある．

エネルギー代謝においてチアミンが果たす役割と，限られた食生活におけるチアミンの不足から，脚気の疫学的特性が明らかになる．脚気が最も広くみられる集団には，２つの種類がある．１つ目は，刑務所や難民収容所，軍艦に閉じ込められ，パンと水，ないし魚と米のような単調で限られた食事しかしていない人たちである．２番目は，カロリーの大半を米から摂取している人たち，すなわち，精米でチアミンを含む糠の大部分を取り除いた米からカロリーの大半を摂取している人たちである．

脚気は，おおむね米文化に特有の病気である．米が主食の場合，それは大量に食され，通常それがカロリーの 80％かそれ以上になる．その外皮が手で取り除かれるなら，米には十分に糠が残り，必要なチアミンを供給できる．しかし，現代のように米を工場で精米すると，白米になるまで研がれ，チアミンはほとんど除去される．

この病気の原因を考えるうえでは，調理法も重要である．中国北部や韓国，日本では，伝統的に米の外皮は出荷前に体積を減らす目的で取り除かれていた．また，調理する際に，米は数回しっかり洗うので，チアミンは取り除かれる．ミャンマーや東南アジアの諸地域の習慣では，たくさんの水で米を茹でるが，この水はそこに溶け出したチアミンもろとも後で捨てられる．それとは対照的に，インドのガンジス渓谷の低地の習慣では，米を半茹でする．米を乾燥させて臼で挽く前に蒸し，それから分配するので，白米のなかにチアミンが残っており，それが脚気の予防になっている．しかし，アジアの他の国々では，でき上がりの味や触感が違うので，それが広く受け入れられなかった．

慣習がきわめて多様なため，脚気の原因は地域によって特徴がある．たとえばタイの北東部とラオスの人々は，餅米を蒸すのが普通であり，これが脚気の予防になっている．しかし，タイの他の地域とは異なり，彼らは新鮮な果物や野菜や肉が非常に手に入りにくく，魚はたいてい，発酵した生のペースト状のものを食べているが，これはチアミンを壊すチアミナーゼを多く含んでいる．

18 世紀と 19 世紀にブラジルでは，脚気が奴隷や他の労働者の間に特有の病気だったらしい．チアミン不足は，キャッサバ粉を常食し，肉は乾燥したものを少ししか食べないために起こる．実際キャッサバ粉は研いだ米よりもチアミンが少なく，また赤身の乾燥肉は，チアミンが少ないだけではなく，それによって体がより多くのビタミンを必要とするようになる．

また近年，脚気の危険は他にもあることがわかってきた．都市化の進んだ工業国において，脚気が最も多くみられるのは，アルコール依存症の人たちである．常習的にアルコールを摂取していると，腸でのチアミン吸収と肝臓におけるその貯蔵と利用が阻害される．さらにアルコールの代謝のためには，比較的大量のチアミンが必要になる．アルコール依存者が食生活のなかで，他の食品の代わりにアルコールばかり飲んで，チアミンの摂取量が減ると，脚気と関連した Wernicke 脳症や他の精神神経疾患になるおそれがある．その他の脚気の危険としては，腎不全のために長期にわたって透析を受けている人や，長期間静脈に点滴をしている人が挙げられる．

脚気は，適度な量のチアミンを摂取することで完全に防ぐことができる．アメリカでは，アルコール依存者を除けば，白パンにこのビタミンを加えることで，脚気はほとんど撲滅された．さらに近年では，米にチアミンを加えても，効果が上がることがわかっている．

脚気は，白パンを食べて生きている貧しいアメリカ人と，肉も野菜もなしでポテトだけの単調な食生活をしている貧しいヨーロッパ人を苦しめてきた．しかしこの病気は，白米を食べる多くのアジア人の間できわめて一般的であり，これまでもそうだった．20世紀初めの10年間，日本，マレー，フィリピンでは，脚気による死が顕著であった．近年でも，この病気は依然として東南アジアと南アジアの至るところ，そしてアフリカと南アメリカの一部でみられる．

脚気が現在どれくらい実際に発生しているのか，確かなことはわからない．それは，チアミンを投与して検知したうえで容易に治療できるので，致命的になることはほとんどなくなった．栄養不足と同様，政府による統計レベルでは，報告されることもめったにない．しかし無症状なレベルでは，おそらくまだ広く起きているだろう．オーストラリアの研究では，健康な献血者の5人に1人，アルコール依存症患者の3人に1人は，チアミン不足であることがわかっている．

第二次世界大戦後の10年間に，脚気が流行したことがあった．戦前には，大都市を除けば，精米は手でするのが普通だった．政治的・経済的な発展に伴って，電動の精米機が田舎の内陸部まで普及し，最終的には遠く離れた丘陵地帯にまで広まった．1950年代後半，脚気は，ミャンマーとフィリピンの一部では，子どもの死因の1/4かそれ以上，タイの主要な死因全体の第十位になっていた．米に栄養補給することで，臨床上の脚気は大幅に減ったが，まだかかる人はいる．

チアミン不足に起因する複合的な症状は，他のビタミン不足が同時に起こることで混乱することも多かった．こうして，乾性脚気の指標となっていた症状のなかには，リボフラビン不足を示すものもあった．食事にチアミンが足りないと，他のビタミンBも足りないのが普通なのである．労働者や乳児，アルコール依存患者の間でチアミン欠乏症の徴候が現れた場合，不足のなかには，そうした複合的な原因で起きているものもある．

伝統的には，脚気を患う人が正式に治療を受けるようになるのは，その名前の由来となった衰弱の症状が患者に出たときである．すなわち，下肢の倦怠感や重苦しさ，膝や手首の無力感，ある種の感覚消失，胸苦しさ，動悸，不穏状態，食欲不振などの症状である．幼児では嘔吐，下痢，呼吸困難もみられる．

浮腫（edema）は，重要な徴候であり，初期段階では必ず現れる．浮腫，すなわち広範囲に現れるひどい水ぶくれ（dropsy）は，通常進行して手足の末端部と顔面の腫大に至る．筋肉の腫脹，縮退，萎縮が始まるので，ふくらはぎの筋肉(腓筋）の痛みと過敏が初期の徴候となる．腸の内層が腫脹すると，内層がうっ血することもある．肺の浮腫は突然呼吸困難を引き起こすことも多く，心不全を伴うと死に至る．

安静時でさえ，心臓の動悸と最低血圧が60 mmHgを下回ることが，通常診断の指標となる．拡張心（enlarged heart）も，特に右心室にみられる．心雑音(heart murmur）が聞こえることもある．軽症であれば心電図に異常はないが，進行例では洞性不整脈が出る．最初に侵されるのは，自律神経，次に感覚神経，最後が運動神経である．慢性的なケースでは，神経線維の変性が進行し，諸筋肉の動きが協同しなくなり，最終的には視力まで失われることもある．また，触覚刺激を感じなくなり，次に痛覚が，最後に温度感覚がなくなる．運動神経が侵されると，手足の末端部で麻痺（paralysis）が始まる．それから指が弱くなり，手は手首のところでだらりと下がり，収縮して鍵爪のような形に曲がる．そして場合によっては，肋間筋，横隔膜，発話を司る筋肉までが侵される．

通常みられる他の症状には，上胃部の膨満感ないし痙攣，胸焼け，便秘，精神的混乱が含まれる．チアミンによって精神的症状の大半は元に戻るが，患者によっては，新しい記憶がずっとできないままになる人もいる（Korsakoff症候群)．昔の脚気の場合，最終的には重度の循環系障害が出て，呼吸筋が麻痺し，最後に心不全になって死に至った．

歴　史

19世紀，脚気は軍隊や施設に収容されていた人々の間では，世界中どこでもありふれたものだった．顕著な流行は，ベンガル湾のイギリス船，西インド諸島のオランダ船，ノルウェーの捕鯨船，日本海で中国貿易をしていた船，フランス領アンティル諸島のインド人労働者を故郷に乗せて帰る船で起こった．

医学史家August Hirschは，19世紀後半における脚気のパターンの変化を記しながら，多く矛盾点を指摘した．いくつかの場所，とりわけ日本，マレー諸島，ブラジルのミナスジェライス州では，この病気は風土病だった．脚気は1866年にまずブラジルのバイアに現れ，そこから広がり，1874年までにはブラジル海岸沿いにサンパウロ，リオグランデドスルへ，そしてさらに内陸部，パラグアイへと拡大した．同様に，この病気はそれまで日本の沿岸部でみられたが，そのころから内陸部の街へ広がっていった．以前の考えでは，海岸や大きな河川から40～60マイルも離れていれば，病気にはかからなかったが，今や，ミャンマーやインドではブラジル同様，何百マイルも内陸に入ったところで起きるようになった．新しい場所でもみられるようになったことは，気候が原因ではないということを示していたが，やはり雨期や高温多湿の天候と関連していた．またそれは，病気が侵入した地域にいわば「順応する」時期と関連しているようにもみえた．脚気は生活様式が異なる人々を苦しめ，かからずにすむような特別な社会集団などなかった．しかし，汚れた水は飲んではならなかった．

食生活上の原因を示す証拠はわかりにくかった．不十分な食事，特に脂肪とアルブミンの不足とは関連があるようにみえた．また，米や乾燥した魚が食事に占める割合が高いことも，関係があるようだった．しかしながら米は，脚気がみられない地域でも広く食されていた．ボルネオでも患者が出ており，ここでは牛肉と卵を食べている軍隊は罹患したが，米と魚を主食にしている労働者はかかっていなかったのである．

Hirschは地球規模の証拠に基づいて，脚気の原因は特別な種類の毒であり，気候や天候，土壌や生活様式や食生活ではない，と結論した．この病気の複雑さは，20世紀になって栄養不足の概念が発達し，positiveな毒という考えに取って代わって初めて解明された．しかし，食生活が原因ではないかという疑いは早くからあった．高木兼寛は，ヨーロッパに留学中，ヨーロッパで生まれ育った人の間では脚気の発生率が低いことに気づいた．1885年に彼は，日本海軍の軍医総監として，それ以前は脚気にひどく苦しめられてきた船員の食事を変更した．その結果，脚気の原因が栄養によるものだという確たる証拠が得られた．その後彼は，海軍の兵士に与える蛋白質の量を増やすように命じ，大麦が彼らの食事に加えられることになった．

19世紀末になるまでに，インドネシアのオランダ人も，食生活が何らかの仕方で関与していると確信するようになった．ジャワの刑務所で実験が行われた．そこでは白米の代わりに手で研いだ米が出され，囚人の間で脚気はほとんどみられなくなったのである．1890年に，ジャワのオランダ人将校Christian Eijkmanが次のような発見をした．ニワトリによく研いだ米を餌にして育てると，脚気に特徴的な神経の損傷を伴う麻痺性の病気を発生させられることがわかったのである．彼とその後任者 Gerrit Grijns は 1900 年に，こうした状態は，米糠を餌にすることで回避したり，治療できることを示した．後に Grijns は糠から水溶性の要素を抽出し，人々の治療に使った．

これらオランダ人の努力は，栄養不足がどのようなものか実験的に明らかにする最初の試みであり，後の栄養学的研究に不可欠なモデルを作った．その直接的影響は限られていたが，それはアメリカ人や日本人の医者がオランダ語を読まなかったからである．世界の多くの地域では，脚気はある種の毒素か微生物—そのようなものは何も見つけられなかったが—，もしくは食べ物が腐ることによって引き起こされると，相変わらず信じられていた．

1910 年にフィリピンで，アメリカ軍医の Edward B.Vedder が，米糠から抽出した成分を使って脚気の患者を治療し始めた．そして Bureau of Science in Manila（マニラ科学局）の学者 Robert R.Williams が行った活性因子分離の試みをさらに取り入れた．間もなくフィリピン人医師 Jose Albert が，乳児脚気を見つけ出し，母乳で育てるフィリピン人の母親たちの貧しい食生活との関連を示唆した．

1911 年，ロンドンの Lister 研究所の Casimir Funk が，ある結晶質を分離した．彼はこれを誤って抗脚気因子だと考え，それを「ビタミン」と呼んだ．1926 年，ジャワのオランダ人化学者 2 人，B.C.P.Jansen と W.F.Donath が，米糠から活性成分を分離して結晶化することに成功した．ところが彼らは，その硫黄原子を見逃して性格を誤認し，他の化学者たちは分離を再検証できなかった．

当時，Bell 研究所の化学者だった Williams は自分の個人的な時間とお金を使って，抗脚気因子の分離を試み，1933 年に成功した．彼と協力者は，その化学的特徴を明らかにし，ついに 1936 年それを合成した．Williams はそれを thiamin と名づけ，後に thiamine に変更した．そして彼は特許を取得し，その使用料で Williams-Waterman Fund for the Combat of Dietary Disease を創立し，Merck & Company にそれを商品化するよう勧めた．チアミンの生産は，1937 年に 100 kg だったが，1967 年には 20 万 kg に増加した．そして合成チアミンは，天然のものから抽出したどんなものよりも安価になった．

Food and Nutrition Board of the National Research Council（学術研究会議

食品栄養委員会）の地位から，Williams は合成チアミンによって食物の栄養を強化する先駆けとなり，それを支援した．Russell M.Wilder は，General Mills の協力で小麦粉の栄養を強化するのに指導的役割を果たし，1941 年に栄養強化の定義と標準を確立したのだった．そこで採用された原理は，チアミンを挽いた小麦粉において「高度に自然なレベル」まで引き上げることだった．ところがアメリカでのパンの栄養強化は，第二次世界大戦の間に大衆運動が組織されるまで，十分な成果が上がらなかった．

アジアでは，脚気を予防する他の方法が数十年間実践されていた．日本とインドネシアの両国でかなりの成功を収めていたのは，精米を加減して糠が米に残るようにすることだった．公衆衛生の専門家は，一般の人たちの啓蒙と食生活の改善の重要性を訴えた．しかし一部の国では，栄養強化は商売であって公共の利益の増進にはつながらないのではないか，と疑いの目でみられた．その結果，電動の精米と発展が東南アジアに広まってから，脚気が流行するようになっても，国連の Food and Agriculture Organization（食糧農業機関）は米の栄養強化に抵抗し続けることになった．しかしついに 1970 年代，タイ政府はその措置を取り始め，他の国もこれに倣った．こうした努力が実を結んだことで，症状がわずかしか出ないか全く出ないような脚気は永遠に残り続けるかもしれないが，重大な死因としての脚気という災厄は終焉する兆しが出てきた．

［Melinda S.Meade（梶谷真司）］

25

鎌状赤血球貧血

Sickle-Cell Anemia

鎌状赤血球貧血はヘモグロビンと呼ばれる赤血球の蛋白の構造異常により起きる遺伝性の疾患である．これには完全な異常を呈するいわゆる鎌状赤血球貧血から，鎌状赤血球形成傾向（sickle-cell trait）あるいは単に鎌状化傾向（sickle trait）と呼ばれる保因者までを含めている．また，この疾患の範疇には，すべて鎌状ヘモグロビンをもつ，他のさまざまなヘモグロビン異常症もいくつか含まれる．鎌状赤血球貧血は多くの分子疾患の原型というべき疾患であり，ヒト遺伝子構造の単一の分子構造変化がその疾患原因であることが最初に同定されたものである．この単一の変化により，この疾患でみられるすべての生理学的変化と臨床症状が引き起こされるのである．

鎌状赤血球形成傾向は，鎌状赤血球遺伝子に関してヘテロ接合である場合に起こり，これらの患者では，結果として異常ヘモグロビン（ヘモグロビンS）の濃度は50％以下になっている．通常重篤な疾患を起こすことはないとされているが，この点については議論の余地がある．ヘテロ接合体の患者で，他のヘモグロビンの変異体（なかには同様の性質をもったものもある）がヘモグロビンSと同時に存在すると，他の鎌状赤血球症候群が起きることが知られている．例として，最もよくみられるのは，ヘモグロビンCとヘモグロビンEである．

特　徴

鎌状赤血球貧血はアフリカ人の4％，アメリカの黒色人種の1％にみられる．アフリカ人の40％以上が鎌状赤血球形成傾向をもっている．これに比してアメリカ黒色人種での割合は9％ほどである．この傾向あるいは因子は地中海文明地域にも同様に存在する．専門家は鎌状赤血球遺伝子変異がアフリカのいくつかの地域で独立して起こったもので，これが違った人種でのこの異常の存在を説明するものと考えている．

ヘモグロビンSは常染色体優性遺伝形式により遺伝する．したがって，両親が鎌状赤血球形成傾向をともにもっている場合には，子どもの4人に1人がヘモグロビンSのホモ接合体であるヘモグロビンSSとなり，鎌状赤血球貧血となる．子どもの4人に1人はヘモグロビンAのホモ接合体ヘモグロビンAAとなり健常である．4人に2人はヘテロ接合体のヘモグロビンASとなり，鎌状赤血球形成傾向をもつ．

鎌状赤血球貧血患者が死亡に至るパターンは2つあり，死亡が最初に多いのは子ども時代であり，次いで30歳代後半の成人に多くなっている．小児期の死亡は感染が原因となるものであるのに対して，成人期の死亡は繰り返し生じる組織破壊により起こされる多臓器障害の結果起きるものである．

ヘモグロビンは流血中で，酸素を運搬する役割を果たしており，赤血球内にみられるものである．ヘモグロビンは鉄とアミノ酸から作られ，そのアミノ酸はデオキシリボ核酸（deoxyribonucleic acid：DNA）から作られてくる．鎌状赤血球貧血においては，このDNA分子が単一遺伝子異常から変化を起こし，このためヘモグロビンを構成するアミノ酸の変化をきたす．このアミノ酸異常のために，ヘモグロビンの可溶性と，他の分子との相互作用性が変化をきたしてしまう．特有の条件下では，この結果として赤血球が柔軟性のある両面にくぼみをもった円盤形から，柔軟性のない鎌状赤血球へと形状が変化してしまう．この結果繰り返し起きる鎌状化は細胞膜の永久的な石灰化をきたし，結果として柔軟性を失った，可逆性のない鎌状の赤血球ができ上がる．これらの異常赤血球は鎌状赤血球貧血のすべての患者で認められ，赤血球の5～50%を占めている．

ヘモグロビンSは酸素との親和性が低く，このため結合した酸素を早期に離してしまうために，組織を十分に酸素化することができなくなる．鎌状赤血球はその形状のために毛細血管床の小さな血管を横切ることが困難である．このために毛細血管の閉塞をきたし，結果として組織破壊が起きる．鎌状赤血球の寿命は正常に比して短くなっており，このため溶血性貧血（hemolytic anemia）が現れる．

実際には，鎌状赤血球貧血は慢性の溶血性貧血と繰り返し起きる「発作

(crises)」と呼ばれる状態によって臨床的には特徴づけられる．この発作は「疼痛」「血管閉塞性発作」「骨髄の無形成発作」の3つのタイプに分けられる．疼痛発作（pain crisis）は最も頻度の多いもので，平均して年に3回起きる．最初に出現するのは，胎児ヘモグロビンが低くなる生後6か月である．この年齢では，初期の徴候は四肢骨の疼痛を伴った炎症（手足症候群，hand-foot syndromeと呼ばれる）である．年齢が上がると，繰り返す関節痛，背部痛，腹痛，長管骨の疼痛が出現するようになり，これらは約7日間続く．

血管閉塞性発作（sequestration crisis）は，大量の赤血球が脾臓に捕捉され，結果としてショックを起こすものである．年齢を重ねるにつれ，繰り返す脾臓血管の閉塞により，脾臓の構造の破壊が引き起こされる．脾臓は細菌を除去する役割を果たしているために，鎌状赤血球貧血患者は感染に罹患する危険が高くなる．

頻度としてはまれな骨髄無形成発作（aplastic crisis）は，造血を行っている骨髄が短期間抑制され，結果として赤血球が急速に減少するものである．赤血球無形成（red cell aplasia）としても知られ，この場合には骨髄の造血能が回復するまで，輸血が必要なことがある．

これとは対照的に，鎌状赤血球形成傾向は，多くの面で，表現型の上では正常である．しかし高緯度や低酸素状態に住む鎌状赤血球傾向患者に，鎌状化が起き，この結果脾臓梗塞（splenic infarction）をきたすことがあることが報告されている．腎臓出血や腎臓の尿濃縮力低下が鎌状赤血球傾向患者には一般人に比して多くみられる．こうした状態はほとんど常に良性の経過をとる．例外的に，鎌状赤血球形成傾向保因者では，急性の筋破壊に罹患する危険性が高くこのため突然死をきたすことがあるとの報告があるが，これらの報告については議論が分かれており，事実として認めるにはなお確証される必要がある．

歴　史

鎌状赤血球貧血は少なくとも1670年までさかのぼることができる．この年，ガーナのKrobo族においてこの疾患が存在したことが記録されている．鎌状赤血球貧血は臨床的にはシカゴの医師James Herrickにより1910年に最初に記載された．13年後，J. Huckは14人の鎌状赤血球貧血患者について報告し，鎌状化が可逆的であることを初めて述べた．1939年，J.BibbとL.Diggsは可逆性のない鎌状赤血球について記載し，1946年M.Shermanは，ヘモグロビンSの秩序だった構造を示した．S.Linus Paulingは電気泳動を用いてヘモグロビンSを解析し，赤血球の鎌状化が単一遺伝子異常から起こると論じた．その後V.Ingramは，異常が，アミノ酸のバリンがグルタミン酸に置き換わる結果として起こることを示した．1949年，A.Raperはマラリア（malaria）の流行地域において鎌状赤血球形成傾向の保因者の頻度が高いことに気づき，これがマラリアの横行から人々を守っていることを示唆した．1954年，A.Alisonは鎌状赤血球形成傾向保因者の地域分布と現在および過去の熱帯熱マラリア（falciparum malaria）の流行の地域分布に関連があることを示した．

さらに詳細な解析により，鎌状赤血球貧血における変異が平衡多様性といわれる遺伝学の原理を示していることが明らかにされた．一般的には，鎌状赤血球のような遺伝子は，罹患率も高く，死亡率も高いから，環境が生存に有利な状況を作っているのでなければ，消滅していく．アフリカおよび地中海は過去および現在ともに悪性マラリア（malignant malaria）を引き起こす*Plasmodium falciparum*の流行のみられる地域である．鎌状赤血球のヘモグロビンをもつ人間がマラリアに感染すると，感染した赤血球は鎌状化しやすいために選択的に破壊される．このために，鎌状赤血球遺伝子は，それ自身は死に至る可能性をもちながら，もう1つの死に至る可能性のある病から守るのを助け，逆説的なことに，生存期間を延長しているのである．*P.falciparum*が流行しない地域では，鎌状赤血球遺伝子は唯一死亡を決定的にするものであり，生存期間を延長してはいない．このことから，アメリカの多くの地域で鎌状赤血球が減少してきた理由を説明することができる．

[Georges C.Benjamin（柳澤波香・柳澤隆昭）]

26

眼炎（トラコーマ，結膜炎）

Ophthalmia（*Trachoma, Conjunctivitis*）

眼炎は，最も広い意味では眼の炎症のことであり，特に結膜炎を指す．この用語は，ギリシア語の眼を意味する「ophthalmos」に由来する．ほとんどあらゆる眼の疾患は，20 世紀までは眼炎と呼ばれた．そのため，過去の疾病を研究する者にとって問題となるのは，「眼炎」という語が，多くの眼の疾病のうちでも何を指すのか不明であること，また，「眼炎」による失明といっても，それには多くの原因が考えられるということである．ただし，歴史的にみると，「眼炎」のうちでも重要なのはトラコーマと結膜炎であった．

トラコーマ（trachoma）

トラコーマは，顆粒性結膜炎とも「エジプト眼炎」とも呼ばれ，トラコーマクラミジアによって引き起こされる．まぶたの内側に炎症性の顆粒を形成するのが特色で，眼にひどい傷跡を残す．また，すべての感染についていえるわけではないが，失明につながることもある．この疾病は，かつての失明の主要な原因であり，アジアや中東，アフリカでは，現在でもこれによって数百万の人々が失明している．2 つの調査によれば，世界には 4 億～5 億の患者がいて，そのうち約 200 万人が完全に失明しているという．

トラコーマの発生率には乾燥気候が影響を及ぼすようで，モロッコからエジプト，スーダンにかけての北アフリカ，および紅海からトルコ，イランまでの中東に，最も高い感染率を示す国がみられる．トラコーマはまた，アジアにも広く分布し，ビルマ，パキスタン，インド，中国，インドネシア，およびボルネオでは，感染率は人口の 20～50%に達する．サハラ以南のアフリカでも，トラコーマはこれと同じような割合で発生している．ただし西アフリカだけは例外で，そこでの発生率は20%を下回る．このトラコーマの感染率は，ヨーロッパの地中海沿岸部から東欧，ロシア，朝鮮，日本，オーストラリア，ニュージーランド，オセアニアにまで続く．南北アメリカでは，ブラジルとメキシコが最も高い感染率を示すが，アメリカ西海岸に住むインド人やメキシコ系アメリカ人にも感染はみられる．一方，ヨーロッパやフィリピン，および中央・南アメリカの諸国では感染は散発的であり，カナダ，スイス，オーストリア，ないし北ヨーロッパでは，トラコーマは実質的には根絶されている．これらの国々に共通しているのは，生活水準が高く，衛生状態も良好で，極端に貧困な地区がないことである．つまり，生活状態が向上するとトラコーマは下火になるか，もしくは絶滅するのである．

トラコーマが伝染するのは，一般に，不潔で人口が過密の状況下で他人と長く接触するような場合である．これが風土病となっている地域では，感染はまず子どものときに家族と親密に接触することで起こる．たとえば，母親から赤ん坊へうつったり，眼から眼へうつったりする．また，指や眼にたかるハエに媒介されて感染することもある．人々が不衛生な状態で密集して暮らす，都市部のスラム街や貧しい村では，生ごみや殺菌処理のされていない下水の回りで，おびただしい数のハエが発生する．そして，それらは乳児や子どもの顔面にたかり，眼脂をえさとする．そのため，トラコーマは感染者の目から別の犠牲者の目へと伝播されることとなるのだ．トラコーマが風土病となっている地域に住む子どもの大部分は，小さいうちからトラコーマにかかっている．しかし，小児期に罹患していたからといって，生涯にわたって持続する免疫が作られるわけではない．

トラコーマは，直接的な接触や衣服・寝具の汚れによって，あるいは公共のプールに入ることや性交によっても伝播される可能性がある．こうした眼への刺激物や細菌性結膜炎がトラコーマになる要因として挙げられるのである．そのため，トラコーマは，気温が高く乾燥した気候で最も蔓延しやすい．湿度が低く結膜が過度に乾燥したところに，風や塵埃・煙が目に炎症を起こさせるのである．細菌性感染は，しばしば失明という最悪のケースへとつながる．

トラコーマの臨床徴候は，通例，4つの段階に分けられる．第一段階（急性トラコーマ）は，上まぶたに線を引いたように結膜が充血することを特徴とする．病変を生み出す有機体が増殖するにつれて，青白い小疱が現れる．そして，こうした症状がこれら結膜の表面を横切るように広がると，微量の滲出液がみられるようになる．ただし，細菌性感染に二次的に感染している場合には，より多くの滲出液が分泌される．角膜の上部は，水腫状になって炎症細胞によって浸潤され，パンヌスが現れる．第一段階は，数週間から数か月の間続く．

第二段階（慢性トラコーマ）は，第一段階でみられたすべての症状が目立つようになるので，「発達段階」とも呼ばれる．パンヌスが角膜上半部を覆い，裸眼でも角膜の血管がみえるようになる．重症の場合には二次的な細菌性感染が起き，眼の外貌を損なわれることがある．この段階は，6か月から数年の間続く．

第三段階（瘢痕形成トラコーマ）は，瘢痕が形成され治癒へと向かう段階である．瘢痕組織は，まぶたの内側で形成される．ただし，この時期にまた新たにトラコーマクラミジアに感染することもある．その場合には，これまでの段階がそっくり繰り返されるので，第二段階と第三段階は，数年にわたって共存することになり，より錯綜した症状を呈することとなる．感染のたびに瘢痕組織が形成され，パンヌスが絶えず増加して角膜を覆うようになるのである．この段階の持続期間は数年である．

第四段階（治癒期トラコーマ）は，炎症がなくなり治癒が完了する最終段階である．この段階に至ると，トラコーマに伝染性はなくなる．しかしながら，瘢痕はそのまま残るため，上まぶたが変形したり角膜が濁ったりすることがある．また，瞬きをするとき，まつ毛が角膜をこすり（睫毛乱生症），表面を刺激したり，損傷を作って傷跡を残したりすることも起こりうる．この睫毛乱生症によって，潰瘍が生じることもあり，その潰瘍が細菌性感染すると，失明する危険もある．この他の合併症としては，結膜および角膜の乾燥がある．合併症が多く結合すると，視力が損なわれ，失明するおそれもある．

結膜炎（conjunctivitis）

急性伝染性結膜炎は，一般的な眼の感染症である．さまざまな微生物によって引き起こされ，目が赤く充血するのが特徴である．軽症の場合，眼が「ゴロゴロした」感じがするが，重症になると，疼痛および光恐怖が引き起こされる．数日たつと，分泌物が化膿してくるため，まぶたが癒着して開かなくなることもある．感染は，一方の目で始まり，その後もう一方の目に広がることが多い．急性結膜炎は，最長で2週間続く．

結膜にトラコーマ（急性の細菌性結膜炎を起因する）が発症しているとき，しばしばバクテリアに感染することがあるが，これらが併発すると，失明する危険性が高い．また，ウイルスが結膜炎を引き起こすこともある．歴史的な記述に現れる軽度の眼炎とは，細菌性ないしはウイルス性の結膜炎のことであろう．それに対し，瘢痕や失明を伴うような重篤な眼炎は，圧倒的にトラコーマである．今日でさえ，細菌性ないしウイルス性の結膜炎の症状は，いまだにトラコーマと混同されている．重度の結膜炎が生ずる疾病としては，産道からの感染に起因する新生児眼炎，初期のトラコーマとしばしば混同される濾胞性結膜炎，水疱性結膜炎，および出血結膜炎がある．

淋菌に起因する淋菌性結膜炎は，子どもだけでなく新生児や成人でも発症する．しかし，現在では主として性交が原因で感染することが多い．眼の淋病感染は，ヨーロッパにおいては失明の主要原因のうちの1つであった．それが，1880年代から，新生児期に硝酸銀液が処方されるようになり，失明する症例は減少した．これは「科学的医学の一大勝利」であると評された．だが，先進国において，淋菌性結膜炎は減少していったが，対照的に，慢性濾胞性結膜炎や新生児における急性結膜炎は，他の性的な感染症とともに増加傾向にある．

歴　史

トラコーマは，すでに中国では紀元前3000年ごろから，またエジプトでは紀元前2000年ごろから知られていた．最も有名なエーベルスパピルスには，分泌物を伴う慢性的な眼炎，角膜の白斑および睫毛乱生症についての明瞭な記述があるが，これらの諸症状はすべてトラコーマを思わせる．

古代ギリシア時代には，すでに眼炎症は頻繁に記載されており，紀元後60年ごろにはトラコーマ（ギリシア語で「粗野」を表す）という用語が薬物学者のDioscoridesによって最初に使われた．Hippocratesの著作では眼炎は正確には定義されていないが，Galenはそれを「結膜の炎症」と定義している．トラコーマに関してHippocratesが参照されるべきは，疾病そのものの記述ではなく，その治療方法を記した部分である．すなわち，まぶたを掻爬した後に，顆粒塊を切除し，熱した鉄で焼灼するというのである．Hippocratesの別の文献には，睫毛乱生症の手術に関する記述もある．Hippocrates全集のなかでトラコーマに関心が示されているのは，ペロポネソスの戦争（紀元前431〜404年）の際，この疾病がアテネ人の間で目にみえて増加したことによるのかもしれない．

トラコーマの治療としては，ギリシアの医師らは，それをイチジクの葉やサメのような海洋生物のきめの粗い皮膚を用いて掻爬するのがよいとした．紀元後1世紀には，Celsusがトラコーマを記述し，睫毛乱生症を治療するよう勧めた．紀元後45年ごろ，Celsusよりさらに若い世代が，多くの疾病に対する治療法を記した本を編んだが，そのなかにはトラコーマの治療法についても何項か書いてある．

ローマ人もまた，トラコーマにはかなり精通していた．ローマ軍の遠征により，この疾病は地中海沿岸部全域からさらにその周辺部にまで拡散していったが，フランスやイギリス，ドイツに残る石碑には，ローマの眼科医の名とともにトラコーマに対して用いられた療法が列挙して刻まれているのである．また，ローマの医学書には，この疾病の治療法が記されている．それによると，4世紀にTheodorus Priscianusは，異常のみられる結膜にニンニクの汁を塗っている．

6世紀に，小アジアのAmidaのAetiusは，トラコーマを4段階に区別した．また，7世紀には，アレキサンドリアの医者AeginaのPaulは，トラコーマの症状自体を分類するとともに，それぞれに適切な治療法を説明した．彼もまた先人たちと同じく，まぶたを掻爬することを薦奨した．睫毛乱生症の患者には，針と糸を用いた処置をしたが，これはのちの1844年に「再発明され」ることになる．また，彼は，眼炎症を防止するために額やこめかみを強く押さえることを勧めた．この治療は，のちにイタリアのアッシジの聖フランチェスコに対して用いられた．PaulやAetiusは，新生児の眼疾についても熟知していたようである．

その後，アラビア人が，トラコーマを脈々と研究し，得られた知見を書き残している．9世紀に，Ibn Masawaihは，パンヌスや睫毛乱生症に言及した．また，彼の弟子であるHunain ibn Is-haqは，トラコーマを4つに分類した．11世紀には，バグダッドで，キリスト教信者の眼科医Ali ibn Isaが，結膜と角膜の疾病をそれぞれ13に分類した．彼はトラコーマについても明確に記している．これは，睫毛乱生症とトラコーマとを関連づけた最初にして，古代に書かれたトラコーマの症状および治療法に関する記述の最良のものであった．これはその後も，1832年にプラハのJ.N.Fischerの研究が登場するまで，最良のものであり続けた．Ali ibn Isaのあとに現れたアラビア語の文献は，その大部分が彼の著作のトラコーマの章を写したものにすぎなかった．唯一の例外は，14世紀のカイロの眼科医Sadaqa ibn Ibrahim al-Sadhiliである．彼は，自分が観察したこの疾病の症状を非常に詳細に記述し，エジプトの高い発生率を記録に残した（これは歴史上初めてのことである）．

このように，19世紀までは，ギリシア人やアラブ人は，トラコーマについて同時代のヨーロッパ人よりもはるかに多くのことを知っていた．彼らは，トラコーマの諸段階や瘢痕，伝染性，再感染の危険を認識していたのである．アラブ人はまた，睫毛乱生症とトラコーマに起因するパンヌスとの関連性を知っており，治療法も西側のものよりも優れていた．

中世のヨーロッパは，これとは対照的な状況であった．トラコーマは多くは十字軍の兵士の帰還とともにもたらされたが，ヨーロッパではそれに十分に対処する準備ができていなかった．とはいえ，イタリア，なかでも特にサレルノは，中東との軍事的・商業的な交通が頻繁だったこともあり，眼の疾病に関する知識の中心地となった．アラビアやギリシアの書物がラテン語に翻訳され，イタリアにおけるトラコーマの認識やその治療法に影響を与えた．ただ，このときラテン語の翻訳者は，アラビア語を誤訳してトラコーマを「疥癬」と呼んでいる．アッシジの聖フランチェスコは，エジプトを訪れた際に何らかの眼炎に罹患しているが，それはおそらくトラコーマであったろう．彼は，疾病の初期段階にイタリアに戻り，リエティにある眼炎のセンターに治療を求めた．その後，彼は古代から行われてきた，こめかみを焼灼する治療を受けたのだが，結局は死の直前に失明した．

14世紀には，フランスの外科医Guy de Chauliacが，トラコーマを記述した．一方，イギリスでは，1377年，ArderneのJohnが，眼の疾病を医学的に研究する道を切り拓いた．これらの記述のいくつかは，結膜炎であった可能性のほうが高いのだが，トラコーマを示唆している．トラコーマに対する認識は，十分なものではなかったのである．こうした状態は，16世紀以降に軍隊の移動が盛んになるとともに「眼炎」の大流行が起こるまで続いたものと思われる．1556年時の流行は，Forestusに記述されたことによって，よく知られている．その少し後に，Jean Costoeus は，焼灼によってトラコーマを治療する方法について言及した．1556 年のものに類似した流行が，ヴロツワフで 1699 年と 1700 年に，またウェストファリアでは 1762 年に発生した．1700 年代後半には，トラコーマは，スウェーデンおよびフィンランドで蔓延した．

トラコーマは，1798 年から 1801 年にかけての Napoleon Bonaparte の遠征によって，再びエジプトからもたらされた．ヨーロッパ中で眼炎が流行し，フランスの帰還兵の多くが視力を失った．トラコーマと結膜炎は，エジプトではまだ風土病だったのである．そのため，ヨーロッパの旅行者は，エジプトを「盲目の地」と呼んだ．エジプトで眼の疾患が増加していたのは，トルコの支配下で，200 万人の小作農が悲惨な生活を強いられていたことと無関係ではないだろう．それが遠征部隊の帰還とともに，もたらされ，さらに貧困が「眼炎」のひどい流行を誘発して，その後の半世紀間，ヨーロッパを苦しめることとなったのである．

Napoleon の軍隊は，1798 年にエジプトに侵攻したときに，接触伝染性の眼炎にかかった．これは，夏の間にエジプトに蔓延する結膜炎だったと推察される．9 月までには，感染を免れた軍人はほとんどいなくなった．淋菌性結膜炎やトラコーマに苦しみ，多くの者が膨れたまぶたによって完全に失明した．ある部隊では，3,000 人のうち 1,400 人が「眼炎」のために戦うことができなかった．数千の兵士が罹患し，失明した者は病院に収容されたり，本国へと送還されたりした．戦闘で虐殺されることもあった．退役軍人の多くは，ヨーロッパ帰還後も数年の間，さまざまな眼の病に苦しめられた．

エジプトでは，トルコ軍もイギリス軍も眼炎に感染した．イギリスの外科医 George Power は，この疾病を，1790 年ごろアイルランドで蔓延していた化膿性結膜炎と同じものとして記している．彼は，それが伝染性であり，エジプト眼炎に関係しているとみた．「エジプト眼炎」は，イギリス本国に戻る軍隊とともにもたらされた．早くも 1802 年に，Patrick MacGregor は，エジプトから帰還した 56 人の退役軍人の結膜の上に顆粒形成がみられることを示した．ただし，この流行病は，1806 年までにはたいへんな罹患率に達しているので，ひょっとするとトラコーマではなく淋菌性眼炎であったかもしれない．イギリス軍は，1807 年にエジプトに侵攻した際に，再び「眼炎」に感染し，そのままシチリアに移動したので，そこでもこの疾病は広まることとなった．眼炎は，さらに10年間，イギリス陸軍に痛手を与え続けた．1818年までに，5,000人を超す兵士が失明のために戦力から外されたのである．

フランス，トルコ，イギリスの軍隊は，おそらく同じ眼の疾患に苦しめられていたものと思われる．エジプトでは，2つの型の結膜炎が蔓延しており，それらは病相によっては本物のトラコーマと混同されることがあった．トラコーマが急性結膜炎とともに発症すると，さらに症状はひどくなり，接触伝染性も増加する．その点を考え合わせれば，軍隊や地方住民の間の粗末な衛生状態にあっては，眼炎は急速に広まりやすかったであろう．

この流行病は，もちろん，他の軍隊にも感染した．たとえばイタリアの軍隊は，1801年のエルバおよびリヴォルノでの戦闘でフランス軍から感染し，1826年まで流行をみた．この間にイタリア軍は交戦により，1809年にはハンガリー軍に，そして1814年にはオーストリア軍に，この感染症を伝播させたのだった．また，プロシアの軍隊で1813年から1817年にかけて，ひどい流行があり，軍に打撃を与えたことがあった．このときの感染者は2万とも2万5,000ともいわれる．そして，それがそこから広まって，1814年にはスウェーデンの軍隊が，翌1815年にはオランダ軍が感染した．さらに，ロシア軍は，1816年から1839年の間に，1万7,000人以上の罹患者を出した．ベルギー軍では，1834年までに4,000人の兵士が全盲状態になった．もっといえば，ベルギー軍では1840年の時点でも，5人に1人がまだ「眼炎」に感染していた．この感染症は，1849年にポルトガルを襲ったが，このときの流行は8年以上にわたり，1万人の兵士に影響を及ぼした．1813年には，流行はキューバにも及び，7,000人の軍人が罹患した．記録によると，そのうちの「大部分」が失明したという．

さて，エジプトの風土病やヨーロッパの眼炎は，ナポレオン戦争によって確かに広い範囲に伝播したかもしれない．しかし，流行によっては，これとは異なる疾病の発生地域をもっていたかもしれない．19世紀においても，「眼炎」は，世界中でヨーロッパの軍隊を苦しめ続けた．そして，19世紀の終わりまでに，その疾患は，軍隊性眼炎として知れわたることとなった．

とはいえ，一般市民もまたこの疾病に感染した．移住者や奴隷が，アメリカ人に眼炎をうつした．イギリスの報告書には，アイルランド，ポーランド，フィンランド，ロシアおよびアルメニアからの移住者のなかに，トラコーマ感染者がいたことが記されている．アメリカとカナダは，トラコーマが危険だと断言し，感染者の入国を禁じたが，多くが検疫を通過した．「眼炎」は，奴隷売買においても，最も恐れられた疾患の1つであった．というのも，それはまたたくまに奴隷船のなかで蔓延し，奴隷も乗組員もみな失明させてしまったからである．そのように，どうしようもない状態になって公海を漂っている船は時々発見された．1830年代から1840年代の間に，ブラジルの港町には，アンゴラとベンガラから奴隷を運んでくる船が繰り返し入港し，この感染症を広めた．そして，それはさらに周辺のプランテーションにまで伝播されたのだった．しかし，ここで歴史家が，眼病のすべてがトラコーマであったと決めつけるのは早計である．眼に影響を及ぼす疾病には，結膜炎だけでなく，天然痘，麻疹，らい，結核，梅毒，ないしはオンコセルカ症のようなものもあり，同様に奴隷を失明させていたのである．

19世紀までに，眼炎という用語は，並外れて広く眼の疾病一般を意味するようになっていた．そのため，「悪液質の」をはじめ，「老年の」「閉経期の」「腹症の」「瘰癧にかかった」といった修飾語句がこれに冠されていた．眼の疾病の真の原因が分離され，トラコーマや結膜炎の正確な記述が可能となったのは，ようやく20世紀になってからのことである． ［Mary C.Karasch（香西豊子）］

27

肝 吸 虫 症

Clonorchiasis

中国肝吸虫は，1875 年に発見され，中国，日本，韓国およびインドネシアで，ヒト，イヌ，ネコ，ブタならびに数種の野生動物の胆管と肝臓に寄生する小さな蠕虫である．中国だけで 2,000 万人が感染していると推定されている．虫卵は胆管に産みつけられ，糞便に出て，適切な淡水の貝に到達すると，この中間宿主内で連続した段階を進む．最終的に自由に泳ぐ幼虫が形成され，その幼虫は魚の皮膚や筋肉，特にコイ科の魚の皮膚や筋肉を貫通し被嚢する．ヒトや固有宿主は，生あるいはよく火が通っていない魚にいるシスト（嚢子）（メタセルカリア）を摂食することにより感染する．生魚は多くのアジア諸国で珍味であり，魚はヒトの糞便で肥沃になった池で釣り上げられることが時々ある．被嚢したメタセルカリア幼虫は，燻製，酢漬け，塩漬けや乾燥に対して抵抗性がある．ハワイで，輸入した魚がヒトの症例を引き起こし，アジア料理の流行はアジアをはるかに越えて，美食家に潜在的な危険を与えている．

軽度の感染は無症候性であることがよくある．重度の感染は，下痢，発熱，黄疸，および腹痛を生じうる．胆管遮断と肝膿瘍は慢性的な症例で起こり，*Clonorchis sinensis*（肝吸虫）は実験的に肝臓癌と関連がある．

［K.David Patterson（嶋田淳子）］

28
肝　硬　変
Cirrhosis

肝硬変は，肝臓の線維化と小結節形成を特徴とする慢性疾患で，門脈圧亢進症と肝細胞機能不全を起こす．肝硬変は，毒素，薬剤，ウイルス，寄生虫など，さまざまな原因から起こる進行性肝障害の最終段階である．肝硬変の臨床症状は，基礎となる疾患により変わる．西洋では肝硬変は，アルコール中毒の中年男性の無力化と死亡の原因である．その他，肝硬変は，B型肝炎ウイルスによる慢性肝炎から，原発性肝細胞癌に発展する，中間過程の主要な障害である．

特　徴

肝硬変は，形態学と病因により，分類される．形態学的に，肝臓の小結節の大きさにより，3つの型がある．大結節性は直径が3 mm以上，小結節性は3 mm以下，混合結節性は大結節と小結節が混在する．肝臓の外観だけでは，肝硬変の多数ある原因を識別できない．実際，その原因は不明なことが多い．小結節性肝硬変は，アルコール性障害に伴うことが最も多い．他の原因として，原発性胆汁性肝硬変，原発性ヘモクロマトーシス，慢性右心不全もある．大結節性肝硬変は，ウイルス性，薬剤性，原因不明のものがあり，肝硬変末期に現れる．肝硬変は，世界中に分布し，民族，国籍，年齢，性別を問わず起こる．毎年30万人以上（おそらくこれより多い）が，これのために死んでいる．肝硬変の有病率は，主に1人あたりのアルコール消費量と，肝炎ウイルスの広がりとに依存する．肝硬変症例の増加は，これらの原因のいずれかの増加によるとされる．死亡統計によると，肝硬変の発生率は，カナダ，イギリス，オーストラリアなどでは低く（人口10万人あたり死亡が10人以下），メキシコ，アメリカ，日本では中程度（10万人あたり11～23人），イタリア，フランス，ドイツでは高い（10万人あたり 24 人以上). 肝硬変の統計には, 診断の不確かさがつきまとい, 剖検と肝生検でのみ確定することができる. 剖検での肝硬変の頻度は, ヨーロッパで 3〜4%, アメリカで 5〜8%, 日本で 1〜2%である.

アメリカでは, 肝硬変による死亡は, 1950 年から 1974 年にかけて, 71.7%増加した. この増加は, 特に非白人の男性で著しく, 非白人の女性は中程度, 白人の男女ではわずかであった. アメリカの黒人で, 肝硬変死亡率は, 1955 年以前は白人と同程度か, わずかに低かった. それ以後, 状況は急速に変化し, 流行性肝炎にかかる黒人は, 白人と同程度に増加した. アメリカの都市部では, 非白人人口の肝硬変死亡率は, 白人の少なくとも 2 倍である.

工業国で着実に増加する肝硬変死亡率は, 1 人あたりのアルコール消費量の増加と関連している. 20 世紀には, アメリカ, イギリス, フランスでの死亡率は, アルコールが禁止ないし制限されると, 必ず下がった. 国民のアルコール消費が 2 倍になると, アルコールに起因する疾患は 4 倍に増える. 日常的な飲酒による肝硬変の危険は, 女性のほうが男性よりも急速で, 重症肝障害への進行は, 女性のほうが速い. しかし, 男性/女性比は, ほとんどの群で 2 : 1 だが, 若干の例外はある.

西洋では, アルコール性障害が, 肝硬変の大部分をなす. アメリカの肝硬変の 75%がアルコール性であると推定される. 15%がウイルス性, 10%が原因不明である. イギリスでは, 50%がアルコール性, 25%が原因不明, 25%がウイルス性である. アジアとアフリカでは, B 型肝炎ウイルスが多く, 1 人あたりのアルコール消費が低く, アルコール性肝硬変に対するウイルス性肝硬変の割合は, 西洋とは逆転する. しかし, B 型肝炎性の肝硬変の発生率は不明である. 慢性 B 型肝炎と原発性肝細胞性肝癌の関連は, 研究により強く支持されている. 出生時の感染が, 20〜30 年後に慢性肝炎, 肝硬変, 肝癌をもたらす. ウイルスがどのように癌を起こすかは不明だが, 特に男性で肝硬変の関与がある. 肝細胞癌と同様, 肝硬変も, B 型肝炎が流行しているところで多い.

肝硬変の診断は, 主に 2 つの重要な症状が手がかりとなる. 門脈圧亢進症と, 肝細胞不全である. 肝硬変は, 年余にわたって進行することが多いので, 治療により経過が一段落したり, 障害が一時的に収まることがある. 早期には, 患者はしばしば, 悪心, 食欲不振, 体重増加などの非特異的な症状を示す. 病気が進行すると，門脈圧亢進症と肝細胞不全を必ず発症する．この合併症は，互いに関係し，しばしば肝硬変の初発症状となる．肝硬変は，たとえばアルコール中毒者が飲酒を止めると，進行が止まることがある．治療により，肝臓の線維化が元に戻り，予後が改善されることが，慢性活動性肝炎，原発性ヘモクロマトーシス，Wilson 病の患者にある．しかし腹水が生じると，5 年生存率は 50%以下になる．

歴　史

古代ギリシア人たちは，肝硬変の臨床的特徴を認識していた．紀元前 300 年ころ，Erasistratus は腹水を肝疾患と関連づけた．1 世紀後に，Galen は肝疾患の理学的診断について論じ，ワインの飲み過ぎが患者に危険であると注意した．彼と同時代の Aretaeus は，肝硬変が肝炎から，肝癌が肝硬変から生じると示唆した．ギリシア人による臨床的記述は，今日まで並ぶものがない．

16 世紀に Vesalius は，硬化した結節状の肝臓をもつ患者で，門脈の破裂を記述した．病理解剖が 17 世紀に学問分野になると，肝硬変の散発的な報告が現れる．1616 年に William Harvey は，肝硬変の 2 症例を論じており，その後の John Browne による 1685 年の記述は，英語による最初のものと長らく考えられていた．肝硬変の最初期の図には，Frederik Ruysch による 18 世紀初頭のものがある．1716 年に，Giovanni Morgagni は，あらゆる肝臓の結節に対し「tubercle」の語を導入し，その後数十年にわたり，肝癌と肝硬変を混同する原因になった．Matthew Baillie による 1793 年の正確な記述は，肝硬変を疾病分類学上の存在として確立した．彼はまた，それをアルコール摂取と強く結びつけた．

18 世紀にはトウモロコシの過剰から，イギリス議会は蒸留酒を奨励して，穀物価格を安定させようとした．安価な蒸留酒の過剰消費が，肝硬変を蔓延させ，イギリスでは「gin liver」，他の国では「brandy liver」として有名になった．

Baillie の 25 年後に，René Laennec が「cirrhosis」の名を導入した．1829 年に Gabriel Andral は，肝臓の黄色物質が肥大して肝硬変の小結節を作り，赤色物質が萎縮して陥凹域になると示唆した．この概念は，肝硬変を肝臓の 2 種の物質と関連づけるもので，20 年ほどにわたってこの問題の考え方に影響を与えた．

1838年にRobert Carswellは，肝硬変が小葉間結合組織の成長によると推測した．Gottlieb GlugeとDominique Lereboulletは，肝臓の脂肪が，肝硬変の基本的病変であると論じた．Karl von Rokitanskyは，肝硬変の「結節状」が，慢性炎症により起こるとした．

19世紀中葉に，血管研究に対する関心が勢いを増し，肝硬変での血管病変が精査された．1864年のKarl von Liebermeister，1872年のJ.M.Leggといった研究者が，小葉間結合組織に焦点を当て続けた．他の人たちは，肝硬変の再生的側面を強調したが，これは多くの障害過程での最終産物である．1911年にFrank B.Malloryは，「アルコール性肝炎」の概念を導入し，肝硬変の前駆病変であると同定した．Malloryの概念は，数十年の眠りを経て，最近復活した．

それ以前から，アルコール性の脂肪肝が，肝硬変の前駆病変であると提案されていた．19世紀後半までに，医師のほとんどはこの理論を受け入れ，アルコール摂取が肝臓の脂肪を増し，それが肝硬変に転換すると考えるようになった．しかし実験では，アルコールの動物に対する肝硬変惹起効果を示すことはできなかった．このことから，アルコールではなく，銅などの混入物が肝臓を傷める，という見解が生まれた．これ以外の理論では，胃の機能異常が背景にあり，それが肝臓毒素を産生ないし吸収させる，ということが強調された．栄養失調の理論が1930年代に広まり，実験的に，インスリン欠乏による脂肪肝状態が，コリンや他の薬剤により予防できることが示された．その後直ちに，肝硬変の他の食餌モデル，たとえば脂肪増加食欠乏，低脂肪食，ビタミンE欠乏などが現れた．しかし栄養原因説は，Charles S.Lieberらが1968年に，アルコールがヒトで直接の肝毒性があり，ヒヒで肝硬変を起こすことを示してから人気を失った．

もう1つ，肝硬変の理解を進歩させた技術的な進歩がある．Paul Ehrlichが1884年に導入した肝生検は，後に診断手段として広く用いられるようになった．肝炎，肝硬変，肝細胞癌の間の関係が，研究により明らかになった．過去に提案されたさまざまの肝硬変分類を，確かなものにするのにも役立った．最近の標準化名称は，Fogarty国際センターが1976年に，世界保健機関が1977年に提案している．

［Thomas S.N.Chen and Peter S.Y.Chen（坂井建雄）］

訳者注

1989年以前には，肝炎ウイルスとしては，A型とB型が知られていた．1989年にC型肝炎ウイルスが発見され，日本の慢性肝炎患者の70%を占めると推定され，肝硬変，肝癌の主要な原因として注目されている．

A型肝炎ウイルスは，経口感染をして急性肝炎を起こすが，その多くは4～6週間で回復する．B型肝炎ウイルスは，本項で紹介されているが，持続性の感染をしている慢性キャリアの血液から，輸血，針事故，出産時に母から子へ，また性交により感染する．B型肝炎で，成人になってから感染したものは，急性肝炎のみで慢性化することはまれであるが，幼少時に感染したものは，慢性化してキャリアとなり，その5～10%程度が思春期以後にウイルス変異株が増殖して慢性肝炎となり，肝硬変，肝癌へと進行していくことが多い．

C型肝炎ウイルスは，血液から輸血や針刺しなどにより感染し，軽い急性肝炎を経て，約70%が慢性肝炎に移行する．C型慢性肝炎は自然治癒することがまれで，10～30年の経過で肝硬変へと進展し，最終的に肝癌を起こすことが多い．1989年にC型肝炎ウイルスが発見され，輸血用血液で抗体検査が導入されて，1992年以後の輸血などによる新たなC型肝炎の感染は激減した．しかし，それ以前に感染した人たちが多く，アメリカで400万人，日本で200万人がC型肝炎に感染しているとも推定され，その予後が心配されている．　［坂井建雄］

29

関節リウマチ

Arthritis (*Rheumatoid*)

関節リウマチは，慢性リウマチ病のなかで，主要な重症疾患であり，数か月ないし数年にわたる炎症反応で関節を侵す全身性の疾患である．しばしば手と足の小関節が最初に侵されるが，手首，股，膝，肘，肩の大きな末梢関節も，しばしば侵される．寛解も起こるが，病気は進行して障害と変形を起こす．病因は不明である．

特　徴

関節リウマチの有病率は，地球上のすべての地域で成人人口の 1 ～ 2%の間で一定している．女性の罹患は，男性の 2.5 倍ほどであるが，男女ともに 35 歳を超えると有病率が増加し，通常は中年の疾患である．新規罹患数は，人口 1,000 人あたり毎年 0.68～2.9 人である．

内分泌，代謝，栄養因子，ならびに地理，職業，心理要因も，集中的に研究されたが，関節リウマチの病因は解明されていない．遺伝的素因が疑われる．しかし，細菌およびウイルス感染が，ヒトの急性多発関節炎にしばしば伴い，そのため感染とそれに伴う免疫反応の変化ないし持続も，作用しているかもしれない．

確かに，免疫異常が，炎症過程の悪化と遷延化に一役買っているようである．免疫反応は，局所（関節）で，しばしば全身性に起こる．抗体免疫グロブリンないしリウマチ様因子の産生が，最初に関節の炎症組織内で起こり，それに続いて 80%の患者で血清中に検出される．リウマチ様因子が血清中に陽性の個体では，陰性の個体よりも病気の進行が著しく速い．

関節リウマチの発症と経過は，特に多様である．通常，疲労，体重減少，全身性疼痛，特に朝の起床時のこわばりに続いて，症状の局所化と関節の腫脹が起こる．これらの症状は，時に1ないし複数の関節で爆発的に生じるが，多くの場合には，多数の関節を巻き込んで進行する．この疾患は，1年目に自然に寛解したり，軽症化したりし，間隔を置いて同じあるいは別の関節に再燃する．

より困難な症例は，多数の関節で炎症反応が数か月ないし数年持続するもので，骨と関節を著しく障害し，尺側偏位，それによる指の変形，機能が制限され，不安定になる．全身病変の徴候もみられることがある．肘の小結節，指先ないし肘の皮膚変性，肺線維症，心囊炎，貧血，発熱，下肢の発疹と末梢部潰瘍，神経系の疾患，手根管症候群による手首の障害である．さらに，通常，緩徐な体重減少，ならびに筋量と筋力の低下がある．

完全治癒はないが，内科的・外科的手段を使って，疾患の経過にわたって，患者を処置することができる．薬剤療法は，この処置の重要な部分をなし，関節内での破壊的な炎症過程を制御することを，目的としている．

歴 史

「リウマチ様関節炎」という臨床用語は，A.B.Garrodが1859年に初めて医学文献に持ち込んだ．しかしイギリスの衛生局が1922年に，アメリカリウマチ協会が1941年に「公式に認知」するまで，広く用いられることはなかった．最近まで，多くの名前が，この状態を記述するのに用いられた．リウマチ性痛風(rheumatic gout)，慢性リウマチ性関節炎（chronic rheumatic arthritis），原発性無力痛風（goutte asthenique primative），結節性リウマチ（rheumatismus nodosus)，リウマチ性骨関節炎（rheumatoid osteoarthritis）である．痛風，関節炎，リウマチのような意味の広い言葉も，関節リウマチおよび他の多くの状態を包含していた．

しかし，より古い時代に関節リウマチが存在した証拠を，文学，芸術，古代人骨の古病理学的研究から収集する必要がある．今のところその証拠は，圧倒的というにはほど遠い．実際，この疾患の初期の記述が欠如するために，一部の著述家たちは，最近（すなわち17世紀以後）になって出現し，発生率が頂点に達してから，最後には消失すると，示唆している．

対照的に，強直性脊椎炎，骨関節炎，脊椎骨肥厚症など他の関節病変は，数千年前の骨格に認められ，現在の疾患と変わらないようにみえる．実際，関節リウマチの証拠が，比較的近年までないとすると，関節リウマチが強直性脊椎炎から生じたとも示唆される．関節リウマチの古代についての不確かさは，少なくとも一部は，この疾患を証明するわれわれの検査法から生じるものであり，現在の定義は，臨床，画像診断，血清学的な基準を含んでいる．

ヨーロッパの疾患記事で，おそらく関節リウマチと思われるものは，1676年，1770年，1800年，1818年に現れた．それぞれ，長期にわたる慢性で衰弱性の疾患で，複数の関節を侵し，指の指節間関節に典型的な過伸展変形を含むと記述している．

これらの時期以前に，関節リウマチの病期の可能性のある疾患の記述がいくつかあり，急性の爆発的な増悪から，慢性の持続的障害まで及んでいる．特に皇帝Constantine九世（980年ころ～1055年）の例では，63歳で多発関節炎が，足，それから手，肩，膝に現れ，指に結節と後遺症の変形，膝の屈曲と腫脹が生じた．この記述は，多関節性の痛風や，他の侵食性関節疾患を完全に除外するものではないが，きわめて示唆的である．13世紀にBartolemeus Anglicusは，これより不完全だが，示唆的な記述を書いている．

関節リウマチと思われる最初の記述はおそらく，インドのカラカ・サンヒタのなかにあり，123年ころに書かれている．問題となる疾患は，腫脹と疼痛のある関節として描かれており，最初は手と足に，それから全身に及んだ．病気は長引いて，治癒しがたく，食欲低下も伴った，と報告されている．

芸術では，フランドルの画家たち（1400～1700年）が，手の変形の実例を描いたのが注意を引き，彼らは他の例では，理想的で疾患のない手足を，かなり正確に描いている．Peter Paul Rubensの作品は，典型的な関節リウマチの変化を示し，彼自身が関節リウマチを患い，疾患の進行期にある自分の手を対象にして1609～38年に描いている．

古病理学に関しては，何千という古代のミイラと骨格が調べられたが，驚くべきことに，関節リウマチに一致する病変はほとんどみられない．もちろん，1ないし数本の長骨が失われれば，必要とされる対称性の関節病変を決めることは不可能で，手足の小骨は，しばしば失われている．

関節リウマチは現在のところ，対称性の侵食性多発関節炎の主な原因であるが，他の原因も存在するので，古代の骨にみられる関節炎を記述する際には，侵食性関節疾患（関節リウマチかもしれないし，そうでないかもしれない）の語を採用するのが，適切と思われる．関節リウマチと思われる古代のいくつかの例に，5,500 年前のエジプトのミイラ，サクソンからローマの時代，および中世のイギリスの 2〜3 体の骨格，よく保存されたエスキモーのミイラの報告が含まれる．

ごく最近，5,000〜1,000 年前の北アメリカの古代人骨に，侵食性多発関節炎が同定された．実際，これらの遺物を調査した研究者たちは，関節リウマチがウイルスによって北アメリカで発生し，それから Columbus 以後の時代にヨーロッパに移り，それから数世紀にわたってより重症型のものになったと，推測している．これにより，17 世紀以前のヨーロッパでこの疾患が明らかにかなり珍しいことを，うまく説明できると，彼らは論じている．

現在この疾患は，世界のすべての場所で，ほとんどの民族を苦しめている．このようにして，骨格の遺物を正確に報告し詳しく研究することによってのみ，リウマチ様関節炎であったと思われる侵食性関節炎が，過去において現在よりも広まっていたか，そうでなかったかを，決めることができる．こういった所見は，この疾患についての理解に大きな影響を与え，また一部で論じられているようにこれが消失するはずのものかどうかにも，示唆を与えてくれるだろう．

［Howard Duncan and James C.C.Leisen（坂井建雄）］

30

感染性肝炎

Infectious Hepatitis

肝炎という語は，肝臓のあらゆる炎症をいう．「感染性」という語で限定されている場合も，肝炎には，マラリア，黄熱病，数多くのウイルスなどの多くの原因がある．しかしながら，感染性肝炎とは，通常，数種の関連のないウイルスによって引き起こされる疾患の小グループを表し，その非常に顕著かつ一貫性のある症状は肝臓の障害に起因する．

歴史

黄疸は，血液から正常な分解物質を除去できない機能不全の１つの徴候にすぎないものであるが，1900 年代の半ばまで，肝炎はしばしば黄疸と同一視されてきた．この用語法のもとで，肝炎および他の肝臓疾患は初期の医学著作物のなかで重要な役割を果たしたのであるが，どの記述が現代に知られている肝炎に関連しているか，また，どれが黄疸のさまざまな原因を記述しているのかを定かにするのは難しい．初期の文献のなかで，肝炎の１つの型を他の型と識別するのはさらに難しい．Hippocrates は少なくとも４つの黄疸の型を同定し，そのうちの１つの型に流行性があるとみなし，したがって感染性があることを暗示した．もう１つの型とは「秋の肝炎（autumnal hepatitis）」であるが，この病気は A 型肝炎であった可能性がある．肝臓を重視することは，現代フランスの民間療法のなかに存続しており，不明瞭な慢性病は一般的に肝臓に起因するとされている．

古典時代以降も，医学著述家らは，感染症の潜伏期間が多様であるために，黄疸の感染性の型と非感染性の型を識別することに引き続き苦労した．肝炎の感染性を明白に認めたのは，８世紀に患者の隔離を唱道した Zacharias 教皇であるとするのが一般的である．しかし，さまざまな発症に関連する状況が多様であるがために，これは一般的な考え方にはほとんど影響を与えなかった．多くの症例は散発性のものであったと思われるが，A 型肝炎（あるいは，ET-NANBH として知られる，腸からの感染による非 A 非 B 型肝炎）に違いないと思われるものの流行は，17 世紀初めから，出征中の軍隊によくみられることが知られていた．天然痘のワクチン接種を，1 本の注射器で行っていたことに関連して発生した B 型肝炎の流行が 1885 年に記されている．それにもかかわらず，1908 年になってもなお，すべての肝炎は胆管の閉塞によるものであるという見解が医学的には主流であった．その臨床像は，20 世紀の半ばに至るまで，明らかにはならなかった．

A 型肝炎（hepatitis A）

A 型肝炎は，直径 27 nm の RNA ウイルスにより引き起こされる．これは，構造や，糞便で汚染された食物により伝播する能力がある点で，ポリオウイルス（poliovirus）に非常に類似している．このウイルスは宿主の幅が限られている．人間，類人猿，キヌザルにのみ感染することが知られている．

基本的に A 型肝炎ウイルスは世界中に分布しているが，飲料水が不潔で衛生設備が不十分であるところで，より多くみられる．病気の流行はウイルスの優勢と反比例している．発展途上諸国では，たいていの人は，小児のときに，明白な症状を伴わずに感染し，免疫を獲得する．しかしながら，先進諸国の成人が，特に発展途上国を旅行し，感染すると，重大な結果を招く可能性がある．

A 型肝炎は，不定愁訴，食思不振，また，黄疸が頻発して，症状が明らかになる．疾患特異的診断としては，電子顕微鏡による検便，または，より実際的には，特定の抗体の検出によってのみ確定診断できる．この病気は，併発症がなければ死に至ることはまれで，後遺症もほとんど残さない．通常 4 ～ 8 週間で回復する．

A 型肝炎は，1960 年代以降も特定されなかった．やがて，B 型肝炎の同定の方法の開発と，小児の研究において，2 つの異なったウイルスがあることが示されて，A 型肝炎の存在が明らかになった．この病気の病原体は，ヒト以外は伝播しないので，謎のままであった．ウイルスは 1973 年に同定された．不活性化されたワクチンが作られ，治験も成功したが，持続的に生産することに問題があるため，商品化はされていない．

B型肝炎（hepatitis B）

B型肝炎の原因は非常に珍しいウイルスである．最も重要なのは，このウイルスは，並外れて安定性があり，沸点温度にも乾燥に対しても不活性化せず，抵抗性があることである．ウイルスは，直径45 nmと中程度のものであるが，既知のDNAゲノムのなかでは最小のものである．ウイルスの外表面を形成している蛋白質が過剰に生産されるため，宿主の免疫機能がこれに対応することができず，免疫機構は麻痺してしまう．ウイルスDNAは，人間の遺伝物質にとりこまれ，ウイルスにとって安全にとどまれる場を提供し，多分，宿主の細胞増殖統制機構を妨害して，癌を引き起こす．

B型肝炎ウイルスの安定性とは，使用済注射針や外科用器具が最も重大であるが，血液で汚染された物品すべてに，ウイルスは活性を保って存在し続けることを意味している．先進国では，通常はこのようにしてウイルスは伝播された．予防措置により，多くの人々にこの病気が発生する頻度は減少してきたが，静脈注射を行う薬物乱用者の間では，依然として深刻な問題である．

B型肝炎は性的接触によっても感染する．精液中に排出され，男性から女性へ，また男性から男性へと感染する．異性間感染は完全な循環過程を形成しないので，ヨーロッパやアメリカにおける男性同性愛者コミュニティーにおけるこの問題ほど深刻ではない．

乾燥してもウイルスの感染力が持続することは，ウイルスが鋭利な石や棘やカ（蚊）の吻にも残存する可能性があることを意味する．このことが，未開の社会においてはことに重大な感染様式を提供することになっている．

B型肝炎の最も深刻な感染様式は，母子感染の多い南アジアおよびサハラ砂漠以南でみられる．出産中および母乳により感染が生じる可能性がある．この様式の感染が深刻なのは，人生の初期に感染すると，とりわけ持続的に感染性をもつようになることが多いためであり，肝臓癌は，この持続的感染によくみられる後遺症である．これらの地域では，すべての癌のなかで最も肝臓癌が多く，中年の死亡の最大要因である．この状況は無際限に継続し，幼児期に感染したものはキャリアとなり，次世代への感染を引き起こす可能性が最も高い．

B型肝炎による感染はさまざまな結果をもたらす可能性がある．不顕性感染の場合もあるが，A型肝炎とは識別しにくい疾患を引き起こす可能性もある．しかし，肝硬変（cirrhosis）の合併の有無を問わず，慢性活動性肝炎（chronic active hepatitis）を引き起こす可能性がある．これらのいずれの型も，結果として慢性的キャリアの状態となり，腎臓に障害を与え，また癌につながる可能性がある．このため，併発症を伴わないB型肝炎は，急性期において致死的となることはあまりないが，それが原因となる全体的な総死亡率は大きい．

よいワクチンが利用可能になっている．これはニューヨークの同性愛者の協力を得て行われた特別治験で有効であると証明された．ワクチン接種を受ける者または，偽薬グループとして数千人が参加した．同性愛者の感染率が高いため，ワクチン接種を受けていないグループでは，結果的にワクチン接種に意義があると証明できるほどに，この疾病の発生率が高かった．今やウイルスの抗原に遺伝子を運搬する細菌のクローンが開発され，血液に代わって，このクローンの生成物がアメリカでは抗原の供給源として使われている．しかしながら，この技術は費用が高く，血液に由来するワクチンが依然として各地で使用されている．

ワクチンは感染の予防にのみ有効であることに留意しなければならない．この病気を治したり，キャリアの状態を止めたりする方法は，まだない．キャリアになると長期間そのままの状態になることが予想される．このことは，すでに感染している人の多くは肝臓癌で死すべき運命にあることを意味している．

血液製剤が肝炎を発症させる可能性があることは，長年にわたって明白であったが，この事実がいかに重要であるかは十分に医師に伝えられていなかった．1942年，人間の血清を混合した新しい黄熱ワクチンが，海外へ行くアメリカ軍人に投与された．ワクチン接種を受けた者のうち，2万8,000人が肝炎になり，多くが死亡した．

B型肝炎ウイルスの発見は珍しいコースをたどった．1960年代の初め，オーストラリアの先住民の血液中にある抗原が発見された．後に，その血液を用いて研究をしていた研究者が「オーストラリア抗原」を獲得していることが発見され，その感染性が認められた．ついに，この抗原がB型肝炎ウイルスの表面蛋白質であることが判明した．

C型肝炎（hepatitis C）

C型肝炎のウイルスはみることも培養することもされていない．しかし，1980年，C型肝炎に感染したチンパンジーの血液からとりだされたRNAストランドがDNAに転写された．細菌のクローンに組み込まれると，このDNAは，輸血感染による肝炎ウイルスの病原体と交差反応する抗原をコードした．発見者らは，C型肝炎ウイルスは，黄熱病またはウマ脳炎（equine encephalitis）のウイルスと構造的に類似している可能性があることを示唆した．このことは，ウイルスの遺伝物質は，DNAではなく，元のRNAストランドであったことを意味している．C型肝炎はクロロフォルムによって不活性化され，A型肝炎やB型肝炎とは異なり，脂質を含んだウイルスエンベロープを有している．その他の輸血感染による非A非B型肝炎の病原体は，クロロフォルムに対する抵抗力をもつ．このことは，同定されていない病原体が少なくとも1つ以上存在していることを示している．

A型肝炎とB型肝炎が識別されるようになると，常に非A非B型の症例の問題が残る．輸血に関連して起こる症例もあるが，そうでないものもある．C型肝炎はアメリカにおいては最もよくみられる輸血感染による非A非B型肝炎であるが，世界の他の地域では，その役割は不明である．C型肝炎は輸血後肝炎の原因として重要であるが，これは感染の主たる形式ではなく，輸血を受けたことのない人にも散発的にみられる．静脈注射による薬物乱用を原因とする感染は，より頻度が高く，また性的感染も起こると思われる．

C型肝炎は，永続的な肝臓障害に発展する症例の多い深刻な疾患である．この疾患に関する知識は乏しいが，治療可能である点で，ウイルス感染症のなかではかなり特異である．αインターフェロンはC型肝炎による肝臓疾患に劇的な改善をもたらす．不幸にも，この疾患は，治療を中止するとしばしば再発し，治療は高額であり，不快な副作用を伴う．

デルタ病原体（delta agent）

4番目の肝炎ウイルスであるデルタ病原体は，単独では増殖することができない．デルタ病原体は，B型肝炎に感染している細胞のなかでのみ増殖する．デルタ病原体の欠陥は被膜蛋白質を作る能力を欠いていることであり，それゆえ，感染力をもつためには他のウイルスの表面蛋白質に包まれなければならない．他のウイルスの被膜に包まれていることは，B 型肝炎ウイルスのもっている免疫攻撃からの罷免をそのまま受け継ぐという利点をデルタ病原体に与えることになる．また，B 型肝炎ウイルスが感染者に持続して存在するという事実は，デルタ病原体にかなり大きな活動の場所を与える．デルタウイルスによる感染は，すべての肝炎ウイルスのなかで最も高い急性致死率をもつ．激症肝炎の出現はこのウイルスによりしばしば引き起こされていることが証明されている．ワクチンはまだ利用可能ではない．

ET-NANBH

腸から感染した非 A 非 B 型肝炎（ET-NANBH）ウイルスは，A 型肝炎に構造的には似ているが，免疫学的には明白に異なるウイルスである．最近になり，これが，以前には説明不可能であった数多くの肝炎の流行と関連づけられた．ウイルスは電子顕微鏡を用いて確認された．多くの ET-NANBH の流行は，発展途上諸国では，通常でも不十分な衛生設備が機能しなくなったときに起きている．全年齢層が同様に影響を受けるが，実際には成人の症例のほうが多いと思われる．この状況は ET-NANBH ウイルスは A 型肝炎ほど感染性はなく，一般的に衛生状態が悪いところでさえ，たいていの人は最小限しか罹患しないことを示している．ET-NANBH は，通常，A 型肝炎や B 型肝炎と識別できない．しかしながら，これに感染した妊婦の死亡率は著しく高く，20%にも達する可能性がある．

［Francis L. Black（柳澤波香・柳澤隆昭）］

31

肝　蛭　症

Fascioliasis

肝吸虫 *Fasciola hepatica* は，通常，ヒツジとウシの寄生虫である．ヒツジの「肝腐敗（肝臓病）」は 1379 年にフランス人の研究に記載され，最初のヒトの症例は 1760 年に記述された．その吸虫の生活環は 1881 年に発見された．肝蛭症は重要な獣医学的な問題であるが，ヒトの感染もかなり一般的である．吸虫の生活環は *Fasciolopsis buski* の生活環とよく似ており，ヒトや草食動物が，吸虫のシスト（嚢子）に汚染された生のクレソンや他の植物を摂食することにより感染する．成虫は肝臓を動き回る時期を経て，胆管に定住する．緩和な外寄生はほとんど障害を起こさないようだが，発熱，黄疸，そして肩甲骨へと広がる右上の 4 分円の腹痛が一般的な症状である．胆管が部分的あるいは全部閉塞すると，肝臓の破壊がひどくなることがある．

F. hepatica は世界各地に分布し，南フランス，アルジェリア，南アメリカにヒト感染の重要な発生点がある．治療は一般的に有効である．

［K.David Patterson（嶋田淳子）］

32

Carrion 病（オロヤ熱）

Carrions's Disease（Oroya Fever）

キャリオン病は，*Bartonella* 属の微生物により引き起こされる伝染病で，*bacilliformis* と *verrugiformis* の 2 種があり，これらの細菌は人間の赤血球と組織球に寄生する．*bacilliformis* は 2 段階の病状をたどり，まずオロヤ熱と呼ばれる熱性の急性溶血性貧血の段階があり，次にペルーゆうぜい（疣贅，verruga peruana）と呼ばれる肉芽腫性粘膜皮膚性皮疹が生じる．*verrugiformis* は第二段階の症状（ゆうぜい）のみを生じる．

特　性

Bartonella bacilliformis は多形性の細菌で，赤血球および組織球のなかでは棒状あるいは球状の形態をとり，液体および半固形の血液培地でよく繁殖する．1913 年に Charles Townsend が *Phlebotomus verrucarum* というスナバエの雌が昆虫ベクターであることを突き止めた．伝染は夜間に起き，地方性の疾病である．黄熱病同様，bartonella は小動物にも寄生するため，人間の保菌者を必要としない．生の細菌を接種することで，免疫が生じると思われる．

Carrion 病の貧血期は急性の発熱性の貧血が特徴で，赤血球中に bartonella がみられる．ゆうぜい期は播種性のゆうぜい性皮疹が皮膚および粘膜にみられる．重症な感染の場合，赤血球数が数日間の間に 100 万を切ることもあり，細胞の寄生度は 80～100％に上る．

発症は急な発熱，悪寒，骨痛，骨髄過形成，網状赤血球増加症に始まり，黄疸が生じ，血中および尿中のビリルビン値が上昇する．貧血期の初期から血液培養は陽性である．ゆうぜい期との間には数か月から 1 年以上の無症候性の期間がある．丘疹には粟粒状，結節状，その混在型（mular）などの種類がある．二次感染や出血の増加が起きた場合には痛みを伴うことがある．

verrugiformis 型の場合の臨床所見は *bacilliformis* 型と同様の広範な肉芽腫性の皮疹であるが，程度は軽症である．*verrugiformis* 型の皮疹は生涯で 2 回以上再発することがある．

発病の主な仕組みは，内皮細胞内で bartonella が増殖し，膨大な数の細菌により細胞が膨張し，やがてその圧力により細胞膜が破壊され，何百万もの細菌が放出され，これらの細菌が他の内皮細胞に取り付く．bartonella は末梢の赤血球にも寄生し，貧血を招く．重症の場合には脾臓に血栓症や梗塞がみられたり，肝臓の壊死や肺うっ血が生じる．

貧血期の最後に bartonella に対する免疫反応が起き，細菌が耐性のある球菌型に変化する．この段階が最も危険な時期である．治療を施していない患者の 30％以上がこの段階で全身虚脱を起こして死亡する．さらに 40％がサルモネラ症，結核，マラリア，およびアメーバ症などの二次的合併症により死亡する．

臨床的な観点からは患者が回復したようであっても，bartonella は皮下の毛細血管を取り囲む外膜細胞のなかで生存しており血液および骨髄の培養は陽性である．やがて bartonella は組織球内で新たな増殖サイクルを開始し，この病の第二段階が始まる．肉芽腫性の段階の病理組織は細菌の増殖により，組織球と内皮細胞が大きく白みがかり，なかには球菌型の bartonella の桿菌で一杯になっているものもある．これらの細胞が破壊されると bartonella が皮膚を介して播種され，新たなゆうぜい丘疹を生じる．丘疹は自然に治癒し，瘢痕は残らない．

抗生物質ができる以前は Carrion 病の致死率は高かったが，抗生物質には強力な殺菌効果があり，貧血の進行は止まり，直ちに血液の再生が始まる．貧血期に最も効果的な抗生物質は chloromycetin で，丘疹期には streptomycin が理想的である．

歴 史

Carrion 病は何千年も昔のものと思われる古代ペルー文明の陶器にも描写されており，南アメリカ大陸西部のアンデス山脈の谷あいで流行していた．風土病的な伝染の焦点はペルーにあり，コロンビアやエクアドルにもわずかな発生がある．感染地域は標高 2,100～7,500 フィートの狭い谷あいに限定される．

スペイン占領時代にもこの病は知られていたものと思われるが，注目を集めたのは 1870 年にリマからオロヤへの鉄道工事の際に急性の発熱型の Carrion 病で何千人もの労働者が死亡してからである．1885 年にはペルー人の医学生 Daniel Carrion がゆうぜいを自己接種して感染し，オロヤ熱により死亡したことにより，これら 2 つの病型の相関が明らかになった．1909 年にはペルー人医師 Alberto Barton がオロヤ熱患者の赤血球中の寄生生物を観察し，後にこの際の発見が確認された．それでもオロヤ熱とペルーゆうぜいは 2 つの相異なる細菌によって引き起こされるのではないかと考える者もいた．この議論は，野口英世と T. Battistine が，これらは同一の疾病の異なる現れだと 1926 年に報告したことにより解決した．1942 年に M. Hertig が確定的に疾病の全容とその媒介生物について明らかにした．

［Oscar Urteaga-Ballon（大西由希子）］

33

筋ジストロフィー

Muscular Dystrophy

筋ジストロフィーは，遺伝的に決められた，ほとんど小児期の疾患である．一般に，発症年齢が早いほど予後がよくない．症状と進行速度とがかなり重複し，最近まで生化学的な検査法がなかったために，その分類はまだ未決着である．筋ジストロフィーという疾患群が鑑別診断を要するのは，筋萎縮である．前者の基本的な障害は，随意筋線維に起こる．後者では，筋の神経支配が障害される．

筋ジストロフィーで最も多く，かつ最初に報告されたのは，フランスの神経学者 Guillaume Duchenne が 1868 年に明らかにしたものである．Duchenne 型筋ジストロフィー（DMD）は，伴性劣性遺伝の疾患である．したがって，女性の保因者から遺伝子を受け取った男性だけに発症する．発症した少年は，クレアチンホスフォキナーゼなどの筋細胞の酵素の血中濃度が異常に上昇する．この異常は，女性の保因者の 3/4 にもみられる．DMD は，世界中でかなり均一にみられ，人口に 10 万人あたり 15〜33 例の発生率である．DMD で家族歴が同定されているのは，症例のほぼ 1/3 ほどである．他の症例では，知られていなかった保因者や新しい突然変異によるものとされる．

症例は，生後 1 週目に，血中クレアチンホスフォキナーゼの高値により同定されるが，幼児は外見上正常である．歩き始めがやや遅れ，容易に転倒し，起き上がることが困難である．しだいに足底をつけて歩行するようになり，よろめく．しかし，診断がつくのは，通常は 5 歳以後である．制限をしないと，患者が筋ジストロフィーの子どもを作る危険は高い．

患児の体格は，見分けがつきにくく，筋力が低いにもかかわらず，筋は太く，これは仮性肥大といい，脂肪と結合組織が筋に侵入して置き換わるためである．病気が進行すると，筋線維は顕微鏡でみて異常がますますはっきりし，あるいは筋線維が消失する．上肢は遅れて影響を受けるが，その様子は骨盤と下肢と似ている．平滑筋（たとえば，腸，膀胱）は影響を受けない．筋が弱く，成長期の骨格に正常以下の力しか加わらないために，長骨の骨化が遅れ，骨のカルシウム含量が低下する．筋力低下でいったん車椅子や臥床に入ると，四肢の関節の拘縮と脊柱後彎症が前面に出てくる．中程度の精神遅滞も合併症として生じる．一般に20歳までに呼吸困難で死亡する．

DMDの原因遺伝子は，1986年に同定された．研究者は，この遺伝的異常が，ジストロフィンという筋線維の細胞膜蛋白質の欠損を起こすことを発見した．これは，筋の蛋白質のわずか0.002%にしかすぎないが，その欠損を識別して，特異的な診断に役立てることができる．

DMDと重症度で対極にあるのは，顔面肩甲上腕型筋ジストロフィー（facio-scapulo-humeral dystrophy：FSHD）で，フランスの神経学者のLouis Landouzy と Joseph Déjerine が1884年に記述したものである．発症は通常，思春期であるが，遅れることもある．発生率は，DMDの5～50%と見積もられている．FSHDの遺伝様式は，常染色体性優性で，男女で均等に発症する．その名が示すように，顔と肩帯の筋が最初に影響を受ける．時に，顔の筋だけが萎縮する．患者は，眼瞼を完全に閉じたり，唇をすぼめたりができなくなる．筋の異常は下方に向かって進行し，骨盤と下肢に達するが，どこかで進行が停止することがある．生殖能力は損なわれない．突然の心臓麻痺で死亡することがある．現在まで，筋ジストロフィーのいずれについても基礎となる異常に対する効果的な治療法はない．

［Thomas G. Benedek（坂井建雄）］

34

吸虫感染

Trematode Infection

trematodes（吸虫）または flukes（吸虫）は扁形動物門の吸虫綱の平たい虫である．それらは，通常中間宿主として貝が関与する複雑な生活環をもつ．成虫の固有宿主は一般的に哺乳類で，第二中間宿主や植物にいる被嚢型を摂食することによりその寄生虫を獲得する．多くの種がヒトに感染できるが，通常大部分は他の哺乳類に寄生し，ヒトは偶発的な宿主である．

［K.David Patterson（嶋田淳子）］

35
Q　熱
Q Fever

Q熱のQは,「query（疑問）」の意味で，1935年オーストラリアのクィーンズランドで屠殺業や牧畜業の人の間で，発熱と激しい頭痛を伴う原因不明の急性疾患が発生したときに，E.H.Derrickにより名づけられた．原因物質はリケッチア様の生物であることが判明したが，この名称が今日でも使われている．またの名を屠場熱（abattoir fever）という．第二次世界大戦中，バルカン諸国やイタリアに駐留していた軍人の間でQ熱が流行した際には，バルカン・インフルエンザ（「Balkan influenza」または「Balkan grippe」）などとも呼ばれた．

Q熱は，Rickettsiaceae科の*Coxiella*属の唯一の構成要素である*Coxiella burnetii*による感染で起きる．*C. burnetii*は細胞内寄生生物なので，当初ウイルスと思われていたが，細菌性の細胞壁をもつ．

Q熱は世界的な感染域をもつ人畜共通感染症で，多くの動物，鳥，マダニ，昆虫が自然宿主である．動物における自然感染は無症候性と思われる．人間への感染は，感染した動物やその死体，食肉などの製品が扱われる際に，汚染された塵埃を吸引することや，実験室内での取り扱いミス，マダニに噛まれたり，未殺菌の牛乳を飲むことなどで生じる．感染は無症候性となるのが一般的である．病態には2種類あり，急性Q熱は自然治癒するインフルエンザあるいは，最長4週間ほど持続する不定性の肺炎の様相を呈する熱性疾患で，治療なしでも致死率は1%未満である．慢性Q熱は，心内膜炎や肝炎として現れる．心内膜炎は，基礎疾患に心弁膜疾患をもっていた人に生じ，治療されない場合致死率は非常に高い．

特 性

急性Q熱の感染域は世界中に広がるが，慢性Q熱は比較的範囲が限られており，ほとんどの症例はイギリス，オーストラリアおよびアイルランドで報告されている．イギリスの家畜を調査した結果，乳牛の3～5%，ヒツジの2～6%が感染していた．他の国ではまだ少ないが，その原因は診断に至らないことが多いためか，菌株により毒性に差があるためかは不明である．急性Q熱の患者は圧倒的に成人男性に多く，酪農家，屠殺業，獣医などの職種との関連性が高い．また，春と秋に季節的な増加がみられるが，これは子ウシや子ヒツジの生まれる時期と重なる．

アメリカにおけるQ熱は，1960年ごろにはすでに酪農地域の地方病として知られていた．人間の感染例は珍しかったが1948～77年の間に着実に増加し続け，この間に疾病管理予防局（Centers for Disease Control and Prevention）に1,164例が報告された．67%を超える症例がカリフォルニア州で発生したが，これは家畜の感染率が高く，したがって牛乳中に原因物質が高率で分泌されたためと考えられる．

他のリケッチアと異なり，*Coxiellae* は節足動物の媒介を必要としない．自然感染のサイクルには2種類が確認されている．自然界における野生動物や鳥の間の感染は，マダニ，汚染された塵埃の吸入，そしておそらく（肉食動物の場合）感染した動物の肉や胎盤を食べることなどで起きている．マダニは感染した宿主の血を吸うことで感染するが，卵巣を経由する感染も記録されている．*Coxiellae* はマダニの消化管と唾液腺のなかで増殖し，マダニに噛まれたり，皮膚の傷口がマダニの糞に汚染されると感染が起きる．家畜や人間においては，マダニによる感染は重要性が低く，汚染された塵埃を吸入したり，感染した動物と直接接触することによる感染が一般的である．人間の感染源は主にウシ，ヒツジおよびヤギである．これらの動物において，*Coxiellae* は生殖器，乳房に局在し，乳，羊水および胎盤に大量に混入する．乳牛においては症状もなく，乳量の低下もないが，ヒツジやヤギにおいては流産を起こすことがある．また，ウサギやネコの出産も人間への感染源になっているという研究もある．

Coxiellae は環境条件に対する耐性が高く，塵埃や動物の排泄物のなかで何か

月も，何年も生きながらえる．実験では，さまざまな極度の環境に耐えることが確認されているが，なかでも63℃で30分も生存することがわかり，牛乳の高温・短時間殺菌の条件の境界として重要な意味をもつ．未殺菌の牛乳を飲む人の間で抗体をもつ人の割合は確かに高いが，専門家の間では汚染された牛乳を飲むことで，Q熱が発症することはないのではないかと議論されている．ヒトからヒトへの直接感染は記録にはあるがまれである．

感染した動物から排出される膨大な数の病原菌，風による塵埃への播種，環境耐性の高さ，人間への感染に必要な菌量（1菌体といわれる）などを総合すると，Q熱の特性である，はっきりした感染源なくして局所的に爆発的な伝染が生じる理由がわかる．さらに，仮に感染源（たとえば医学研究所で使われたヒツジなど）が特定できたとしても，その近くを通りかかっただけの，間接的な接触しかない人でも感染するのである．

不顕性感染は一般的で，1983年のスイスで感染したヒツジの群れが山の牧草地から市場に追われた際に，経路の村々で感染者が出た場合も，415人の感染者のうち，発症したのは191人だけであった．急性Q熱の臨床所見は一般の感染症と類似している．潜伏期間は2〜4週間で，その長さは曝露量によって異なるとも考えられる．急な発熱，発汗，寒気，こわばり，倦怠感，関節や四肢の痛み，前頭部の激しい頭痛，目の奥の痛み，光に対する過敏症，軽い乾性の咳などが症状である．発疹はまれである．治療をしない場合発熱は1〜2週間続くが，肺炎がその後も長引くことがある．黄疸は非常にまれで，重い呼吸器系の症状もまれである．まれに髄膜脳炎，小脳性失調，昏睡，心筋炎，心膜炎，肉芽種による骨髄の浸潤とそれに伴う骨髄不全，精巣炎，胎盤炎などの合併症が起きる．脾腫とリンパ球過多などもみられることがある．

慢性Q熱は一般的に発生率は低く，主に以前から大動脈弁や僧帽弁の奇形や疾患などがあった患者にみられ，急性感染から何か月も何年も経てから発症する．しかし，急性Q熱の感染歴や，既存の心弁疾患，感染源との接触などがないからといって，慢性Q熱の可能性を排除することはできない．症状は微熱と寝汗，貧血，関節痛，ばち指，心雑音などから始まり，心不全へと移行する．通常肝脾腫を伴う．人工の，あるいは損傷した心弁膜の疣形成から *Coxiellae* が分離される．肝機能に異常がみられることも多く，Q熱は慢性肝疾患の様相を呈することもある．

急性Q熱は治癒効果が高いものの，慢性Q熱は対処が困難である．いずれは弁膜置換が避けられなくなる場合が多い．人工弁の再感染も報告されているが，これは心臓以外の感染が継続しているためと考えられる．

歴 史

1935年にE.H.Derrickがオーストラリアの精肉労働者の間に集団発生した熱性疾患を研究し，1937年にこの新しい疾患をQ熱と命名して発表した．さらに，患者の血液や尿を接種したモルモットも感染し，感染したモルモットの肝臓や脾臓の抽出物でも，他のモルモットに感染が起きることを示した．Derrickと協力してF.BurnetとMavis Freemanは動物接種実験によりモルモットの肝臓の抽出物中にウイルスを見つける研究をした結果，リケッチアを発見し*Rickettsia burnetii*と命名した．1938年にはアメリカでG.DavisとH.Coxがモンタナで採取されたマダニから分離されたリケッチアを報告し，それを*Rickettsia diaporica*と命名した．後に両者は同一であることが証明されたが，皮肉にも実験室内での感染が発生し，人体への感染性についても同じ特性をもつことが実証された．CoxはQ熱の病原体が他のリケッチアと大きく異なることを示し，それを区別して*Coxiella*属に割り当てた．

Derrickは感染の方法を，吸血性の昆虫類が媒介し，病原体には何らかの動物レザバーが存在すると推測し，袋アナグマがその役割を果たしていることを突き止めた．しかし野生動物を介した感染経路は，人間にとっては主たる感染源ではなく，家畜動物を介した経路の比重がはるかに高い．第二次世界大戦の戦中戦後に，バルカン諸国とイタリアにおいて何千人もの兵士がQ熱に感染した流行も，家畜を介した感染経路によって説明がつく．

流行は1941年にユーゴスラビアで始まり，600以上の部隊を巻き込んだ．その後もユーゴスラビア，クリミア，ギリシア，ウクライナおよびコルシカで流行が繰り返された．発病の危険性は干草やわらのうえで寝ることと関連があった．1942年，1943年，1944年にもヒツジやヤギの群れと接触のあったドイツ軍の間で流行した．連合軍のイタリア侵攻に続き，1945年には連合軍の間でQ熱が流行した．1945年には他にもイタリア，ギリシアおよびコルシカで流行があった．

Q 熱の流行は軍事上重大な問題であった．感染源と接触した兵士の発病率は非常に高く，罹病期間も長引いた．たとえば，干草の納屋に宿営した 160 人のうち 53 人（33%）が Q 熱を発症したり，家畜小屋の干草置き場に座って訓練用のフィルムをみた演習生 900 人のうち 267 人（30%）が発症した．戦後は 1946 年から 1956 年にかけてはリビアに駐留していたギリシア軍およびスイス軍に，1951 年にはアメリカ軍に流行し，1955 年にはアルジェリアのフランス軍の間で流行した．部隊への流行の要因となったのは，免疫のできていない異国の軍人が，わらや干草の上で寝るといったかたちで感染源と接触したこと（地元の住人には影響がなかった），戦時中のために家畜の群れが頻繁に移動したこと，感染している群れと未感染の群れを混ぜたことなどが挙げられる．これは 1974 年から 1975 年にかけてキプロスにおいて，トルコ軍の侵略を逃れて来た複数のヒツジやヤギの群れが一緒に放牧され，そのヒツジやヤギの間で流産が多発し，同時に近くに駐留していたイギリス軍の兵士 78 人が Q 熱に侵されたという状況によく現れている．

1941 年モンタナ州でアメリカ初の自然感染例が報告された際にも，人間への感染における家畜動物の関与の重要性が強調された．1946 年 3 月にテキサス州の精肉工場において，家畜の世話人や精肉作業員 132 人のうち 55 人が Q 熱にかかり，2 人が死亡した．同じ年の 8 月には同じような流行がシカゴであった．その後の研究によると，散発的な発症が，特にカリフォルニア州などであったことが判明した．1947 年に起きた流行では酪農農場の近隣住民が感染したが，風で飛ばされた土ぼこりによるものと思われた．

Q 熱が最初に問題になったのは，実験室内感染だった．1938 年から 1955 年にかけて，22 件が報告され，250 人が感染した．特にある軍関連の研究所では 1950～65 年の間に 50 人が発症した．1940 年にはアメリカの国立保健研究所で流行があり，15 人が感染した．これらの研究施設内感染では，原因となる物質を直接取り扱っていた人だけでなく，近くで作業をしていた人や，研究所内を通りかかっただけの人までが感染しており，気道感染の重大性が強調される結果となった．1970 年代には，研究施設で感染した動物を扱う危険性が注目され，より安全で効果的なワクチンを開発する必要性が叫ばれ，アメリカで研究が再燃した．1980 年代のアメリカ，イギリスの両国での大規模な感染は妊娠したヒツジに対する手術に関連したものだった．

Q 熱の最初のワクチンは主に研究所職員の感染を防ぐために開発された．1940 年代後半から 1950 年代初頭にかけては，激しい皮膚反応を起こす副作用があった．1956 年に，*C. burnetii* の特異的性質である相の変化（phase variation）が報告され，慢性 Q 熱の診断に大いに役立っただけでなく，効果的なワクチンの開発にも重要な発見となった．1970 年代のオーストラリアでは屠殺業者の間で感染者が急増し，ワクチン開発への努力が再び加速された．

オーストラリア，アメリカ，地中海地域での研究に続き，他の多くの国でも症例が確認され始めた．世界保健機関（WHO）の調査によると，1956 年までにすべての大陸にわたる 51 か国で感染が確認された．感染がないと考えられたのはスカンジナビア諸国，アイルランド，ニュージーランドおよびオランダだけであった．その後アイルランドでは，1962 年に最初の国内症例が診断されたが，1960 年代にイギリスから感染したヒツジが輸入されたことで感染が広がったと思われる証拠が見つかった．今日では Q 熱の感染域は世界中に広がっていると考えられており，離散的な空白地域は，この病気に対する認識度および発生率の低さによるためと考えられている．

[S.R.Palmer（大西由希子）]

36

狂　犬　病

Rabies

狂犬病は，人間や他の哺乳類の脳と脊髄がウイルスにより炎症を起こすことで生じる．この病気はほとんどいつも，動物に噛まれたときその唾液に混じっていて人間に伝染し，今なお致命的である．「恐水病（hydrophobia）」と「激昂病（la rage）」という名称は，2 つの一般的症状を表している．

特　徴

狂犬病はアフリカ，アジア，南北アメリカとヨーロッパの大半の地域で発生している．イギリス，アイルランド，スウェーデン，ノルウェー，日本，オーストラリア，ニュージーランド，ハワイ，太平洋とカリブ海の島々では，一度も発生していないか，もしくは，すでに撲滅された．狂犬病は，野生の肉食動物，とりわけ，キツネやオオカミ，ジャッカル，コヨーテなどイヌ科の病気である．スカンクやアライグマ，コウモリも一般的な宿主である．感染した動物に噛まれれば，ほとんどあらゆる哺乳類がこの病気にかかりうる．家畜のイヌは，人間にとっての主要な脅威である．ネコは北アメリカで危険度が増している．ウシ，ウマ，ヒツジ，その他の家畜もかかるおそれがあるが，ウシの狂犬病（bovine rabies）とウマの狂犬病（equine rabies）は，普通人間にとってあまり危険ではない．

狂犬病は人間においては比較的まれで，孤立した症例として，あるいは小さな集団で散発的に起こるにすぎない．人里離れたところで仕事をしている人は，感染した動物に襲われやすい．オオカミは，その大きさと強さゆえに何度も噛みついてくるので，特に危険である．人間の症例はほとんどが「狂った犬」に噛まれたことによる．この狂犬自身，野生動物にそうやって襲われた犠牲者である．南アメリカの一部に生息する吸血コウモリは，ウシや場合によっては人間の狂犬病の感染源である．その他のコウモリも人間や動物を感染させるが，これはまれである．

人間の狂犬病（human rabies）は，先進国ではめったにみられなくなった．アメリカでは1946～65年の間に236件あったが，その後は全く報告例がない年が多い．カナダでは1924～86年の間でわずか21人だが，メキシコでは1985～86年で157人の死者を記録した．アフリカでは，ガーナで1977～81年の間に102人だが，他方エチオピアでは1982年に412人の患者を出している．1980年代のはじめ，インドでは年間で最高の患者数を記録し（2万人），これは人口比でいっても最も高く，100万人に28.8人であった．

狂犬病は，ラブドウイルス科のウイルスによって引き起こされる．この病気にかかった動物の唾液には大量のウイルスがいる．このウイルスは神経栄養性であり，神経に沿って移動して脳まで達し，そこで増殖して深刻な損傷を引き起こし，その一部は行動の変化となって現れる．

狂犬病は主に野生の肉食動物のなかで広まり，家畜の肉食動物には偶然にしか伝染しない．人間は最終的な宿主で，伝染はやはり偶然である．狂犬病はスカンクやアライグマにも広がっており，これら2種類の動物は郊外の生息環境に非常にうまく順応しているので，アメリカで懸念されたが，今のところ人間への感染例はみられない．

野生では，狂犬病は不規則な周期で起こる傾向にあり，数十年で数千マイルの範囲で広がる可能性もある．被害の拡大を食い止めるのに，動物の個体数を減らしても，一般には成果が上がらず，野生の哺乳類に対するワクチンもまだ実験段階である．保有宿主を監視することで，イヌやネコへ伝染するかもしれないと公的保健機関の注意を促し，野生動物に警戒するよう呼びかけられる．アメリカでは，数十年間でイヌの狂犬病（canine rabies）は着実に減少したが，ネコでは1980年にイヌの発生件数を上回り始め，ネコ科の動物に予防接種を打つキャンペーンが広く展開されることになった．

動物は，麻痺状態になって死ぬ前に興奮した攻撃的な振る舞いをする狂騒型狂犬病（furious rabies）か，無気力になりしだいに動かなくなる麻痺型狂犬病（dumb rabies）のいずれかを発症する．古典的な「狂犬」（口元に泡を出して通りをうろつく）は確かに存在するが，感染したすべてのイヌがこうした劇的な症状をみせるわけではない．カナダの北部では，狂犬病にかかったキツネやオオカミが「狂って」人の居住地に侵入したり，橇犬と混ざったり，イヌや人間に襲いかかる．スカンクやアライグマのような夜行性の動物が感染していると，人が住んでいる地域を昼間にうろつき，人間や他の動物をあまり恐がらないことがある．しかし残念ながら，そうした異常な行動は，常にみられるわけではない．「親しげな」アライグマに手で触れた後，立て続けに噛まれて狂犬病を移された人はたくさんいる．

人間が狂犬病にかかるとき，普通ウイルスが混じった唾液を媒介にするが，他にも 2 つのメカニズムが報告されている．すなわち，埃のなかにいるウイルスを吸い込む場合と，外科手術における感染である．コウモリが住みついている洞窟のなかの埃には，ウイルスが大量にいるおそれがあり，これまで何人もの洞窟探検家が，ウイルスを吸い込んで狂犬病にかかり，死んでいる．ウイルスの入ったエアゾールを吸入する実験でも感染が起きた．また，狂犬病にかかりながらそう診断されずに死亡した人から角膜移植をした結果，少なくとも 2 人が死亡した．しかし，ドナーを免疫のテストにかけることで，将来はこうした感染を防げるはずである．

ウイルスの混じった唾液が皮膚の傷口からなかに入ると，ウイルスは傷から神経を通って脳に運ばれる．潜伏期間は 16 週間までで，その長さは傷の度合いと位置，そして体内に入ったウイルスの量によって変わる．顔や頭をひどく噛まれるのは最も危険であり，ウイルスがあまり移動しなくてよいので，潜伏期間は最も短い．感染すると，最終的に脳と脊髄の細胞が破壊され，神経線維を包むミエリン鞘を損傷する．ウイルスの集合体（「Negri 小体」と呼ばれる）が顕微鏡検査でしばしば見つかる．

狂犬病患者は，落ち着きのない興奮した振る舞いをし，過敏な反応をする．そして発病直後は，おどおどしたり攻撃的になったりする．痙攣を起こし，大量に涎をたらすのも一般的な症状である．患者はしばしば激しい渇きに苦しむが，何か飲もうとすると，喉の筋肉がひどく引きつる．そのため極端に水を恐れるようになることが多く，何か液体をみたり，液体のことを何かいっただけで恐怖に襲われ，ひきつけを起こしてしまう．数日以内でこの「狂騒」段階が終わり，抑うつ，麻痺，死に至る．その症状が身の毛もよだつもので，死が避けられないため，狂犬病は最も恐ろしい病気の1つとなっている．

生き残った人の報告はわずかしかないが，どれほど集中的に対症療法を施しても，一般には無駄で，特にこれといった薬も治療法もない．予防が唯一の解決策である．何より重要なのは，イヌやネコに予防接種を行うこと，野良犬や野良猫を取り締まること，野生生物を監視すること，そして教育である．猟区管理人，獣医，実験室で働く人など，特に危険がある人は，前もって人間用のワクチン接種を受けることができる．

幸い，狂犬病にかかった動物に噛まれた人でも，その長い潜伏期間が終わる前なら，ワクチンを投与して効果を上げることができる．噛んだ動物が狂犬病の場合，あるいはその疑いがある場合，即座に措置をとることが肝要である．傷口を洗浄してできるだけ多くのウイルスを取り除き，続いてそのウイルスに対する抗体を含む血清を注射する．そして鍵となる治療，特殊なワクチンの連続投与が始まる．

1880年代に，Louis Pasteurがウサギの脊髄組織を使って最初のワクチンを開発した．開発途上国によっては，ヒツジ，ヤギ，ネズミの脳組織を使うところもあるが，アレルギー反応を引き起こすため，取って代わられつつある．1970年代末に人間の2倍体細胞ワクチンが開発されるまでは，アヒル胚培養が使われていた．このワクチンはより安価で安全，注射の量も少なくてすむ．また，アメリカで1988年には，別の改良型のワクチンが売り出された．

歴　史

狂犬病は，おそらく紀元前2300年ころのメソポタミアの文書に記されており，中国からローマまで，古代の文筆家にはよく知られていた．中国語の文書で最初の確かな言及は，紀元前6世紀のもので，インドでは1世紀の文書にこの病気のことが記されている．また狂犬病は，Euripides，Xenophon，そしておそらくHomerのような古代ギリシアのテクストでもふれられている．Aristotleはイヌや他の動物の狂犬病について，“History of Animals”のなかで叙述している．

1世紀と2世紀のローマの文筆家たち，Dioscorides，Pliny，Galen，特にCelsusは，狂犬病について広範な記述を行い，この病気に関する考え方を確立したが，これは18世紀までヨーロッパやイスラムの医学に影響を及ぼし続けた．体液説が広まっていくに従って狂犬病は，緊張や冷たさ，熱さ，中毒などの要因によって動物の「体液が腐敗する」ことで起こる，と信じられた．そしてその動物の唾液は有毒になり，噛むとその「毒素（virus）」が他の動物に入っていくとされた．Celsusは，同時代の人と同様，幅広い内的・外的治療法を記した．そのなかには（現代の知識からすれば）役立つものは何もなかったが，19世紀まで受け継がれた．また，Plinyが唱えた説，イヌの舌にいる寄生虫が狂犬病を引き起こすという考えも，Celsusの説と同じくらい長く続いた．

狂犬病は，ローマ帝国の没落以降中世まで，多くの文筆家の関心を引いた．ユダヤ教の大家たちは，タルムードの中に出てくる狂犬病について書き，西ヨーロッパとビザンチン帝国のキリスト教の文筆家たちは，古典時代の体液説に追従した．また，10世紀のRhazesや11世紀のAvicennaのようなイスラム教の権威たちも，体液説の伝統のなかで仕事を行い，Celsusの影響を強く受けていた．Avicennaはイヌやオオカミやキツネやジャッカルの狂犬病について優れた説明を残した．

たいていの医学的問題と同様，中世ヨーロッパの注釈者たちは，古代の著作やイスラムの文筆家にほとんど何も付け加えなかった．13世紀にArnold of Villanovaは，イヌは死体を食べると狂犬病になる，と誤ったことを書いた．しかし，彼が噛まれた傷を徹底的に洗うよう強調したのは正しかった．いったん症状が現れると，宗教的な治療に戻る人が多かった．西ヨーロッパでは，巡礼と礼拝は猟師の守護聖人である聖Hubertに向けられた．ヨーロッパの他の地域やエジプトのコプト教では，他の聖人に祈願がなされた．

近代初期の医学の大家が，貢献したことはあまりなかった．Girolamo Fracastoroは，16世紀の微生物病原説の先駆者として賞賛されることもあるが，狂犬病については，微生物というより種子や自己増殖する毒に近いseminariaによって引き起こされる多くの病気の1つだと考えていた．16世紀のフランスの外科医Ambroise Paréは，優れた臨床記録を残し，中枢神経系が関与していることを認識していた．

おそらく，この病気がより広くみられるようになったせいか，あるいは医学的研究が積み重ねられたせいで，18世紀には狂犬病に関する文献はさらに多くなった．死体解剖による研究が行われ（もっとも病変が顕微鏡レベルのものだったので，成果は上がらなかったが），多くの症例報告が公刊された．文献の増加は特にフランスが顕著で，狂犬病に対する関心はかなり大きかった．1750 年ころ，多くの医者は「自然発生の」狂犬病があると信じていた．しかし数十年以内に，狂犬病はそれに感染した動物に噛まれることによってのみ起こること，またそうやって噛まれたからといって，必ずしも病気にはならないことがわかった．Joseph-Ignace Guillotin は，ギロチンを発明した人物だが，実験的アプローチを提唱した．死刑囚を狂犬病のイヌに噛ませて，そのうえでさまざまな治療を彼らに試みるのである．

この計画は採用されなかったが，19 世紀に入るころには，いくつかの重要な実験が行われた．イギリスの医師 John Hunter は，1790 年代に唾液を接種する実験を提案した．イタリアの研究者 Eusebio Valli は，カエルの胃液が唾液内の「毒素」を弱めると主張した．唾液の接種実験を初めて行ったのは，ドイツの研究者 Georg Gottfried Zinke だとされているが，彼は Hunter の研究のことを知っていて，おそらくそれに触発されたものと思われる．1813 年には，フランスの研究者 François Magendie と Gilbert Breschet は狂犬病の犠牲になった人からとった唾液で，イヌや他の動物を感染させた．

しかし 19 世紀の治療法は，古代から受け継いだ多くの無益な療法を寄せ集めただけの望みのないものだった．医者たちは，薬や下剤から電気ショックや海水に浸すことまで，できることは何でも試みた．鎮静薬がしばしば用いられ，安楽死も行われただろう．

狂犬病に関する現代の知識は 19 世紀後半に始まり，実験的方法論と微生物病原説の成立と密接にかかわっている．狂犬病は，公衆衛生にとっての大きな危険となるほど広がっていたわけではないが，強烈に人目を引いたので，かなりの量の研究が行われるようになった．フランスの獣医 Pierre-Victor Galtier は特に重要である．彼は 1879 年に，ウサギのなかで狂犬病を保存する実験を公表した．そしてワクチンが開発されることになるわけだが，これはもう 1 人の研究者 Louis Pasteur の研究の頂点となった．

Pasteur は狂犬病に関する最初の論文を 1881 年に発表した．Galtier が提唱したようにウサギで実験を行いながら，Pasteur は感染源として乾燥させた脊髄の組織を使った．そして1884年には，その組織のなかにある未知の病原を弱める方法を開発し，そうして弱毒化した伝染性の病原をイヌに注射した．それは，乾燥させていない組織標本と違って病気を引き起こさず，代わりに毒性の強いウイルスの注射に対する防御となった．

人間に対する最初の実験は，1885年に行われた．Pasteurは人間にウイルスを注射することはできなかったが，噛まれて間もない人を治療したいと考え，毒性のあるウイルスが噛んだ傷口から入って病気を引き起こす前に，ワクチンが免疫を作り出すのを期待した．1885年の7月，狂犬病のイヌにひどく噛まれた9歳の少年が，噛まれてから2日たっていない時点でパリに運ばれてきた．医師たちはその子が感染していると確信し，Pasteurは，新しいワクチンが効かなければ死に至るとわかっていた．その少年に対して，ウサギの脊髄で作ったワクチンを投与し，それを順次より新鮮で強いものにしながら続けていく治療を行った．彼は生き延び，その後Pasteur研究所の守衛になった．10月には2人目の患者の治療が成功し，その後の数か月間でさらに350人がワクチンの投与を受けた．死んだ人は1人いたが，その少女はワクチンを投与されたとき，すでに感染後1か月経っていた．

この画期的治療法は世間を大いに騒がせた．そして狂犬病にかかった動物やその疑いのある動物に噛まれた人々が，Pasteurの研究所にヨーロッパ中から大挙して押し寄せた．成功率は常に高く，とりわけワクチンが即座に投与された場合と，頭部が噛まれていない場合にはそうだった．長距離電車に乗ってきて治療が遅れた場合でさえ，狂犬病のオオカミに噛まれた38人のロシア人のうち35人が助かった．フランス政府はPasteurの研究に資金提供を開始し，彼の研究所は拡張された．彼の同僚，特にEmile Rouxたちは，ワクチンの生産と治療のさまざまな方法を開発した．研究によって，ウイルスは噛んだ傷口から神経を通って脳に達するという経路をとるのではないかと考えられた．しかし，これが証明されるのは，20世紀になってしばらくしてからだった．

1903年，イタリアのAdelchi Negriが狂犬病のイヌの神経細胞のなかにいる微生物を顕微鏡で発見したが，彼はそれを原生動物だと考えた．これは誤りであることが証明されたが，「Negri小体」は役に立つ徴候となった．しかし，1935年に接種試験が導入され，狂犬病のテストであるNegri小体の組織学的検査に血清学的方法が大部分取って代わった．ウイルスが最初に見つかったのは1962年である．そして1965年の電子顕微鏡を使った研究により，Negri小体がウイルスと抗体の集合体であることが判明した．

人間や動物の狂犬病の流行について，20世紀以前までさかのぼって調べるのは難しい．ヨーロッパでは，たいていの記録が孤立した事例か小規模の突発事例である．1271年，狂犬病のオオカミがフランケン地方にあるいくつかの町に侵入してウシやヒツジの群れを襲い，30人の人を死なせた．1563年にフランクフルトでキツネの間で流行が起きた．狂犬病はおそらく18，19世紀の間，西ヨーロッパで広く発生していたが，それは，人口増加により野生の哺乳動物と家畜のイヌがより多く接触するようになったからかもしれない．1701年にフランスのナンシーは狂犬病に悩まされ，野良犬を防止する法律を制定した．パリは1725年に起きた狂犬病に，イヌを鎖でつなぐことを義務づける法律で対処し，他のヨーロッパ諸都市も類似した法令でこれにならった．このような制限は，野良犬や野良猫を通りから駆除する運動と同じく，狂犬病の恐怖が広がるまで，厳格に実施されたことはめったになかった．

1719〜28年の間，フランス，ドイツ，シレジア，ハンガリーに動物の狂犬病が広範囲で流行し，イギリスでも1734〜35年に多くの被害が出た．大ロンドン州では1759〜62年に狂犬病がはびこり，フランス，イタリア，スペインでは1763年に広がった．1803年にはフランスのキツネの間で大流行が起こり，1830年代終わりまで続いて，スイスとドイツ，オーストリアの多くの地域に拡大したように思われる．オオカミ，キツネ，イヌの間での突発的流行は，19世紀の間中続き，何百人もの人命を奪った．

20世紀になると，狂犬病は野生動物でも家畜でも人間でも減少していった．この病気はイギリスで1922年に根絶され，西ヨーロッパ全体でまれにしかみられなくなった．しかし1940年代はじめ，ポーランドでキツネの狂犬病が流行し，30〜60 km/年の速さで西へ広がっていき，1968年にはフランスに達した．デンマークは，ドイツ国境近くの一帯でキツネを徹底管理することで防御し，イギリスは依然として海峡によって守られていた．

他の大陸における狂犬病の歴史はあまりわかっていない．エチオピアでは20世紀以前，散発的に発生し，ところどころで流行しただけで，他のアフリカの国とアジア諸国でもこうしたパターンが一般的だったにちがいない．オーストラリアとニュージーランドでは，1788年にイギリスの植民地になるまで狂犬病は存在しておらず，同じく太平洋の島々にもなかったと考えられる．

新世界で狂犬病が大昔どのようであったかは不明である．Columbus以前の時代にコウモリの狂犬病（bat rabies）があった可能性はある．ホッキョクギツネとオオカミが何千年も前にシベリアからアラスカへウイルスを運んできたかもしれない．口承から察するに，エスキモーはヨーロッパ人と接触するはるか以前から狂犬病に気づいていたとも考えられる．しかし，古いヨーロッパの資料では，アメリカの動物の狂犬病に関する言及はない．1579年のスペインの文献では，西インド諸島におけるその存在を特に否定している．この病気に関して初めて報告がなされたのは，メキシコで1709年，キューバで1719年，バルバドス島で1741年，ヴァージニアで1753年，ノースカロライナで1762年，ニューイングランドで1768年，ジャマイカとヒスパニオラ島で1783年，ペルーで1803年であった．狂犬病は非常にはっきりした病気で，少なくとも家畜や人間がかかったときには非常に目立つし，素人にも医療関係者にもよく知られている．したがって，昔の報告がないということは，少なくともアメリカの温帯と熱帯では，後でヨーロッパから入ってきた病原体だということだろう．

キツネの狂犬病（fox rabies）は，18世紀には知られていて，19世紀には北アメリカの野生動物の間に広がっていた．狂犬病にかかったスカンクについては，1830年代に大草原地帯で，1850年代にカリフォルニアで記録されている．20世紀におけるアメリカの発生事例の大半はイヌのもので，イヌ科の狂犬病は減少傾向にあり，より大きな注意を引いてきたのは，野生動物のほうである．

アライグマの狂犬病（raccoon rabies）が最初に記録されたのは1936年のことで，コウモリの狂犬病は現在47の州でみられるが，見つかったのは1953年である．1955年にはフロリダでアライグマの間で流行し，1960年代，1970年代に北へ向かっていき，ジョージア州とサウスカロライナ州に広がった．1970年代の半ばには，スポーツをする人たちが感染したアライグマをこの発生源からヴァージニア州とウェストヴァージニア州の境界あたりに持ち込んだ．それで狂犬病はこの両方の州に広がり，さらにペンシルヴァニア，メリーランド州，ワシントンDCにも拡大した．

スカンクの狂犬病（skunk rabies）は中西部の2つの発生源から数十年かけてゆっくり広がっていった．キツネの狂犬病はアパラチア地方で広くみられる．カナダでは動物の間での流行は，はるか北方で1947年に認められたが，おそらくそれは1930年代かそれ以前に始まったと考えられる．最初に感染したのはキツネとオオカミで，動物の間での流行はそこから南下して，オンタリオ州とケベック州へ広がり，さらにアメリカに入っていった．

野生動物の狂犬病は，ヨーロッパと北アメリカの人にとって潜在的な脅威となっている．しかし，ペットを予防接種することで，人間で時折発生する以外は阻止することができる．メキシコやインドのような開発途上国では，イヌ科の狂犬病は切実な問題であり，ウイルスをもっている野生動物にはあまり注意が払われてはこなかった．

[K.David Patterson（梶谷真司）]

37

蟯　虫　症

Enterobiasis

蟯虫 *Enterobius vermicularis* は世界中で共通な寄生虫で，今日先進国で最も流行している寄生蠕虫である．蟯虫症は古代からヒトを苦しめており，古代中国や，古代ギリシア，イスラムの著述家に知られ，Columbus 到着以前のアメリカ大陸に存在した．ヒトが唯一の宿主である．2～13 mm の成熟した虫体は盲腸や腸管に隣接した部位に寄生する．妊娠した雌は宿主の肛門から移動して外に出て，肛門周囲の皮膚上に数千個の卵を生みつける．卵はすぐに成熟し，数時間以内に感染性となる．虫がかゆみを誘発し掻いたときに，手についた卵の摂取によって感染するのが一般的である．虫卵はしばしば汚染された食物により摂取され，それらは軽いため，家のほこりに簡単にすいこまれている．虫卵は小腸で孵化し，わずか 4 週で成熟した成虫に発育する．虫卵が肛門周囲の皮膚上で孵化し，幼虫が直腸に泳いで戻ったときに起こる逆行感染がありうるがまれである．蟯虫は特に小さい子どもの間で流行し，しばしば家族問題となる．

蟯虫症が重篤な疾患となることはまれである．腸管障害は，もしあったとしても生命の危険を伴わないが，蟯虫が大きな不快感を引き起こし，掻き傷が二次感染を起こすことがある．移動する虫体は，時折，膣や虫垂に達するが，ひどい障害を起こすことはまれである．直腸の掻痒感とその結果として生じる不眠は，特に小児の場合，蟯虫感染を思わせる．

通常の状態では，再感染が続くことはなく，自己限定性である．薬物治療は安全で有効であるが，しばしば，すべての家族あるいは同居集団が同時に治療されなければならず，ベッドや洋服は徹底的に清潔にしなければならない．最も潔癖な主婦でさえ，空気伝達の卵を家から除去するのは困難であることがわかるだろう．個人個人の衛生管理が最もよい予防法である．　［K.David Patterson（嶋田淳子）］

38

巨大肝蛭

Fasciolopsiasis

巨大肝蛭症は，腸の巨大吸虫（*Fasciolopsis buski*）によって起こる．この吸虫は，1843年に発見され，中国，韓国，東南アジア，インドとインドネシアの一部でみられる．成虫の寿命は6か月にすぎず，人間の小腸壁に寄生する．ブタとイヌもまた，感染し，しばしば重要な保有宿主になる．雌雄同体の成虫が産んだ卵は，糞便に混じって宿主の外に出て，淡水に達すると，運動能力のある幼虫になり，ある種のカタツムリの組織に深く侵入する．2世代を経て，運動能力のあるもう1つの形態はカタツムリの体外に出て，ウォーターチェストナット，オニビシ，水竹のような植物を見つけると，それの上で包嚢に包まれる．人間は，生の果実の皮を歯で剝いだり，それらを調理せずに食べたりすることによって，嚢胞に感染する．この病気は，これらの植物が人糞を肥料として育てられるような地域で，きわめて大流行になりうる．

軽度の感染では，しばしば無症状である．しかし，吸虫は腸の粘膜に炎症を起こし，潰瘍を生じることもある．腹部の苦痛，下痢，貧血症と腹部での体液の蓄積は，一般的な症状である．重度の場合，死に至ることもある．通常，薬物療法が効果的である．

[K.David Patterson（松村紀明）]

39

くる病と骨軟化症

Rickets and Osteomalacia

くる病と骨軟化症は，ビタミンDの異常な代謝，カルシウムとリン酸の代謝と関連する複合的な原因による病気である．多くの原因のうちで最も重要なものは，摂食物中の食事のビタミンDの不足と腎臓と日光によるビタミンD前駆体の活性化に関係している．くる病と骨軟化症の特徴は骨と骨端軟骨の正常な無機化作用の障害であり，結果として骨格の奇形につながる．くる病は成長期の乳児と小児において起こり，どちらの場合でも骨と骨端軟骨に影響が現れる．骨軟化症は骨端閉包後の成人で起こり，多くの場合でその発現は顕著ではない．

歴　史

くる病は歴史上最も古くから記述されてきた病気に分類される．紀元前300年には Lu-pu-wei は曲がった足とせむしを記述している．しかしながら，これらは他の障害で起こる可能性がある．最も明確な言及が7，8世紀の3人の中国人医師による著作にみられる．その著作では肥大した頭部，身体の衰弱，鳩胸，歩行速度の低下が書かれている．10世紀に，中国の小児科学の父 Chien-i が多くのくる病の症例を記述した．

2世紀に，エフェソスの Soranus は乳児と小児の脚と脊椎における典型的な骨の奇形に触れ，ギリシアと比べてローマの都市部での発現率の高さに言及している．少し後に，Galen の著作には乳児と小児における骨の変形，特にくる病でみられる外反膝，内反膝，漏斗胸，鳩胸についての記述が含まれる．Daniel Whistler と Francis Glisson の重要な記述が出された17世紀中ごろまで，この病気について統一のとれていないいくぶん曖昧な言及がなされていた．

1645年に Whistler はくる病についての医学論文を出版した．5年後に Glisson は，くる病についての決定版となる著作を著した．この著作はくる病の臨床的記述としていまだ並ぶもののないものである．両者は当時の秩序の乱れについて思いを馳せたが，確かに高緯度の気候，過密した生活環境，社会経済の変化が当時の病気の流行に影響を与えていた．Glisson は裕福な家庭で起こった多くの症例を書きとめている．これらの場合ではおそらくは産着の着用，パン粥とデンプン食によるビタミン D 不足に関係している．

「くる病（rickets）」という言葉は，1634 年の London の死亡統計報告で初めて使われた．これ以来，この言葉の由来が論争の種となってきた．可能性として以下のものが考えられる．ドーセット方言での「呼吸不足」を意味する rucket，「揺れる，あるいはよろける」を意味する動詞 rucken，「ねじる」を意味する中世英語の wricken，「塊」や「こぶ」を意味するサクソン語の rick，「せむし」を意味するノルマン語の単語 riquets．Glisson はギリシア語で脊椎を表す rachitis という言葉を提案した．この用語は多くの国で今日でも使われ続けている．

ビタミン D の具体的な役割とその実際に働いている代謝物質が生化学によって解明されるまで，ほぼ 250 年が必要だった．1908 年に L.Findlay は狭く暗い空間で育てられた子イヌにおけるくる病について報告した．1 年後に，Georg Schmorl は剖検によって病気の顕著な季節的変動を明らかにした．1917 年に Alfred Hess と L.Unger はタラの肝油や紫外線照射によってくる病を防げると記述した．その後まもなく，多くの研究者，特に Elmer McCollum のグループが，ビタミン D とその関連化合物を分離した．正確なメカニズムとビタミン D がより活性化したかたちへと代謝される転換についての理解は 1960 年代半ば以降になって得られた．

正確を期せば，ビタミン D はビタミンではなくプロホルモンとして分類される．ビタミン D は皮膚の深層で紫外線とコレステロール誘導体との相互作用によって形成されるが，少量のビタミン D は乳製品と魚類の肝油のような摂食物からも得られる．ビタミン D はその後，最初に肝臓にそしてさらに再び腎臓で水酸化される．ビタミン D は標的器官である腸と骨に働き，血清カルシウムレベルとリン酸塩レベルと骨の無機化作用を調整する．

特徴的な骨格の奇形を引き起こすので，くる病は骨格の直接調査によって古代にまでさかのぼることができる．予想どおり，古代エジプトでくる病は非常にまれであった．北アメリカと南アメリカの骨格化石では 1，2 例がくる病の可能性があるものとして記述されているだけである．古代のくる病として多く報告されているのは，ヨーロッパのものである．ノルウェー，スウェーデンとデンマークで新石器時代の時代にさかのぼれるものがみられた．中世において北ヨーロッパと中央ヨーロッパ中の都市でくる病を示す標本が多くなる．これは日照不足が主としてくる病を引き起こしたことを確証している．

特　徴

1890 年には Theobald Palm が全世界からデータを集めて，くる病の主な病因は日光不足だと結論している．科学者が人種間での色素沈着の差異とビタミンD合成の調節とを結びつけるのはそれからかなりたってからである．皮膚の外側の層（角質層）の色素沈着と角化は，ビタミンDが合成される顆粒層に届く太陽からの紫外線放射の量に直接影響を受けている．高緯度地域の白人の色素脱失した肌が最も紫外線を通過する量が大きい．黒人の色素が多く沈着した肌や東洋人の角化した肌は低緯度地域での紫外線の通過量を小さくし，ビタミンDの合成量を生理学的限界の範囲内に保っている．日照のよい気候に移動した肌の色の薄い人によく起こる皮膚癌を防ぐのにも，肌の色素沈着や角化が役立っている．

歴史的に，くる病発生率の増加は，産業革命がもたらした日の当たらない密集した都心の誕生と関係している．実際のところ，くる病は大気汚染による病気とも考えられるだろう．というのも工場からのスモッグがフィルターになって，生物が利用できる紫外線の量が減ってしまうからである．1899 年に Theodor Escherich はウィーンで生後 9～15 か月の乳児の 97%にくる病の臨床徴候がみられたと報告している．Schmorl によるドレスデンでの検死分析では，生後 2 か月から 4 歳の乳幼児の 89%にくる病の徴候やくる病が治った徴候がみられた．オスロ，ベルゲン，ベルリン，グラスゴー，ダブリン，ベルファスト，エジンバラ，パリ，フィレンツェ，モスクワで，世紀の変わり目に非常に類似した報告がされている．ある権威の記したところによれば，スコットランド高地やスイスアルプスの高度の高いところではくる病の発生率は一般的には減少する．これは太陽光中の紫外線量が増加することと関連している．しかしながら，非常に高度が高いところでは発生率は高くなり，しかも重篤である．これはおそらくは年中幼児を布ですっぽりくるんだり，屋外に出さない習慣と関係している．

アメリカの大都市でもくる病が非常に流行した．1900 年に，John Morse はボストンの 2 歳未満のすべての乳児の 80%がくる病にかかっていると見積もった．Hess は 1921 年にニューヨーク市の 75%の幼児がくる病の臨床徴候を示すと報告した．Martha Eliot は X 線撮影の結果，ニューヘブンの 8 か月未満の幼児の 83%が軽度のくる病にかかっていることを発見した．L.Du Buys はくる病がニューオリンズに蔓延し，その発現は白人よりも黒人で著しいことを指摘した．

日照と食餌に関する欠乏性疾患であるために，くる病と骨軟化症には文化や社会経済的な要因が気候とも絡み合いながら関連してくる．一般にくる病は日照時間の長い気候ではみられないのだが，そのような地域においてもくる病は起こるのである．たとえば，エチオピアの診療所で診察される幼児の約 30%がくる病の臨床徴候を示し，それは主として母乳養育が減ったことと「邪眼」を避けるために子どもを布で包むことと関連している．多くのイスラム教国では，プルダ（purdah）の習慣（女性と子どもを屋内やベールの下にかくまうこと）がくる病と骨軟化症の主な要因となっている．1,482 人のイスラム教徒の少女たちの調査では 40%がくる病の徴候を示した．

アジア人の多くの集団では，主食としてチャパティを食べていることが，くる病の流行に貢献している．チャパティに多く含まれるフィチン酸塩がカルシウムや亜鉛と結合し，その結果これらのミネラルの腸での吸収が減少する．さらに，チャパティに含まれるリグニンと結合して，胆汁酸塩と摂取されたビタミン D の吸収が減少してしまう．フィチン酸塩の豊富なパン種を入れないパンが使われていることも，ベドウィンの出産可能年齢の女性の間での骨軟化症の要因になっている．

アメリカでは乳製品とパンに合成ビタミン D を添加し，くる病の発生率が劇的に減った．イギリスではビタミン D の添加がされず，X 線撮影の結果グラスゴーの乳幼児の 9%が 1968 年でもまだくる病の徴候を示していた．高齢者の骨軟化症は重要な公衆衛生問題として依然存在している．これには日光浴不足，腸の吸収不良，粗末な食餌，肝臓と腎臓でのビタミン D の水酸化の減少が関与している．骨粗鬆症と骨軟化症は高齢者の股関節骨折の重要な原因となっている．

［R.Ted Steinbock（澤井　直）］

40

クルーブ

Croup

クループとは子どもの呼吸器疾患のうち，上気道の狭窄により吸気性の呼吸困難，咳，嗄声（しわがれ声）をきたすものの総称である．かつてはジフテリア菌によるもののみを指していたが，現在では他の細菌感染によるものや細菌感染以外の原因のものもクループの病態を示すものとして挙げられている．声門や声門下の長期にわたる狭窄は慢性疾患となりうるが，ここではクループとは急性のもののみを呼ぶ．今日のクループは主に喉頭気管炎と痙性クループである．

特　徴

急性喉頭蓋炎は突然に発症し，放置すると上気道の閉塞から死に至ることもある病気である．B型インフルエンザ菌が原因であることが多いが，まれに肺炎球菌や黄色ブドウ球菌により起こることもある．発熱，ひどい咽頭痛，嚥下困難，流涎（よだれを垂らす）などが特徴的な症状である．上気道の閉塞は急速に進行しそれとともに吸気困難，窒息感，イライラ，不穏，不安といった症状が出現する．喉頭蓋炎の患児は坐位を好み，横に寝かせようとすると非常に不安がる．

喉頭炎はアデノウイルスやインフルエンザウイルスなどのウイルスによって起こる．喉頭気管炎は痙性クループと並びウイルスやマイコプラズマが原因の小児によくみられる疾患である．最も主要なウイルスはパラインフルエンザウイルス1型そして2型であるが，A型およびB型インフルエンザウイルスも流行の原因として重要である．予防接種の行われていない地域ではジフテリアも起因菌として挙げられる．

喉頭気管炎を起こすのと同じウイルスがしばしば喉頭気管気管支炎や喉頭気管気管支肺炎を引き起こす．これらの疾患は黄色ブドウ球菌，化膿性連鎖球菌，肺炎球菌，インフルエンザ菌によっても起こる．急性喉頭気管炎の初期症状は鼻粘膜の乾燥感や易刺激性，多量の鼻汁で，そのうち咳，咽頭痛，発熱が起こる．12～48時間たつと上気道の閉塞症状が出現し，咳はイヌの遠吠え様になり（英語ではsea-lion（アシカの声）と表現される），呼吸困難も悪化する．重症化すると呼吸状態はますます悪くなり，低酸素血症に陥ったり治療が遅れると窒息死することもある．

一方，急性喉頭気管気管支炎や喉頭気管気管支肺炎はまれではあるがより重症である．初期症状は喉頭気管炎に似ていて，2～7日後に下気道の炎症による症状が出現するが，上気道の症状と同時のこともある．喉頭気管気管支肺炎では正常では聴かれない雑音（ラ音）や肺に空気のたまっている所見，喘鳴音，呼吸回数の増加が認められる．

痙性クループの場合は喉頭気管炎の気道閉塞が炎症による浸出液や細胞の傷害によって起こるのとは違い，非炎症性の浮腫により気道の閉塞が起こる．健康もしくは軽い風邪をひいていると思われていた子どもに多く，その発症は決まって夜に突然起こる．患者はイヌの遠吠え様の咳，吸気性の呼吸困難で目を覚ますが，熱は出ない．この病気は家族内発症が多く，一度かかると何度も繰り返すという特徴もある．

歴　史

クループという言葉はアングロサクソン語のkropan（cry aloud,「大声で泣き叫ぶ」の意）に由来している．1765年にスコットランドの医師Francis Homeにより医学文献に初めて登場した．これまでクループ様の病態を示す疾患はジフテリアと混同されてきた．ジフテリアの歴史は古代ギリシアの詩人Homerの時代までさかのぼり，Hippocratesの医学書に知識としてすでに記されていると考える専門家もいる．2世紀にAretaeusは，この病気が下気道にまで及ぶと窒息から死に至ることもあると述べている．さらにGalenは偽膜形成について言及している．5世紀にはAetiusがさらに知識を付け足している．両者ともジフテリアによるクループについて語ってはいるが明らかに口腔底蜂巣織炎や溶連菌性扁桃炎などとの混同が生じている．

ジフテリアについての記述は歴史上5世紀ころに途切れ，再び登場するのは

16世紀のことである．1557年にPeter Forestがオランダでの流行について，1576年にGuillaume de Baillouがパリでの流行，そして特に偽膜についての記録を残している．1771年にはSamuel Bardが窒息性アンギーナについてアメリカ初の報告をしている．ジフテリアという名は1826年にPierre Bretonneauによって付けられ，その時すでに彼はこの病気が伝染すると認識していた．1883年，Edwin Klebsがジフテリア桿菌を観察し，翌年にはFriedrich Löfflerがその病原性について証明した．

1920〜40年にかけてアメリカでは抗毒素，トキソイドの使用によりジフテリアは激減した．これより以前からクループ様の病態の原因にはジフテリア以外のものもあることが明らかになりつつあった．たとえば，1852年にE.Bouchutによる偽クループ（おそらく今日の痙性クループ）の報告がなされ，1887年にはA.Sannéがドイツにおける単純クループの流行を記している．また1765年Homeは，クループには2つのタイプがあると述べた．さらに，1826年Bretonneauは，痙性クループとジフテリアを明確に区別した．

20世紀前半アメリカでは，重症のクループは喉頭気管気管支炎と呼ばれ，ジフテリア菌や他の細菌によって起こると理解されていた．1948年Edward Rabeは，クループをジフテリアクループ，B型インフルエンザ菌クループ（喉頭蓋炎），ウイルス性クループの3つに分類した．直後にウイルス性クループについては承認されたが，ジフテリア菌以外の細菌性クループについては見過ごされた．1976年にやっとその存在について認められてからは人々の注目を集めるようになった．

痙性クループの歴史についてはその臨床，病理について依然として不明な点が多いためあまり明らかにはなっていない．1940年代にFrancis Davisonが他のクループから区別をしたが，その後も注目を浴びることはなかった．

［James D.Cherry（小林　由）］

41

結　　　　核

Tuberculosis

結核は，一般的には肺の病気であるが，身体のどの組織，どの器官をも侵す可能性がある．細菌（*Mycobacterium tuberculosis*，ヒト型結核菌）によるもので，通常は慢性感染症であって数か月あるいは数年の経過をとるが，急性型もある．この場合も一般的には乳児や小児が感染して，数週間，あるいは数日で死に至ることさえある．この1つの急性型が，粟粒結核と呼ばれるもので，小さい粒状の結節が身体中の器官に同時に発現するのである．古くから，結核はヒトの住むユーラシア，北アフリカそしておそらく南北アメリカに地方病としてみられた．そこでは，どちらかというと結核に侵される人の数は多くなく流行率も低く保たれていた．しかし，近年の都市型の産業発達とともに，結核は地球上どこでも，流行病となった．結核の流行率が人口の100％に達した地域もあった．結核により何世紀の間，何百万という人たちが死んでいったのである．これは歴史的にみて他の大流行病であるペスト，コレラ，天然痘，その他の病気に匹敵する．1944年にストレプトマイシンが発見され，効果的に本疾患をコントロールできるようになった．ストレプトマイシンとともに2つの新しい薬剤，すなわち，PASとイソニアジドができて，さらに有効な治療薬となった．今日，よほどひどい症例以外は治癒するのである．

特　徴

Mycobacterium 属の細菌のうち30種が固定された．うち15種が結核と似たような病気を引き起こすが，全く同じ病気ではない．典形的な人間の病気は，このうち *M. tuberculosis* によって引き起こされる．さらに *Mycobacterium* はいろいろな動物，すなわち，鳥，魚，げっ歯動物，ゾウ，ウシに病気を起こす．動物

を侵すもののうち，ウシ型結核のみが人間に感染する．一部の細菌学者は，ウシ型は，結核菌とは違うと考えている．一方，他の研究者はいくつかの変異型を含めて，*M. tuberculosis complex* として分類している．

ヒトに感染する菌は，免疫学的に（ファージ型別で）3 つの型に分類される．この 3 つは病原性に大きな差がある．I 型結核はインドで，A 型結核はアフリカ，中国，日本，ヨーロッパ，北アメリカで，B 型結核はヨーロッパと北アメリカでのみみられる．I 型は，この 3 つのうち病原性が最も低い．したがって，インド人が A 型あるいは B 型菌に感染したとき，結核が発病しやすい．この差は長い期間離れて生きてきた生物体の進化による．しかし，*M. tuberculosis* のすべての型は突然変異には強く抵抗する．かくして，毒力の増大は，流行性の増大につながるとか，あるいは毒力の減少がストレプトマイシン，その他の薬剤の導入以前に，イギリス，アメリカ，その他の西側諸国でみられたように，結核による死亡率の減少につながるとはいいがたい．

ウシ型を除き，結核菌はほとんど空気感染のみで宿主の人間に入り込む．話す，咳をする，くしゃみをする，つばを吐く，歌う，その他の呼吸運動が空気中に飛沫核と呼ばれる小粒子をまき散らす．結核患者からの飛沫核は結核菌を最大 3 個含んでいる．これが吸入されれば，1 個でも感染を十分引き起こす．閉じた空間で空気感染が起きれば，飛沫滴はまき散らされ煙のようにただよい続ける．大きい飛沫滴は落下し，あまり危険性はない．しかし乾燥した結核菌は数か月も生き延びる．ウシ型菌はミルクと一緒に摂取され，通常は腸に病変を作り，肺結核，粟粒結核はまれである．

体内に入ると結核菌は生存性が著明に高くなる．宿主が生きているかぎり生き延びる．宿主の抵抗性が減弱するまでは冬眠していて，身体に最初に侵入したときには，何も起こらなかったのに，抵抗性が減ると病気を作るのである．結核菌が，感染してすぐ病気を作ってしまうかについては，いくつかの要因がある．すなわち，年齢，性，免疫遺伝（宿主依存要因），環境要因（人口密度，栄養，労働条件）などである．その住民の遺伝子プールも重要である．たとえば都市の長期居住は，ユダヤ人がこの病気に対して抵抗性をもつことに役立った．反対に，過去に結核を経験していないと，急性流行が起きる．これはニュージーランドのマオリ族やアラスカのエスキモーでみられた．

ある伝染病学者は，遺伝子背景と本疾患に対する抵抗性がきわめて重大であることからみて，自然淘汰が結核の流行の経過を決定すると考えている．感受性のある人がいなくなると，死亡率は下るという．これと反対に，自然淘汰は疑いなく結核に対する抵抗を増すほうに働いたが，それは流行の減少に強く影響するものではなかったという説もある．むしろ経済と社会の変化が，結核の治癒がみられるようになった1940年代までは，結核による死亡率を低下させる大きな原因であったと思われる．多くの研究は，低所得の人々が最も結核に罹患して，所得が上昇すると死亡率も低下することを示している．このことは，工業化が結核罹患率を増悪するか，改善するかのどちらかであることを示す．初期の工業化経済は多くの人々を過密と貧困の生活に追い込んだ．しかし，実質的には住宅と栄養は改善され，感染の危険性は減少し，罹患率は低下したのである．

結核は，しばしば髄膜，腸，骨，リンパ系，皮膚，脊髄，腎臓，性器に病気を作る．これらは（結核性髄膜炎を除いて）慢性に経過し回復か死かの決着がつくまでに，時に何年もかかる．粟粒結核は同時に多くの重要な臓器を侵す．しかし，肺結核は最も一般的な型であり，その最も普通に発現する症状は膿性の喀痰やしばしば喀血を伴う激しい咳である．しかし，症状は一様ではない．とにかく，病気が進行するまで多くの犠牲者は全く症状がないか軽度な呼吸器症状を有するのみである．多くの人は過去に軽い無症状な状態をもち，知らないうちに回復している．これは，死亡時剖検やX線写真でわかるのである．初期には，たいしたこともない症状や，無数の徴候が現れるが，今日でも，診断は難しい．ツベルクリン反応は通常感染の有無を教えてくれる．ツベルクリン反応は今日でもきわめて高い信用をおけるものであるが，偽陽性もある．

結核菌は，それ自身が生体を傷つけるわけではない．むしろ細胞と組織の破壊は結核菌に対するアレルギー反応や過敏性から起こるものである．言い換えると，生体が侵入した結核菌にアレルギーになると免疫系が菌を破壊する．しかし，この過程で蛋白質や脂質が遊離され，次にこれが炎症を引き起こし，周囲の組織と細胞が傷害される．同じ過程で本疾患に特徴的な結節が造られる．結核に対する個人個人の抵抗は千差万別である．非活化状態の炎症は，抵抗が減弱すると再燃し，抵抗が回復すると病気は制圧される．結核に対して獲得した抵抗性は継続的な防御につながらない（これは，はしかや天然痘と異なるところである）．

反対に，それは活動病変の発生を促すことがある．抗結核ワクチンは通常 BCG 菌（bacillus Calmette-Guérin）よりなる．これはウシ型菌の病原性の弱い系で 1921 年に最初に分離された．試験の結果は，未感染者にはある程度の免疫を作ることを示している．

歴 史

有史以前に住んでいた人間が結核に悩んだという考古学的証拠は少なくとも新石器時代からみられる．明らかに，結核の病変をもった石器時代の骨は，ヨーロッパでは出土していない．脊髄結核は紀元前 3000 年のエジプトのミイラにみられる．中国では，紀元前 2 世紀のミイラに肺に結核の瘢痕がみられた．商業と民族移動は，中国の病気を西暦 3 世紀にまたがる期間，東アジアにまき散らした．骨に存在する証拠からアメリカ先住民が，紀元前 800 年の昔に結核に罹患していたことを示している．肺の病変は西暦 290 年のチリのミイラにみられる．

この証拠は，有史前の結核について 2 つの重大なことを教えてくれる．第一は，この病気が早くから人間とかかわりをもっていたことである．第二は，この病気が昔からマオリ族など何世紀も隔絶して住んでいた小グループを除いて，広く世界中の人々を侵していたことである．ほとんどの流行は外来性の病原が全く未感染の人の集団に持ち込まれたのではなく，宿主と彼らを取り巻く環境の変化によることを物語っている．

現在の結核に関する概念（結核菌によって起こる単一の病気であるとする）が 19 世紀に出現するまで，結核の種々の形態はしばしば異なる病気であると考えられた．たとえば，肺型は，phthisis あるいは consumption（phthisis はギリシア語で消耗の意，日本では労とか労咳と呼ばれた）．リンパ節の感染は scrofula（訳注：繁殖する雌ブタの意．頸部リンパ節結核のこと．日本では古くは瘰癧と呼ばれた），皮膚病変は lupus vulgaris（訳注：尋常性狼瘡．狼（lupus）に噛まれたような皮膚の状態と考えられた）と呼ばれた．このような混乱が歴史的文献を参照する際，結核の同定を困難にしているのである．その結果，19 世紀までの文献で結核という記載があっても疑ってかかる必要がある．

それにもかかわらず，ヒンドゥー，バビロニア，アッシリア，中国，ギリシア，ローマの古典はすべて結核の症候を記述している．ヒンドゥーの文献は，紀元前1200年か，あるいはもっと古いもので，紀元前7世紀のメソポタミアの文献とともに，肺結核，頸部リンパ節結核の治療に言及している．中国で最初に結核が記載されたのは，紀元前2700年であり，紀元前400年ころの文献は記載は症状を正確にとらえている．ギリシアでは，結核と思われる最初の記載は，Homer（紀元前800年ころ）による．紀元前400年ころのHippocratesの残したものにphthisisがあり，これは悪い空気が原因だとしている．phthisisは肺結核に対応する症状群を意味するところの標準的なヨーロッパの用語となった．他にも，ギリシア，ローマの著述家は，広くこの言葉を使用した．Galenもそうである．彼は2世紀に，結核の治療に転地を勧めている．研究者たちはこの病気の徴候と症候を記している古代文化は基本的に都会的なもので，田園的文化はこの病気にあまり注意を払っていないことを見つけている．たとえば聖書は，結核への言及に乏しい．

中世ヨーロッパの人々も結核にかかった．しかし，近年の文献では，これはリンパ節型，つまり結核性頸部リンパ節型だったとしている．これは，King's touchの習慣によるものである．フランスやイギリスの王たちが患者に触れることで頸部リンパ節結核が治癒すると信じられた．この習慣は12世紀に始まり18世紀まで続いた．

中国の文献で結核の治療が詳細に書かれたのは隋（581～617年）と唐（618～907年）の時代である．日本の医師は中国の文献を使って，自分の国の結核の症状を明確に記録している．12世紀までに，道士は結核が悪い空気と微細動物が体力を消耗した人にとりついたことにより起こると考えた．系統的な菌芽説(germ theory）を作ったことにより中国は西欧医学を何世紀も前に予見していたのである．16世紀にGirolamo Fracastoroはこの考えを最初に西欧で提出した．しかし，中国の考え方と違い，彼は結核が多くの病気のうち微細動物によって生ずるたった1つのものであるとした．

16世紀に，結核による死亡率は，都市で明らかに上昇した．たとえば，イギリスで，全死亡例の20%を占め，特にロンドンでは，もっとひどかった．同様な現象は日本でもみられた．17世紀には，急速に拡大する都市の江戸で結核が広まったことが観察された．18世紀には結核の大流行が始まり，19世紀の初めまでには下火になった．結核に最も悩まされた国では集中的な都市化，工業化が行われたのである．かくして，結核はイギリス，アメリカ，イタリア，フランスでは，ごくあたりまえの病気であった．

剖検の示すところでは，ロンドンやパリなどの都市では，都市に住む人の100%近くが，死亡原因は別の病気であったとしても，生涯の間に1度は結核にかかっていた．19世紀初頭のアメリカ都市部での結核死亡率は，10万人あたり400～500人を示した．女子の織物労働者は，織物工業が出現した国では結核の死亡率は通常他の職種のそれを超えていた．1860年以降多くの工業国家で統計がとられるようになると結核の流行は減少し始めた．しかし，発展途上国（日本を含む）では，流行は19世紀の終わりから始まった．

17世紀の初め，ヨーロッパの医師は結核に対して注意を向け始めた．これは医学の考え方が大きく変わったことと結核の（頸部リンパ節結核を含めて）死亡率が上昇したためである．1685年にRichard Mortonが結核について最初の単行本を出版した西欧人となった．彼はpulmonary consumption（肺の消耗，つまり結核の意）とかscrofula（瘰癧，頸部リンパ節結核）という言葉を使った．

18世紀までには，医師たちはこの病気について考え直し，原因について新しい説明を求め始めた．19世紀に結核について集中的な研究が行われることになった．ヨーロッパとアメリカで病気になりやすい，生活習慣や環境を見つけ出そうと研究が続けられた．この要因のなかで，自堕落な生活態度，酒，タバコ，貧困や出産といった成長過程での危機が問題になった．さらに，湿った土や不潔が結核の感染を容易にすると考えた．けれども，ある人々は，肺結核は遺伝病だと信じた．これは結核に対し強い社会的汚名を着せることになった．まさに19世紀の間中，結核に関する一般（一部の医療）の考えは，結核が先天的遺伝によるもので，後天的に獲得するものではないというものであった．

19世紀早々，既存の説を打ち破る変化が起こった．1880年までに結核の分類が変わったのである．1800年代にフランスの臨床学派は，病状と剖検所見と照合した．そして，この学派の指導者であったRené Laennecは，肺結核，頸部リンパ節結核，粟粒結核を含むすべての結核病変は1つの病気であると述べた．

生理学派のドイツの医師たちはLaennecの説に強く反対した．この派の理論的指導者Karl Wunderlichは，たとえば赤痢と腸性下痢の意味ある区別をすることは不可能だと述べた．Wunderlichは，病名は便宜的なものととらえ，特別な実体に対する言語記号とは考えなかった．彼の結核に対する視点について 19 世紀きっての理論家 Rudolf Virchow が Wunderlich に同調した．彼はすべての結核の現す現象が 1 つの特別な病気を具現しているという Laennec の説を否定した．むしろ彼は，それらの現象を炎症性と腫瘍性のカテゴリーに分けた．そして，あるものは基本的に癌に似ていると考えた．

Virchow の反論にもかかわらず，臨床と病理を結びつける研究の伝統は，フランスで受け継がれた．最も有名なものは，Jean-Antoine Villemin によるものである．彼は Laennec の原理を守り，実際診療で Laennec が仮定したものを明確にした．1865 年に Villemin は人間の結核から採取された物質を注射してウサギに結核を作った．彼の研究はドイツ人のアイデアにはほとんどインパクトを及ぼさなかったが，結核はプロシアの細菌学者 Robert Koch により 1 つの特別な病気として確立されたのである．細菌学的方法に従い Koch は 1882 年に人間の結核結節から分離された菌（単に結節の物質でなく）を接種すると，動物が結核に感染することを証明した．多くの事柄があったが（たとえば頸部リンパ節結核を確定すること．これは別の病気と思われていた），Koch の仕事は結局，結核は単一の疾患であることを証明した．数年間，あるグループは，Koch の研究方法と結論に反論した．しかし，彼による結核菌の発見は人々が本疾患を観察する方法を変えた．

Koch の発見は，治療には影響を及ぼすことはなかったが，予防については重大な意味をもっていた．研究者は乾燥した痰のなかの乾いた結核菌が最も危険であると結論した．彼らはすべの建物から，塵をすべて除くこと，痰を吐くことの制限，どこでも痰壷を使用すること，結核患者の持ち物や周囲を消毒または消滅することを勧めた．ある場所では，このような処置法が，すでに活字になっていた．1930 年代になり，初めて研究者は結核が主に空気感染であり，他の方法による接触は，伝染にはほとんど役割をもたないということを示すことができた．

しかし，ほとんどの実地医家は，もともと結核の原因を確かめることでなく治療することに興味をもっていた．何十万という犠牲者が治療に対して無限の要求を作り出し，医者にもまたニセ医者にもチャンスを与えた．結核に対して人気のある治療薬はクレオソート，石炭酸，金，ヨードホルム，ヒ素，メントールであり，これを内服，吸入あるいは直接肺に注入した．もっと変わった治療法には，パパイヤジュースを飲むことから硫黄ガスの浣腸まであった．19 世紀の終わりころから始まって 20 世紀まで続いたものに手術がある．これは肺を虚脱させたり，胸腔を縮小させるために肋骨を切除するものである．

治療法の探求は（結核菌の発見よりも）Koch に国際的名声をもたらした．1890 年，ドイツ政府の圧力もあって，彼は結核は治癒すると宣言した．これで何千という人がベルリンの研究室に押し寄せた．しかし，まもなく多くの人は「Koch のリンパ（結核結節の抽出物）」の効果に疑問を抱くようになった．事実それは進展例には危険であった．しかし，まもなく結核の感染を決める第一の方法であるツベルクリンとして重要な診断手段を提供した．

1895 年以降は，X 線も人々が結核について思っていることを変えた．それは症状が始まるずっと前に結核の像を描出したのである．医師には，以前よりもずっと早期に治療を開始させることを可能にするものであった．X 線とツベルクリンは，1920〜50 年代に政府や結核撲滅協会が始めた集団検診の基本的武器となった．

診断方法は進歩したが，薬物治療に有効なものはなく，治療法は気候に基づくもので，その方式が開発された．19 世紀中ごろより開放大気と休息療法が，ヨーロッパとアメリカに徐々に流行してきた．これらの治療を他の治療法と組織的に組み合わせたものはサナトリウムで全盛を極めた．1880 年代より金持ちのための豪華なサナトリウムが，世界中から患者を引きつけた．1900 年ころには政府が補助金を出したサナトリウムが，西ヨーロッパ，北アメリカ，日本にできた．サナトリウムができない市街地のなかでは，公衆衛生当局は開放大気療法に変わるものや，予防のための食餌療法を開発した．

多くのサナトリウムや予防法措置が結核対策機関をスポンサーとして建てられた．これらは，西ヨーロッパや北アメリカで 1890 年代に，他の地域では，その後の 20 年間に建てられたものである．結核コントロールの頼みの綱となった教育プログラムは，大衆に病気の伝染について周知させ，頻回の身体検査と早期治療を促すものであった．しかし，工場労働者や都市貧困層などの通常最も罹患しやすい人たちは，早期に診断がついても治療を受けることができなかったのである．

結核は，19 世紀の終わりころから劇的に下火になってきた．研究者，役人，ボランティアが彼らの努力により特にイギリス，ドイツ，アメリカにおいて，そうなったのだと理解したのもうなずける．しかし，他の経験された事実はそのような主張と矛盾した．たとえば20世紀初頭，日本は西ヨーロッパの結核コントロール対策を取り入れた．これは，全国的登録，公的なサナトリウム，集中的教育，集団検診，BCG接種を含んでいた．しかし，日本の結核死亡率は，当初10万あたり200を前後していたのが，1930年代から上昇した．1940年代の終わりころまで死亡率は下がることはなかった．日本の場合，予防運動は，後の生活水準や労働条件の改善，また後の新しい薬剤の全国的投与よりも価値あるものでなかったといえる．

1950年代以来，結核死亡率の高い国では，低生活水準，労働条件の劣悪，不適切な治療といったことがみられる．医療では，単に専門医を利用できやすいようにしただけでは病気を根絶するには不十分である．行政とともに生活水準を向上させ，労働条件を改善させることが必要である．1970年になっても，20を超える発展途上国で年間10万人あたり，150人を超える結核の新患の発現をみている．

かくして，多くの人が結核を根絶することを夢に描いてきたが，それは多くの国で大きな健康の問題であり続けている．先進国でも社会状態が悪化すると，結核は急に増える．明らかに結核は根絶とはほど遠く，不景気，戦争，不安定な状況にあれば，重大な健康問題となりうるのである．

［William D. Johnston（小林武夫）］

後　記

1990年代はアメリカや世界中で結核の急激な増加をみた．1953年以来毎年5%ずつ減少していたアメリカの患者は，急に増え1988年に23,000弱の例であったものが，1992年には27,000例となったが，20世紀の終わりまでに半分に減った．しかし，世界の大勢は，そのような反転は起こらず状況は暗い．1990年代の中ごろ，WHOは結核について地球規模の緊急問題であると宣言し，1996年に明確になったことは以下のとおりだと発表した．すなわち，①世界の人口の1/3が結核菌に侵されている（大多数では，活動病変となっていない），②毎年800万人の新しい患者が出現する，③毎年300万人が結核により死亡し，状況は悪化している．1998年は人類発生，最悪の結核年と宣言された．1995～2005年までの間に新たに3億人の新患が出現すると予測されたが，このほとんどが発展途上国に限られ，これらの国では貧困により荒廃しており，エイズに悩んでいるのである．

新しい結核患者のかなりな数は，エイズが同時にはびこって広まったことによるとされている．エイズは，犠牲者の免疫系を破壊する（結核菌と，ヒト免疫不全症候群ウイルスの組み合わせは，人にとって致死的な組み合わせであり，互いに他方を増殖させる）．きちんと行われていない薬物療法は耐性菌を作り出しこれが結核を広めてしまう場合もある．観光旅行，移民，海外交流も同じことをする．WHOは，発展途上国が結核感染を促進させることに警告を発している．これは健康管理システムが十分でない旧ソ連の国々を含む．

しかし，先進国がこの点で無罪というわけではない．1950年以来，結核発病率の恒常的減少にいい気分になっていて先進国の保健衛生システム反応が鈍くなっている．それは近代医学が重大な感染症を征服し，そのため注意を慢性疾患に向けるべきであるとする見解に基づく自己満足である．発展途上国（世界の大部を占めていることに注意）では結核は征服されていないこと，病原体は薬剤に対して耐性を獲得する可能性があること（この逆と同様に），エイズのような新しい病気が出現して結核と協同で害を与える可能性もあることを忘れてはならない．つまり西ヨーロッパの医学にとり結核は決して過去の病気になったわけではないのである．

［Kenneth F. Kiple（小林武夫）］

42

下痢症（急性）

Diarrheal Diseases (Acute)

急性下痢症では，通常よりも多量の便が，形をなくして，突然出てくる．一般に，便意，しぶり，腹部の激痛，疼痛，悪心，嘔吐などの症状を伴う．ほとんどの症例は複合症状であり，腸ウイルス，細菌，腸の寄生虫から生じる．時に，細菌性の腸管毒素を摂取して，二次的に起こることもある．

特　徴

急性下痢症は，特定の集団に頻発する．発展途上国の子どもたち，発展途上地域への旅行者，熱帯域の軍人たち，トイレしつけ前で託児所に通うよちよち歩きの子である．発展途上国で5歳以下の子どもたちの下痢の頻度は，各人が毎年3～7回である．アメリカの都市部で，託児所にいるトイレしつけのない幼児での頻度は，発展途上国での頻度に匹敵する．「旅行者下痢」は，危険地域を旅行する人の20～40%に起こる．全人口のなかで，急性下痢症は，年長児と成人では，幼児ほど多くない．

腸管病原体の起源の多くは，最終的には感染したヒトであるが，一部の微生物については，動物も保有していることがある．環境因子が，疾患の流行に重要な役割を果たす．細菌による水の汚染が，下痢を起こす細菌を広める原因になりうるが，たとえ水が汚染されたとしても，適切な水が入手できること，環境浄化されることも有用である．下水設備は，水浄化と健康環境のための前提条件である．

個人および食物衛生の水準も，重要である．十分な手洗いは，発展途上地域の多くでは，励行されていない．食物の調理も，しばしば不適切である．野菜と果物を調理前に洗うことは，ほとんどない．食物は，不潔な調理場や手によって汚染されうる．最大の誤りは，水気を含んだ食物を室温で貯蔵することで，細菌を増殖させているようなものである．不適切な医療も多い．最終的に，医療状況が，下痢の発生率と重症度の両方に関係する．はしかと栄養失調は，重要な2つの例である．ハエも，腸管感染症の媒介に一役買う．

腸管病原体感染の基本的な必要条件は，腸粘膜に微生物が付着することである．付着の機構はさまざまで，腸管毒素性大腸菌の場合のような特異性の高い受容体-リガンド相互作用から，原生動物のランブル鞭毛虫のもつ吸盤のように非特異的なものまである．腸障害の程度も，さまざまのものが腸管感染でみられる．解剖学的・構造的な変化は，腸管毒素性大腸菌やコレラ菌の感染ではみられない．腸での分泌と水様下痢が，cAMPなど環状ヌクレオチドの刺激により二次的に起こる．

細菌性下痢とカンピロバクター症では，激しい炎症と微小膿瘍の形成がみられる．小腸病原体（ロタウイルス，ノーウォークウイルス，ランブル鞭毛虫）は，腸の二糖類分解酵素を枯渇させて，乳糖不耐症を起こすことがある．栄養失調は，下痢の頻発地域に多く，この疾患を長期化かつ悪化させるが，栄養失調が下痢を起こすわけではない．

栄養失調と下痢との相乗作用は，発展途上国で下痢による死亡が多い重要な理由である．下痢性の病気は，栄養失調を起こす．1回の下痢の間に，カロリー摂取量は20～60%減少する．栄養失調は，いくつかの理由で，下痢を悪化させ，長期化させる．脱水症を起こす頻度が最も高いのは，コレラ菌，腸管毒素性大腸菌，ロタウイルスである．ロタウイルスは，下痢による幼児死亡の主要な原因である．

歴　史

下痢性疾患は，記録に残された歴史の初めから，あらゆる社会で重要であった．Hippocratesは，「dusenteria」という語を，血液と粘液を含む大量の便を出す患者の状態を示すのに用いた．第一次世界大戦の間，下痢と赤痢の発生は，戦争関連外傷と並んで，戦役の結果を決定的に左右した．

下痢性疾患の近代は，他の感染性疾患と同様に，病原の同定とともに始まった．1800年代中葉に，ランブル鞭毛虫と赤痢アメーバが同定された．その後19

世紀後半に，赤痢菌とサルモネラ菌が明らかになり，2種類の赤痢（細菌性赤痢とアメーバ赤痢）が区別された．

1960年代の研究で，コレラ毒素が精製されて，疾患の生成機構が明らかになった．1970年代のコレラ菌の研究の延長として，腸管毒素性大腸菌が，下痢の重要な原因として同定された．直ちに，他の腸管毒素ないし細胞毒素産生細菌が発見された．サルモネラ，アエロモナス菌，エルシニア菌，ウエルシュ菌，クロストリジウム・ディフィシレ，腸管出血性大腸菌，非コレラ性ビブリオ菌，黄色ブドウ球菌である．

また，1970年代に，ウイルスがヒト下痢の原因になることが明らかにされた．ノーウォークウイルスが，ボランティアに胃腸炎を引き起こし，ウイルス粒子が電子顕微鏡で確認された．直ちに，大きな粒子が，下痢症患者の十二指腸粘膜で観察され，数年後に，ロタウイルスが幼児胃腸炎の原因として確認された．新たな病原体の同定が，研究による新しい病原機構の発見や，新しい微生物学的技術の開発とともに，進んでいる．将来的に，特定の微生物に対する疫学的研究，治療，予防が，行われるだろう． ［Herbert L.DuPont（坂井建雄）］

43

原 虫 感 染

Protozoan Infection

原虫は単細胞動物または動物様真核細胞（組織だった核をもつ）生物である．古い分類では原生動物を動物界の1つの門として扱ったが，現代の分類学者は一般的にそれらを異なる界，すなわち他の原始的な真核細胞と一緒にProtista(原生生物界)の仲間と考えている．3つのProtozoa(原生動物)門または綱は，ヒトに病原性のある種を含んでいる．Sarcomastigophora(肉質鞭毛虫門)（鞭毛虫とアメーバ）はトリパノソーマ，リーシュマニアと寄生性のアメーバを含む．Ciliophora(有毛虫門)（繊毛虫綱に属する原生動物）はヒトの病原体としては*Balantidium coli*（大腸バランチジウム）だけであり，これは広く分布しているが通常ほとんど臨床症状を示さない腸管寄生虫である．Apicomplexa（胞子虫綱）（胞子虫）はマラリアを引き起こす4種の*Plasmodium*を含む多くの病原体を含む．

[K.David Patterson（嶋田淳子）]

44

高　血　圧

Hypertension

高血圧は，血圧が異常に高い状態である．血圧は，心拍ないし脈拍のたびに，動脈壁に力を加えることにより測定できる．脈波の最高点は，心臓の収縮期（systole）にあり，収縮期圧と呼ばれる．脈波の最低点は，心臓の拡張期（diastole）にあり，拡張期圧と呼ばれる．血圧は，収縮期から拡張期まで，記録する．血圧のわずかな上昇が，若年死の危険の増加につながるが，世界保健機関（WHO）は，成人について以下の分類を推奨している．

高血圧：収縮期圧 160 mmHg 以上ないし拡張期圧 95 mmHg 以上．

正常血圧：収縮期圧 140 mmHg 以上で，拡張期圧 90 mmHg 以下．

高域正常血圧：高血圧と正常血圧の間．

状態はまた，病因論的に 2 型に分類される．二次性高血圧は，腎疾患などある種の既知の原因から生じ，高血圧の発生率の 10%以下を占める．一次性高血圧は，本態性高血圧とも呼ばれ，発生率の 90%以上を占め，原因が不明である．

特　徴

ほとんどの社会では，平均血圧と高血圧関連疾患は，年齢とともに増加する．しかし，これはすべての集団に当てはまるわけではない．実際，高血圧は「石器時代」の社会には，事実上存在しなかったようだ．しかし調査によれば，発展途上国での高血圧は増加している．

多くの者は，環境因子が高血圧を起こすと考えているが，その理由は，伝統文化をもつ集団で，通常では高血圧とはならないものが，都市に移住すると血圧が上昇するからである．一部の者は，食餌の変化（特に食塩摂取量）ないし体重増加が，この現象の誘因になると考えている．他の者は，心理社会的ストレスに責任があると示唆している．また他の者は，血圧が異常に増加する人に，この疾患の遺伝的素因があり，塩分やストレスなどの環境要因により発症すると推測する．

血圧に影響しうる食餌要因には，食塩（塩化ナトリウム），カリウム，マグネシウム，カルシウム，脂肪，さらに甘草などがある．関心を集めているのは食塩，特にナトリウムである．食塩の血圧に対する影響について，最も説得力のある証拠は，これまで調査された食塩摂取の少ないあらゆる集団で，血圧が低く，年齢とともに増加しない，という事実である．一部の調査では，ストレスの多い社会では，そうでない社会よりも，平均血圧が高いと示唆している．残念ながら，ストレスは測定が困難で，ストレスと血圧の関係は，人間で証明することが難しい．遺伝は，血圧調節に，したがって高血圧に，大きく寄与する．多くの遺伝的形質と同様に，高血圧は家族に集積する傾向がある．遺伝的影響はまた，兄弟，特に一卵性双生児での高血圧が一致することにより示される．

一部の人は「食塩感受性」だが，そうでない人もおり，これは遺伝子と環境の相互関係を示しているのだろう．歴史時代に，小集団が異なる生態系に移住し，おそらく食塩代謝に関して異なる「選択圧」を受けたのだろう．これに含まれるのは，気温，食塩摂取量，下痢など食塩喪失性疾患による死亡率，などであり，新しい環境において食塩喪失状態から身体を守って生き延びる新しい遺伝子型を生じたものと思われる．この遺伝子型が，食塩保持能の増加を含んでいると，そのような適応により，今日の食塩感受性高血圧にかかりやすくなるだろう．サハラ以南のアフリカ人が西半球に強制移住させられたとき，これが起こったのだろう．食塩喪失性疾患による死亡率は高く，食塩保持能の高い人は，その遺伝子を今日のアフリカ系アメリカ人に残している．したがって，この強力な食塩保持能は，西半球の黒人のほうが西アフリカの黒人よりも多くみられ，前者のほうが後者よりも発症率が高い理由を説明できる．

歴　史

何世紀間も，血圧を調べる唯一の方法は，脈拍を触知して，その力とリズムを解釈することであった．紀元前2500年ころ，中国の医師は，「脈拍が豊富で，ヒモのように張りつめて硬いときには，水腫性の腫脹がある」と述べている．

4,000 年以上を経て，1827 年にイギリスの医師の Richard Bright は，ある種の水腫性腫脹が，腎臓の循環系の閉塞から生じると示唆した．Bright の議論は非常に説得力があり，19 世紀を通じてほとんどの医師が，強く張りつめた脈拍を腎疾患の症候であると考えた．

19 世紀後半には，収縮期血圧に関する発見から，血圧計が発明されることになった．1905 年に拡張期血圧が報告され，この装置は「脈拍」診断に取って代わり，広範に使われるようになって，高血圧患者のほとんどが腎臓の異常をもたないことが知られるようになった．新たに発見された状態には，種々の名前が付けられた．血管硬化症（angiosclerosis），前硬化症（presclerosis），過剰血圧症（hyperpiesis），原発性高血圧心血管疾患（primary hypertensive cardiovascular disease），本態性高血圧（essential hypertension）である．これは最も多い心血管疾患であると，直ちに認められた．

1930 年代と 1940 年代に研究者たちは，交感神経系，内分泌系，腎臓の動脈血圧に及ぼす影響を調べ，いくつかの型の二次性高血圧を報告した．褐色細胞腫は 1929 年に，Cushing 症候群は 1932 年に，腎盂腎炎は 1937 年に，腎動脈狭窄症は 1938 年に，Conn 症候群は 1955 年に，それぞれ初めて報告された．一部の症例では，これら「二次性」の高血圧の原因は，外科手術により治療されたが，大半の例は本態性高血圧で，原因は不明である．1 つの重要な進歩が，動物生理学の研究者から報告された．

1920 年代に Harry Goldblatt は，イヌの腎臓への血流をしだいに制限し，それにより急速に進行して心不全から死に至る高血圧を作成した．この実験が契機となり，腎臓由来の昇圧物質で高血圧を発症させるものが，世界中で探索された．1930 年代の終わりまでに，1 つはアメリカ，もう 1 つはアルゼンチンの 2 つのグループが同時に，「Goldblatt 腎」からの血液が，血管収縮を引き起こす物質を含むことを発見した．北アメリカのグループは，この物質を「アンジオトニン（angiotonin）」と呼び，アルゼンチンのグループはこの化合物を「ハイパーテンシン（hypertensin）」と名づけた．2 つのグループは，同じ物質を調べていると認め，名前を組み合わせることにして，この物質は「アンジオテンシン（angiotensin）」になった．この発見により，血圧を調節する神経，細胞，血流動態の系について広範な研究が始まり，今日の高血圧の薬剤療法が開発された．

これらの発見は，きわめて重要なものであるが，研究者たちは，この疾患の原因を長らく求め続けた．

1950 年代と 1960 年代に，2 人のイギリスの医師が，遺伝の高血圧に対する影響について議論した．Robert Platt は，これが「質的」疾患であり，単一の遺伝子により調節され，二峰性の分布をもつと論じた．George Pickering は，「高血圧」が血圧の連続的な一峰性分布の上端にすぎないと論じた．彼は，高血圧が「量的な」疾患であり，複数の遺伝子と環境要因が組み合わさって調節されると考えた．議論に決着はつかなかった．その後の研究は，Pickering の量的な定義を示唆しているようだが，完全にではない．

今日，環境要因と遺伝要因の両方が，個人と集団で調査されているが，高血圧の原因は不明である．幸いに血圧は，食餌，ストレスの除去，運動，体重調節，投薬により十分下げることができるので，高血圧による若年死亡は，減少すると期待される．

［Thomas W. Wilson and Clarence E. Grim（坂井建雄）］

訳者注

世界保健機関/国際高血圧学会による「高血圧治療ガイドライン」では，成人の血圧分類を，①正常血圧，②高血圧前状態，③第一段階高血圧，④第二段階高血圧の 4 段階に分類している．

［坂井建雄］

成人（18 歳以上）の血圧分類

血圧分類	収縮期血圧 (mmHg)	拡張期血圧 (mmHg)
正常	＜120	かつ＜80
高血圧前状態	120〜139	または 80〜89
第一段階高血圧	140〜159	または 90〜99
第二段階高血圧	≧160	または≧90

（世界保健機関/国際高血圧学会）

45

甲　状　腺　腫

Goiter

甲状腺腫はいくつかの地域でよくみられた古くからある病気である．この病気は遅くとも紀元前3世紀，おそらくはもっと古くから中国で知られていた．古代ローマでは2世紀にはよく知られており，風土性の甲状腺腫がみられたヨーロッパアルプスが中心地であった．「甲状腺腫（goiter）」という言葉はラテン語の「gutter（咽喉）」から生じたが，「咽喉」から特に肥大した甲状腺を意味するようになった．古典ギリシア語の同義語は「bronchocele」である．近代語の同義語にはスペイン語の「bocio」，イタリア語の「gozzo」とドイツ語の「kropf」がある．おそらく元来は首の腫れ上がったリンパ節を記述するために使われた古代のラテン語の「struma」は，後に甲状腺腫を示すために使われた．

16世紀まで甲状腺の存在が知られていなかったことを考慮すれば，言葉の意味のこのような混乱は納得できる．Leonardo da Vinci は1500年ころに甲状腺を描いていたであろうが，そのスケッチは長い時間を経た後に初めて出版された．Andreas Vesalius は1543年に「咽喉の腺」について記述しているが，それは人体についてではなかった．しかしながら，16世紀の終わりまでに解剖学者はヒトの甲状腺を独立した構造だと同定した（1552年，Bartolomeo Eustachi．1558年，Realdo Colombo．1600年，Giulio Casserio）．1619年に Hieronymus Fabricius は甲状腺腫がこの腺の肥大によって生じることを認め，1656年に Thomas Wharton が甲状腺軟骨に近接することからこの腺を「甲状腺」と名づけた．

特　徴

甲状腺腫と甲状腺との関連は頸部の他の病気によって混乱している．主な混乱の原因は「scrofula（瘰癧）」という言葉である（第三巻の「瘰癧」を参照）．中世ラテン語で「腺の膨張」を意味していたこの言葉は，いまだに首のリンパ節結核の意味で使われている．甲状腺腫が風土病であり，多くの住民に影響を与えていた地域では，甲状腺腫と甲状腺との関連はかなり明確であった．しかしこの病気の患者が少ないところでは，「散発的な甲状腺腫」と呼ばれた．腫れが小さく，嚥下に伴って動く場合には，「肥大した甲状腺」と呼ばれた．腫れた部分が動かない場合には，結核性の結節から生じると考えられた．このような混乱が19世紀半ばまで続いた．たとえば，1835年にJean Louis Alibertは風土性の甲状腺腫を田舎で見つけ，リンパ節結核の一種として分類した．今日では，もし人口の10%以上が甲状腺腫にかかっているのであるなら，恣意的にではあるが甲状腺腫が風土病であると定義されている．

大きくて醜い甲状腺腫は容姿を損ない，呼吸を困難にすることもあった．さらに，甲状腺腫が風土病になっている地域には，生まれつき知恵遅れで，醜い容貌の，時に聾唖の子どもが多く生まれた．そのような子どものすべてではないが大部分には甲状腺腫がみられ，彼らの母親にもよくみられた．彼らは「cretin」と呼ばれ，この風土性の病気のことは「cretinism（クレチン症）」と呼ばれた．「cretin」という言葉はおそらくラテン語の「christianus（キリスト教の）」由来のフランス語「cretien」から生じ，そしてこのような人々が本当は人間であることを明らかにするために用いられたようである．アルプスの旅行者によるクレチン症の報告は13世紀までさかのぼれるが，臨床上の言及はParacelsusから始まる．Paracelsusは1527年ころにクレチン症と甲状腺腫とを結びつけた．クレチン症の詳細な記述の始まりはFelix Platterであり，おそらく1562年に観察され，甲状腺腫と結びつけられていた．

17世紀までには，異常に肥大した甲状腺としての甲状腺腫の概念がしっかりと確立され，クレチン症やヨーロッパの高山地帯との関連についてもはっきりと認められるようになった．しかし，クレチン症は特にまれであり，多くの医者はみたことがなかった．甲状腺腫が他の首の病気と混同されたように，クレチン症も他の精神遅滞と混同されたのである．このために，診断のうえで混乱した状況が続いた．

今では甲状腺腫は肥大した甲状腺のことだけを意味している．甲状腺は一様に肥大している場合（単純性甲状腺腫）もあれば，複数の腫瘍をもつ場合（多結節性甲状腺腫）もある．WHO は異常について段階分けしている．

0：甲状腺腫なし

1：触診可能であるが目にはみえない甲状腺腫

2：明らかに目にみえる甲状腺腫

3：30 m先からもみえる甲状腺腫

甲状腺腫には悪性のもの（甲状腺癌あるいはリンパ腫など）もあるが，大部分は良性である．甲状腺機能亢進症，甲状腺機能低下症，甲状腺炎のような甲状腺の疾患につながる場合もある．これらの疾患や他の疾患にはかなりの共通点があり，診断と治療上の混乱の原因となっている．

気管を圧迫したり，情緒を乱さないかぎりでは，甲状腺腫は特に有害なわけではない．しかしながら，治療が必要な大きな甲状腺腫に関しては，20 世紀になるまでは唯一の治療法は外科手術であった．けれども，一般には手術によって命を落とす患者も多く，原則として手術に反対する外科医もいた．ベルンの E. Theodor Kocher やジュネーブの Jacques-Louis Reverdin と Auguste Reverdin 従兄弟のような外科医は手術を続け，そして 1880 年代までには甲状腺腫になった甲状腺のほとんどすべてを 1%以下の死亡率で除去できるようになった．

しかし，甲状腺全体を除去するとクレチン症に似た症状を引き起こすことが明らかになった．1883 年にロンドンの Felix Semon は，クレチン症患者，甲状腺切除者，粘液水腫と呼ばれる不可解な疾患をもつ大人は，甲状腺がないために患っているのだと提唱した．1888 年にこれが正しいことがわかった．甲状腺の欠損，粘液水腫，甲状腺機能低下症は今日では甲状腺の機能の低下や欠乏と同義である．

歴 史

甲状腺腫を説明しようとして多くの理論が立てられてきた．ある古代の考えでは，頭から咽喉へ降りてくる痰が多すぎることから甲状腺腫が起こるとされた．過度に頭部を屈曲したことが原因だとみられることも多かった．Michelangelo は 1509 年にそのようにいっている．地理的な特殊性や気候要因もしばしば原因として挙げられた．遺伝や体質といった要因が重要だと考えられることもあった.

19 世紀に，甲状腺腫の主要な理論が一部ではあっても問題にしていたのは，飲料水の性質，ヨウ素の不足，何らかの感染媒体，あるいはこれらを組み合わせたものであった．気候要因は挙げられなくなっていたし，また高度の高さも退けられていた．甲状腺腫がみられるのは山岳地域だけではなかったからである．

甲状腺腫とクレチン症をヨウ素不足に関連づけるには長いプロセスが必要であったが，その始まりは Bernard Courtois がナポレオン戦争での火薬用の硝石を作っているときにヨウ素を発見した 1811 年である．Courtois がヨウ素に気づいたのは，焼いた海藻の灰から出る紫色の蒸気としてであった．それはスミレ色を意味するギリシア語から iodine と名づけられた．ここで重要なのは海藻である．ヨーロッパでは 1100 年代以来の数世紀にわたって，中国ではそれよりもかなり前から，海藻は甲状腺腫の多くの治療薬のうちの 1 つであった．数年のうちに，多くの海藻からヨウ素が見つかった．

1818 年にジュネーブの医師 J.F.Coindet は，甲状腺腫の治療において，ヨウ素が有効な成分かもしれないと提唱した．化学者 Jean-Baptiste Dumas は海綿からヨウ素を見いだした．Coindet は甲状腺腫患者にヨウ素を投与し，良好な結果を得，他の医師にもすぐに承認された．Coindet とは別に，1825 年には化学者 Jean Baptiste Boussingault が，ヨウ素不足が甲状腺腫の原因かもしれないと考え，食卓塩にヨウ素を添加して防ぐことを薦めたが，賛同は得られなかった．

1 世代後に，ジュネーブの医師 Jean-Louis Prévost は Boussingault と同じ提案をした．しかし，甲状腺機能亢進症を含む副作用のためにヨウ素は甲状腺の治療薬としては避けられるようになった．Coindet 自身はこの現状をみて，過度の摂取に注意を促したが，効果はなかった．

1850 年代に，フランス人の薬剤師・植物学者の Adolphe Chatin は淡水性植物でヨウ素を見つけ，甲状腺腫を防ぐために用いるよう提案した．Chatin は フランス全土からの水や食物のサンプルでヨウ素を測定し，ある地域では飲料水中のヨウ素不足が甲状腺腫の主要な原因のようだと結論した．しかし，1852 年にフランス科学アカデミー委員会は，Chatin の業績を称えながらも，ヨウ素不足と甲状腺腫との関連は証明されていないという見解を出した．

一方，南アメリカでは 1835 年に，サヴォア地方では 1840 年代に，風土病の甲状腺腫に対してヨウ素が試され，成功を収めていた．しかし甲状腺腫の予防薬としてのヨウ素の成功は追求されなかった．ヨウ素不足が甲状腺腫の原因としてなかなか受け入れられなかったことは理解できる．当時はヨウ素不足によって引き起こされる疾患のよい例がなかったのである．さらに，ヨウ素の摂取量が少ない地域において甲状腺腫になったり，ならなかったりするのはなぜかをこの理論は説明していなかった．この問題は今日でも未解決のままである．

多くの病気の原因が細菌であることが発見された後に，甲状腺腫がおそらくは水中の細菌か細菌毒素によって起こされるのだと仮定された．1877 年に Edwin Klebs は病原体を発見したと考え，August Hirsch は 1885 年ころに「風土性の甲状腺腫とクレチン症は感染症だと考えられるべきだ」と明らかに述べた．実際，甲状腺腫には感染性の原因があるという考えは，納得のいく証拠がないにもかかわらず，20 世紀初頭まで残っていた．しかし，おそらくは細菌起源の，水中の毒素と似た考えは今でもあり，十分にヨウ素が摂取されていても甲状腺腫が多くみられる地域についての重要な考察を正当化している．

1890 年代まで，風土性の甲状腺腫やクレチン症の原因には結論が出なかった．飲料水，ヨウ素不足，毒素による感染症という仮説のうちどれか 1 つを選ぶことができなかったからである．食塩や食物からヨウ素をとった場合の副作用への恐怖が広がり，結局ヨウ素は毒物として知られるようになった．それにもかかわらず，甲状腺腫研究では大きな躍進が始まっていた．1891 年に George R.Murray はヒツジの甲状腺から抽出されたグリセリンが粘液水腫を治すことを発見し，研究者は甲状腺自体にヨウ素を求め始めた．たとえば Eugen Baumann は甲状腺で活性のある物質を求め，抽出物を得た．Baumann は，その抽出物を分析する際に，見つかるとは思っていなかったがヨウ素を探し求めたところ，驚くべきことにヨウ素が見つかった．

ここから研究が変化していった．1914 年に Edward C.Kendall が甲状腺ホルモンのサイロキシンを分離した．体外の環境中のヨウ素ではなく甲状腺中のヨウ素から甲状腺腫を研究し始める研究者が現れた．1901 年までに，David Marine はオハイオ州のクリーブランドでヨウ素がカワマスの甲状腺腫を防ぐことを証明した．Marine は病院の患者と友人たちの子どもに甲状腺腫を防ぐためにヨウ素を与えた．実際には，クリーブランドの全児童に与えられるように Marine は努力したのだが，教育委員会は，甲状腺腫外科医の考えを受け入れて，子どもたちに害を及ぼすことになるだろうと述べた．数年後に，Marine は甲状腺腫のヨウ素による予防法についての大規模な研究を実施した．結果は明白であり，甲状腺腫の 65%が縮小し，新たな甲状腺腫の発生も大幅に減った．この研究はアメリカでのヨウ素添加食卓塩の使用を促すことになった．

Marine はヨウ素が甲状腺腫の治療薬と予防薬であることを示したが，甲状腺腫患者がヨウ素不足であることを証明していなかった．その証明は J.F. McClendon に残されていた．彼は第一次世界大戦中に陸軍の栄養管理士であり，水と食物中のヨウ素を測定していた．McClendon は低ヨウ素とヒト甲状腺腫には相関関係があること，低ヨウ素食のラットが甲状腺腫にかかることを示した．後に，飲料水中のヨウ素含有量が低いことから甲状腺腫を起こすという命題を明らかにするために世界中からデータが集められた．1924 年までに，ミシガン州では教育キャンペーンの後にヨウ素添加食卓塩が住民に配られた．12 年のうちに，甲状腺腫の罹患率は 37%から 8%まで落ち，1951 年までに 2%になった．Marine の研究以来，ヨウ素添加食卓塩だけでなく，パンや牛乳のようなヨウ素を含む食物の普及にもよって，アメリカでのヨウ素摂取量は数倍に増えた．このようにして，アメリカではヨウ素不足のまま成長することはありえなくなり，甲状腺腫は自然発生的なもの，あるいはヨウ素不足以外の原因から起こる散発性のもののみとなっている．それでも，アメリカには，特にアパラチア地方で甲状腺腫が風土病となっている地域が残っている．甲状腺腫誘発物質によって引き起こされているのであろう．甲状腺腫誘発物質は，確かに存在するのだが，ヒトの甲状腺腫にどの程度関与するかはわかっていない．

世界の他の地域の多くにおいては，甲状腺腫は風土病として残っている．風土病となっている地域の住民は散発的な甲状腺腫を起こす何らかの病気にかかる可能性があり，そのためにヨウ素が十分な場合でも甲状腺腫の罹患率がゼロには決してならないのである．地域によっては，甲状腺腫は公衆衛生の大きな問題であり，何百万という人々が危険な状態にさらされたままである．甲状腺腫はほとんど常に低いヨウ素摂取量とヨウ素不足と関連している．また，食物中のヨウ素量が低い地域において甲状腺腫にならない人がいることについて十分な説明が与えられていないが，ヨウ素は甲状腺腫を防いでいる．そのため，不足している地域にヨウ素を配り，摂取させることは，社会的・政治的問題となる．しかしながら，ヨウ素はすべての風土病性の甲状腺腫への回答ではない．われわれは今，ヨウ素不足以外の原因を突き止めるという課題や，ヨウ素による世界規模での予防についての政治的な課題にも直面している． [Clark T.Sawin（澤井　直）]

46

鉤虫感染

Hookworm Infection

鉤虫症または鉤虫病は鉤虫感染によって起こり，進行性の貧血によって特徴づけられる．鉤虫病の患者といえるような感染者が何人いるかはわからないが，おそらく，主に熱帯と亜熱帯地域の10億人が鉤虫感染にある程度侵されている．適量の鉄を含む食事をしている宿主は，栄養失調の人では貧血を起こすような衰弱は示さず，虫の負荷に耐えられる．そのため，貧血の症状を示す人は，寄生虫がどのくらい存在しているかどうかにかかわらず，鉤虫病をもつといわれるのであろう．鉤虫病は年間，数百万人の死因として重要な一因子であり，まぎれもなく広くヒトを苦しめる源である．

特　徴

2種の消化管蠕虫，*Ancylostoma duodenale* と *Necator americanus* は鉤虫症を引き起こす寄生虫である．*A.duodenale* は汚染された食物，水や母乳で摂取されうるが，もっと普通の感染経路は，―*N.americanus* だけに限られるが―，皮膚の貫通によるものである．土壌中の幼虫は，足の皮膚から侵入するのが典型的で，しばしば皮膚炎を起こし，アメリカ南部では「ground itch(土壌かゆみ症)」や「dew poison（肥まけ)」，インドでは「water itch（水かゆみ症)」や「coolie itch（クーリー（労力）かゆみ症)」と呼ばれた．寄生虫は血流に乗り肺胞に達し，呼吸樹を上り食道への道を作る．虫体が空気を通って移動する間に，宿主はしばしば咳，ゼイゼイする息苦しさ，一時的な嗄声を生じる．

鉤虫は，飲み込まれ，消化管へ進み，そこでうまく小腸粘膜に接着し，宿主の血液を餌として自ら成長し始める．小腸内で，鉤虫はおよそ1 cmに成長し，6～8週で成熟する．種により，鉤虫は一般的に1～5年生存するが，それ以上長く生きるものもわずかにいるようである．成虫の雌は1日あたり数千の卵を産卵し，それらは宿主の糞便といっしょに体外に出る．暖かく，湿った土壌に産みつけられると，卵は幼虫を産生し，それは宿主を見つけるまで1か月以上自由生活段階として生き残ることができる．

鉤虫はヒトの無知と貧困のうえに繁栄する．鉤虫横行地域に住んでいる数十億の人々が，普通によく食べ，よい靴をはき，トイレで排便すれば，すぐに，鉤虫病はヒトの健康に対して重大な脅威でなくなるであろう．社会経済学的状態の指標として判断すると，鉤虫感染は，教育が不十分で，暖かい気候に住む貧しい人がいるかぎり，人をひるませるような公衆衛生の問題を残しそうである．

鉤虫病の最も初期の世界的な調査が1910年に行われ，その調査では地球を格子（グリッド）に分けた南緯30度から北緯36度の間を「hookworm belt (鉤虫帯)」とする仮説が示された．同時になされた他の調査は，程度に差があるもののアメリカ南部の居住者の40%が鉤虫感染に苦しめられたと推定した．アメリカでは感染は排除されていないが，鉤虫症の公衆衛生上の脅威は消失した．主として，下水道システムのある市や町に人口が集中したことや，農村に残っている人の衛生状態や生活水準が一般的に改善されたことによる．また，ヨーロッパと同様，この病気は鉱山で時々みられたが，鉤虫感染はもはや問題ではない．日本でも同様に，生活水準の向上と抗鉤虫キャンペーンによりこの病気は撲滅された．

しかしながら，いまだに旧「hookworm belt」内にある大部分の残りの地域にはこの生物が慢性的にあるという現実がある．カリブ海，中央・南アメリカ，アフリカ，中国，インド，東南アジアとオセアニアでは，風土病の鉤虫感染が広く残っており，ほとんどは治療が行われていない．20世紀の最初の30年に起こった動乱の後，鉤虫予防と治療計画は散発的で調和がとれていない．この病気をなおざりにした最近の歴史のために，鉤虫感染が流行していることが知られている世界中の地域で，鉤虫病の発生率を推定することさえ困難にしている．

鉤虫症は貧血に付随して他にさまざまな種類の臨床症状を伴っている．重度に感染した人は青白く，血の気のない様子で，隠しきれない黄緑色の青白い顔色をしており，この病気がしばしば「エジプト人の萎黄病」とか「熱帯萎黄病」と呼ばれるその理由を説明している．小児では，成長がかなり遅れることがある．膨満した腹部とはっきりと鋭くとがった肩甲骨（アメリカ南部では「ポットの胴体部」と「天使の羽」）が鉤虫症の子どもを同定するとかつては考えられていたが，同じ特徴が栄養失調に伴って起こることもしばしばである．

妊娠中の女性では，鉤虫感染が胎児罹患の可能性を高める．鉤虫貧血の患者は慢性的に動きがのろく，ぼんやりし，疲れやすく，20 世紀初期のひょうきんなジャーナリストに鉤虫を「germ of laziness（なまけものの病原体）」と名づけることを思いつかせたような症状を示す．また，浮腫，眩暈やよたつき，消化不良，短い呼吸，頻脈，そして究極の場合はうっ血性の心不全が，すべて進行した鉤虫症に合併して起こる．鉤虫は土や石灰，泥を食べて患うことがある．

19 世紀から，多数の抗蠕虫薬が試され，そのなかには thymol（チモール），chenopodium（ケノポジ油），四塩化炭素，テトラクロロエチレンが含まれる．さらに最近開発された鉤虫の駆虫薬には bephenium（ベフェニウム），mebendazole（メベンダゾール），pyrantel（ピランテル），thiabendazole（チアベンダゾール）が含まれている．化学療法薬と鉄錠剤の同時投与を組み合わせた治療プログラムは，現在，その寄生虫を排除する最も有効な方法で，同時にヘモグロビンを正常値にすばやく戻すようである．しかし，このような治療をした人が，鉤虫の幼虫で汚染された土の上をはだしで歩くことを続けるならば，再感染の確率は高い．この落胆させられるような現実は，莫大な制圧計画を行った当時から公衆衛生従事者を当惑させている．

歴 史

エーベルスパピルス（紀元前 1550 年ころ）は，鉤虫貧血のものもあるが，住血吸虫症によるとも考えられる「a-a-a disease」という不可解な病気について記述している．紀元前 5 世紀に，Hippocrates は土食症，腸管痛，黄色い顔色によって特徴づけられる病理学的な状態を記述した．古代と初期中世期における地中海沿岸からのごく少数の他の不完全な記述は，鉤虫症の記録であるようだ．ヨーロッパの植民地が散在した後，西半球から数世紀にわたりイギリス，フランス，スペイン，ポルトガルの植民者により奴隷の間で流行した病気についての記載が行われ，口語的にさまざまな名前で呼ばれ，現在では広くはびこった鉤虫症の横行を示すものと考えられている．

イタリア人医師 Angelo Dubini はヒトにおける鉤虫を報告した最初の人物で，1838 年に剖検中にそれらを検出した．Dubini は鉤虫のために 100 体の死体を調べ，20 体以上に鉤虫を発見した．彼は寄生虫の詳細な記述を与え，「*Agchylostoma*」（ギリシア語で「鉤（hook)」と「口」という誤った字訳）*duodenale* と名づけた．1846 年までに，Dubini の寄生虫はエジプト，1865 年までにブラジルで発見された．1878 年にイタリアの科学者が貧血の患者の糞便中に鉤虫卵が検出されたことを発表し，彼は誰でも顕微鏡で鉤虫感染の診断ができるようにした．1880 年代に，Edoardo Perroncito は多数の鉤虫の存在は貧血の主な流行と因果関係があると論じた．1881 年に，Camillo Bozzolo はその感染を治療するのに thymol を用いて成功したと報告した．次の 35 年間，thymol は鉤虫症の治療に最も広く用いられる薬物となった．

1898 年，Arthur Looss は鉤虫の幼虫は皮膚を貫通することができることを最初に示唆した．彼は，鉤虫の幼虫に汚染された水を手にこぼしたため，彼自身が偶然に感染した．すぐその後，水がこぼれた手の場所が焼けるようになり始め，赤く変色した．Looss の発表は最初，かなり懐疑的に迎えられたが，さらに 1901 年までに行われた実験により，経皮感染は疑いのない確固たるものとなった．Looss は後に宿主内での鉤虫の移行経路を記している．

Looss がエジプトで皮膚貫通の理論を発展させている間，プエルトリコに駐在していたアメリカ軍医 Bailey K. Ashford は，1899 年に鉤虫感染がサトウキビ畑で働く農夫の間で流行することを発見した．1903 年に Ashford はこの類の最初の大きな抗鉤虫計画であるプエルトリコ Anemia Commission（貧血委員会）創設のための基金を予算に計上するよう長官を説得した．

Ashford は，彼がプエルトリコで見つけた鉤虫は *A. duodenale* だと考えた．彼が発見したときには，他のいかなる種もヒトに感染することは知られていなかった．Charles Stiles は Ashford の鉤虫とアメリカの異なる地域からの他のものとを調べた．彼は *A. duodenale* のサンプルとそれらを比較し，前者は西半球原産の異なる種であると 1902 年に結論し，*Necator americanus* と命名した．1905 年に，Looss は中央アフリカのピグミー族に *N. americanus* を発見し，それは東半球を起源とし，アフリカの奴隷によりアメリカ大陸にもたらされたと推測した．2 年以内に，*N. americanus* はアフリカだけでなくインドやオーストラリアでも広く見つかった．*A.duodenale* がほぼ同時期に，初期のヨーロッパ人の接触によりアメリカ大陸に持ち込まれたかどうかは議論が続いている．*A. duodenale* が Columbus 到着以前のアメリカに存在していたという説は，紀元 900 年ころと年代を定められているペルー人のミイラの腸管に *A.duodenale* と思われるものが認められた 1974 年の発見よって支持された．どちらの種も両半球に広く分布するが，その起源は濃い霧のなかである．

1909 年に John D.Rockefeller はアメリカ南部の鉤虫症を撲滅する組織を設立したが，Stiles は，撲滅は非現実的な目標であると主張した．100 万ドルで設立された Rockefeller Sanitary Commission はアメリカの 11 の州で運営を始めた．5 年かけて，人々に鉤虫のおそろしい性質と広がりについて自覚させ，衛生状態の改善に対して広い関心をもたせ，約 70 万人を治療し，長く死にかけていた州の健康委員会を活気づけた．しかしながら，いずれの地からも鉤虫感染を撲滅することはできなかった．

1914 年，Rockefeller Foundation（ロックフェラー財団）は Rockefeller Sanitary Commission の経験を手本とした全世界的なキャンペーンを行い，イギリス領西インド諸島に運営本部を開き，イギリス領ギアナ，エジプト，セイロン，およびマレーシアに広げた．第一次世界大戦の終わりまでに，Rockefeller 計画は中央アメリカ，ブラジル，中国で進行中や計画中となり，その後まもなく大部分の熱帯諸国に設置された．アメリカ南部での初期の経験は，運営者に 2 つのアプローチをとらせた．診療所のやり方は，終日の説明会へ周辺地域からやってきた人々を魅了した．その説明会は，顕微鏡の力を借り Rockefeller の医師により行われ，その間，検査が行われ，治療が施され，また，群衆は予防や衛生状態の改善に関する講義を聴いた．明確に限定された地域選択に関する集中的な方法は，積極的な鉤虫の治療とトイレ建設を浸透させるキャンペーンを起こした．

1920 年代初頭，Rockefeller Foundation はその基本的なアプローチを再考し始めた．拡大し，長引いたキャンペーンはとるにたらぬ結果しか生みださなかった．たとえばプエルトリコにおける鉤虫感染の有病率は，1903 年と同様に 1920 年でも高く，ちょうど Ashford の Anemia Commission がその仕事を始めた直前と同じであった．鉤虫対策をすべてやめる準備はまだできていなかったが，Rockefeller Foundation はしだいに大規模な治療キャンペーンから撤退し，データの収集や仮説と薬の試験に限定した現地調査を伴う実験室の研究のほうへその努力を傾けた．

1920 年代半ばまでに幻滅感が広まり始め，抗鉤虫運動の日々は終わった．それから，実験室の仕事はヒトと鉤虫の間の相関関係をさらに明らかにしたが，生活状況が改善されたところを除いて，ヒトから鉤虫を排除するための実践的な方法はほとんどなされなかった． ［John Ettling（嶋田淳子）］

47
後天性免疫不全症候群（エイズ）
Acquired Immune Deficiency Syndrome（*AIDS*）

この病気は人間の免疫機能に不全をきたす感染性の疾患として1981年に確認された．感染者は，通常では無害であるような微生物に対しての抵抗力を徐々に失い，最終的には重い病から死に至る．感染は性的接触や血液を介して起こり，ほぼ100％という高い致死率をもつ．レトロウイルスの1つであるヒト免疫不全ウイルス-1（HIV-1）を起因とするエイズは今や世界中に広まっており，各国の保健衛生関係者らはこの病気がもつ健康や資源そして社会への破壊的な影響力に対して危機感をつのらせている．いくつかの治療法は開発されつつあるが，いまだに特効薬やワクチンは存在しない．

特　徴

1970年代初頭，今まで健康であった若い男性同性愛者の間に，カポジ肉腫と呼ばれるまれな悪性腫瘍やカリニ肺炎などの感染症が増えていることを，ニューヨークやカリフォルニアの医師が報告した．疫学者らは免疫不全が関係するこれらの病気の特性に着目し，これらを関連づけているものは何かと探した．エイズが公式な文献に記載されたのは1981年のことであるが，その10年くらい前から人々の間に静かに広まっていたと考えられる．初期のころは同性愛の男性，血友病などの治療のため献血を受けた患者，そして静脈内注射ドラッグの常用者が最もかかる率が高いと疫学的に考えられていた．性的接触や血液を介して感染する物質を探す研究が進められ，1983年にフランスとアメリカの研究所がHIV-1，つまりhuman immunodeficiency virus，ヒト免疫不全ウイルスと呼ばれる新種のレトロウイルスを発見した．このウイルスがどこでどのように発生したのかは依然不明であったが，人々の間にかなりの勢いで広まっていることがこのとき初めて明らかとなったのである．

このHIV-1の発見に続き，これに対する抗体を見つける方法が確立された．これらの方法はウイルスそのものを検知するものではないが，感染個体のほとんどすべてにおいてきわめて多量の抗体が産生されるので，感染の有無を見分けるには一般的に有効なのである．特に，ウェスタンブロット法に続いて確立された酵素免疫吸着測定法は，疫学や診断の目的のみならず，献血された血液中のHIVのスクリーニングに用いられ，貯蔵血をHIVの汚染から守る目的も果たしている．

HIVに感染後，エイズを発症するまでは多くの場合数年以上かかるが，何年かということを特定することは難しい．何によってエイズの症状の発現が決定づけられているのかは未解明であるが，HIVに感染するとゆくゆくはエイズを発症することは確かなようである．

エイズの流行には地理的に分けて3つのパターンがあることが研究者たちによって明らかにされている．

1つ目は，北アメリカ，西ヨーロッパ，オーストラリア，ニュージーランド，そして南アメリカの都市部にみられるパターンである．このような工業化の進んだ先進地域では感染は主にホモセクシュアルまたはバイセクシュアルの男性たちの間で広まっていった．血液中のウイルスのスクリーニング法の広まったおかげで血液を介した感染は，注射器を使い回しするドラッグユーザーのみの間で起こるものとなった．これらの国々では異性間の大規模な感染の広がりはみられていないが，先ほどのようなドラッグユーザーから異性への感染は増加しており，その結果母子感染による小児のエイズ患者の増加を招いている．

アメリカを例にとってみると，エイズの感染者は非白人と低所得者に極端に片寄っており，主な感染経路が注射器の回し打ちによる経静脈感染へと移行するに従い，エイズは都市に住む低所得層の人たちにとって悩みの種となっている．ある調査では，ニューヨークに住む静注薬物使用者の半数以上がHIVに感染しているといわれる．女性の感染は主に経静脈感染と，薬物使用者との性的接触によるものである．

2つ目のパターンに含まれるのは，サハラ以南のアフリカ，そして特に南アメリカであり，これらの国々では異性間の感染が圧倒的多数を占めている．さらにこれらの国の都市部において生殖可能年齢にある大人の25%もが感染者であるとの報告があり，またほとんどの売春婦もHIVに感染しているという．ここでは血液のスクリーニングが日常的には行われていないため輸血による感染もいまだに多い．不潔な針や医療行為による感染の拡大もある．これらの地域では周産期の児への感染が疫学的に大きな意味をもつ．

そして3つ目のパターンは北アフリカ，中近東，東ヨーロッパ，アジア太平洋地域のように，初期には流行の影響をほとんど受けることのなかった地域である．これらの地域にHIVは元々存在しなかったが，人々の往来により地理的な壁が取り払われてしまったのである．

ところで1985年に西アフリカで関連したウイルス，HIV-2が発見されたが，病原性は低いとされ，またその起源や拡大については不明である．

HIVは人間の身体の免疫機能を破壊し，暮らしのなかに潜む病原体に対する抵抗力を失わせてしまう．このような日和見感染のうちで最も一般的なものがニューモシスティス・カリニ肺炎である．これはかつて免疫抑制薬使用者に主にみられるものであった．これに加えサイトメガロウイルス，カンジダ（酵母菌のような菌），トキソプラズマ（胞子虫に属する寄生虫）などもある．さらにエイズの流行している国々では結核の再燃も報告されている．

HIVの感染による免疫機能の低下はヘルパーT-4リンパ球という一種の白血球が減ることによって起きる．このリンパ球が破壊されることによって，通常健康な人にあっては無害な病原体に対しても抵抗力を失ってしまうのである．さらに症例によっては，HIVが中枢神経系に感染し，脳や脊髄を侵すことによって重篤な知覚および運動障害を起こす．エイズが末期になると身体は衰弱し，感染症や中枢神経系の機能不全，飢餓によって命を落とすこともある．

しかし，HIVの感染と一口にいっても幅は広く，感染しても数年さらには数十年を無症状のまま過ごす人もいる．体内に初めて抗体が作られるときに発熱，発赤，倦怠感が出現することもある．一般的に感染者は全身のリンパ節の腫脹，体重減少，下痢，日和見感染を症状とする．HIVに対する抗体の有無，もしくはT-4リンパ球の減少を確認することによって感染したと診断される．多くの専門家は，HIV感染症そのものが，症状の有無にかかわらず病気であるという考えで一致している．

ウイルスは感染し体内に取り込まれると，細胞のなかに取り込まれ，増殖能力が非常に高いため，安全で効果のある薬の開発には困難を極めてきた．さまざまな薬の HIV に対する効果を実証しようとする試みが数多く行われてきたが，倫理的，経済的な問題から実際の臨床試験にまでは至らなかった．このように流行が急速に広まった場合に，時間のかかる無作為の臨床試験を行って薬の効果や安全性を調べるのは難しいことなのである．HIV の治療はその流行の初期から，日和見感染の治療に限られてきた．

歴 史

エイズが発見された最初の 10 年間，人々は苦しみ，病への恐怖は世界中に広がった．この短い間に流行が確認，研究され，感染経路が特定され，原因ウイルスが分離され，さらに感染を確認する方法までもが開発された．このような最先端の疫学的，臨床的そして科学的研究の粋を集めてもエイズの拡大を妨げる術もなく，人々は最も困難な生物医学的さらには政治的問題に直面したのである．エイズはすでに世界中の研究者たちの手に負えないものとなってしまった．

アフリカミドリザルから見つかったサル T 細胞白血病ウイルス（simiar T lymphotrophic virus：STLV-III）などの霊長類にみられるレトロウイルスが HIV に類似していることがわかったため，エイズの起源はアフリカにあるのではないかと考えられている．ザイールで 1959 年に採取された血液中に HIV 抗体が含まれていたこともわかっている．HIV は昔から中央アフリカの部族の間に存在していたが，彼らは外部との接触がほとんどなかったために流行には至らなかったのだろうといわれている．しかし，一定以上に感染が広がったとき，それが大流行を巻き起こしてしまった．梅毒など他の性行為感染症と同様，どの国にしろ，エイズ発祥の地だとは思われたくないものである．

先進国においては 1918〜20 年にかけて起こったインフルエンザの大流行の後，これほど脅威的な疫病の流行はなく，先進諸国の関心が感染症から慢性の疾患へと移っていたところへ不意を打つようにエイズが現れたのである．このような公衆衛生の危機に政治的にも社会的にも直面したことのなかった人々の抱いていた衛生神話は崩れ去った．

驚くまでもなく，当初の社会的政治的な反応は，否定することであった．まだ症例報告の少なかったころには，あらゆる病原体に対し抵抗力を失った男性たちの出現は，同性愛の文化と関係があるのだろうと考えられた．しかし，輸血を受けた患者にも感染が広がっていることがわかると，〈アメリカ疾病対策および予防センター（CDC）〉は感染性の何かが関与していると結論づけた．にもかかわらず，当初は多くの人々がこの病気は特別な人々のかかるものだとしか考えなかった．同じころ，政府の対応が遅れるなか，同性愛者グループなどの市民団体はエイズに対する啓蒙活動やカウンセリング，患者への援助，そして研究のようなものまで始めた．このような人々はエイズに対する社会の否定的な態度や差別，そして政府の対応を遅らせている官僚的な怠惰に対して立ち向かったのである．

しかし，感染が広がるにつれて人々の反応は否定から動揺へと変化していくのである．この病気が倫理や法律に反する行為と密接にかかわっていたため，感染者はひどい汚名を着せられることになった．そして感染者は輸血や母親から感染した「無実の犠牲者」と，危険な，倫理的にとがめられるべき行動により感染した「罪深き感染者」の 2 つにしばしば分けられ，ドラッグや同性愛的行為により感染したものは，当然の報いと思われる風潮さえ生まれたのである．アメリカをはじめとする国々では，この病気を性行動や薬物使用，罪，病気といったものに関する倫理的価値観を改めて強調するきっかけとした宗教グループもあった．エイズは倫理的規範への「あかし」とみなされたのである．

エイズ患者たちは一方で，職を失ったり家を追い出されたり，保険を失うなどの社会からの激しい差別の対象となっていた．エイズの流行を機に同性愛者への暴力行為は増し，日常生活において感染の危険性はないと強調されても人々の不安はぬぐえず，HIV に感染する子どもが他の親たちから登校を拒否されたり，感染している子どもの一家を追い出すため，家が焼かれたりする例が後を絶たなかった．

1983 年ころになると，エイズの及ぼしうる影響の大きさを重要視した国際的な公衆衛生などの機関はやっと重い腰を上げ動き出した．アメリカ議会では，エイズの教育・研究のための予算の増額が承認され，1986 年には全米科学アカデミーによるエイズに対する統一見解がまとめられた．また，大統領の委任を受けた委員会では公聴会が行われ，HIV 患者を差別から守り，国を挙げて薬による治療法を確立すべく専門家の意見をまとめたレポートが提出された．

このように世の中が変わりつつあるなかでも，まだ公衆衛生的見地からどのように対応すべきなのか人々はもめていた．たとえばキューバのように，感染者を隔離する政策をとった国もあったが，世界保健機関（WHO）はこのような強制的措置には反対の立場をとった．もしも HIV の感染が一生続くものであれば，患者は一生閉じ込められてしまう．多くの国々は隔離政策は非人道的かつあまり意味がないとし，他のもっと緩やかな措置を選んだ．かつてはこのようにヒトからヒトへと伝染する病気の場合，感染者と接触した人々を追跡して治療を受けさせる方法がとられたが，HIV の場合，非感染状態に戻すことが不可能であるので，これも無意味なのである．

生物医学的に感染を防ぐ方法が見つからない今，この病気をコントロールするためにできることは教育と行動の抑制である．たとえば，同性愛の男性たちにアナルセックスの危険性を説くことで，彼らの間で新しく感染する患者の数は大幅に減少したという．とはいうものの，多くの公衆衛生の関係者のいうとおり，性や薬物に関連した危険な行為は，たとえエイズという恐ろしい病気を目の当たりにさせられてもなかなか抑制のできるものではない．

発展途上国では最近減ってきた子どもと乳幼児の死亡率がエイズによってまた上昇しており人口統計に大きな影響を与えている．これらの国々では感染者は主に 20 歳から 49 歳までの若者・中高年で，性行為を介しての横への拡大および母子感染による縦の拡大が人口の減少，労働人口の不安定化，そして地域経済の不振を招きかねないのである．エイズはその感染が，生体そのものおよび人間の行動との微妙な関係の上に成り立っている．ウイルス保有者は一生涯他人に感染させる可能性があること，性行動や薬物の使用というきわめて個人的かつ精神的社会的要素をも含む問題，そしてそれらの人々がすでに受けている差別，これらの事柄のすべてが社会的政策の介入をますます困難にさせている．さらにウイルスそのものがもつ複雑で突然変異をすぐに起こすという特性が特効薬の開発を阻んでいる．

とはいえ，エイズへの理解の深まりは現代の生物科学が進歩してきた証拠である．一方残念なことに，この病気は，現代の科学にはいまだ限界があることをみせつけているのである．エイズに関するいかなる歴史的検証も仮定にすぎない．人類は生物学的な緊急課題を与えられたのである．　[Allan M. Brandt（小林　由）]

追　記

警告までに付け加えておくと，HIV 感染者数に関する予測，ウイルスの起源，新事実の解釈，治療や予防策の発達について研究者たちの意見はいまだに一致しておらず，この病気の真相究明への道のりはまだ越えなければいけない山が多い．

患者数の予測をみてみると，1990 年の 7 月 WHO は全世界の感染者数は 800 万人と推測していた．次の年は 1,000 万人から 1,200 万人程度，そして 2000 年までには 2,000 万から 3,000 万人に増えるだろうとのことだった．今振り返ってみればこの予測は大幅にずれている．1997 年までに感染者はすでに 3,000 万人を超え，2001 年現在患者数は世界で約 5 億 6,000 万人，そしてすでに 2,000 万人もの人々が犠牲となっている．そしてこの先さらに 21 世紀初頭だけで何百万人もの人々が感染するだろうと考えられている．

1997 年の調査によると 3,000 万人の感染者のうち 70％はサハラ以南のアフリカに集中し，たとえばボツワナでは成人の 36％が HIV に感染していた．そして東南アジア，太平洋地域では 600 万の症例が報告された．発展途上国の患者が全体の 95％を占め，1998 年には新しく感染したもののうち 70％，エイズが原因で死亡した人のうち 80％がサハラ以南のアフリカの人々であると推測された．これらの地域では 2001 年までに平均寿命は 10 年短くなり，乳幼児の死亡率は 2 倍になった．ザンビアでは学校の教師がエイズにより次々と死亡し，代替の教員が間に合わぬほどであった．

一方，アメリカでは，何百万もの感染が広がるのではないかと恐れられていたが，実際には 1981～2001 年に 77 万 4,647 症例が報告され 44 万 8,460 人の死亡が確認されている．内訳をみると 79％が成人男性で，61％が黒人かヒスパニックである．感染経路は男性同性愛者間が最も多く 48％，次いでドラッグユーザーが 26％，そして異性間の性交渉による感染（主に感染した男性から女性への感染）も増えている．現在，女性とその子どもたち，そして同性愛の黒人男性の間での感染が広がりつつあるという．特に後者は新しく報告される感染例のうち 42％を占めている．アメリカでのケースはすべて HIV-1 によるものである．北アメリカでは HIV-2 に対する脅威も広まりつつあるが，今までに報告されたのは64例にすぎず，全例において西アフリカと何らかの関連があったという．

HIVおよびエイズ研究者の間では次のような説が共通の見解として広まりつつある．それは，アフリカに住むサルがもっていた，サルにとってはきわめて無害なウイルス（simian immunodeficiency virus：SIV）が何らかの原因で種の壁を越えて中央アフリカ，西アフリカのあたりで人間に感染し，それがHIV-1とそのサブタイプ（最も一般的にはHIV-2）になったとされる考え方である．

ではどのようにしてサルからヒトに感染したのだろうか？　ここでも，SIVがチンパンジーの肉を食肉に加工する人々の血液中に入りHIV-1となったのではないかという考え方で一致している（SIVがHIVにチンパンジーにおいて変異した可能性も捨て切れないが）．さらに，HIVと同種のウイルスがミドリザルから人間に感染した際に，それがHIV-2に変異したのではないかと考えられている．しかし，ある人々はHIVが人間の感染症となったのは現代の医学と何らかの関連があるとし，エイズを一種の医原性の疾患ではないかと疑っている．

当初，WHOが1967～80年にアフリカで行った天然痘の予防接種の際に，HIVが不潔な針から，もしくはワクチンそのものからたくさんの人々の体内に注入されてしまったのではないかと疑って詳しい調査が行われた．この仮定はもちろんHIVの拡大については説明になっても，その起源はどこかという問いとは関係がない．しかし，1950年代後半にアフリカをはじめとする諸国で行われたポリオの予防接種キャンペーンにおいて，当時のベルギー領コンゴで1957～58年に使用されたワクチンの培養にチンパンジーの腎臓が用いられていたことから，この経口ポリオワクチンのHIV汚染が起源ではないかという説もある．さらに，この地域がエイズ流行の中心地となったことや，1999年にアラバマ大学の研究チームが，HIVの起源はかつて西アフリカに繁栄したある種のチンパンジーにあると結論したことがこの説をさらに裏づけることとなった．

しかし，最近の研究では異論も多い．2001年には，疑いのあるポリオワクチンの入った容器が発見されたが分析の結果HIVは入っていないことがわかった．さらに2000年に“*Science*”誌に発表された論文によると，HIV-1は1930年ころにはすでにアフリカに住む人々の間に存在していた可能性があり，これはコンゴでのポリオワクチン接種キャンペーンの30年も前のことで，ポリオワクチン起原説に対して疑問を投げかけている．ところがこの年代に関してもHIV-

1に属するウイルスが枝分かれを始めたときであり，人間に感染したときを示すものではない．ともあれHIVがどのように発生し，人間に感染したのかはいまだに謎なのである．仮にチンパンジーからうつったにせよ，彼らもどこからか感染したのである．

現在までにエイズの予防および治療法は大きく進化してきている．1986年にはAZT（azidothymidine）がエイズの潜伏期間の延長に効果があることが発表された．この薬はアメリカ食品医薬品安全局により認可されている5つのヌクレオシド系薬剤の1つであり，これらの薬はHIVが感染する際に起こすRNAからDNAを複製する反応を起こさせる酵素である逆転写酵素を阻害することで効果を発揮する．

また，1990年代後半にはHIVが自己を複製する際に必要なプロテアーゼを阻害する薬剤も使用され始め，これと2つのヌクレオシド系薬剤を併せて，「抗ウイルスカクテル」と呼ばれるようになった．この治療法の効果はまさに奇跡的で，死の床に伏していた人々は仕事に戻るまでに回復し通常の生活を取り戻し，アメリカでのエイズによる死者は大幅に減少した．人間とエイズとの戦いは人間が勝利したかにみえた．

しかし，それは完璧な勝利ではなかった．それは「カクテル」を1回でも飲み忘れると薬剤抵抗性の突然変異株ができてしまうというやっかいな副作用のためである．この結果，HIV治療はますます複雑化し，今ではHIVのさまざまな感染段階において作用する薬剤をいろいろと組み合わせた「カクテル」が作られている．同時にエイズによる主な死亡原因となるカリニ肺炎や結核といった致死的な日和見感染に対する薬物治療も効果を上げている．しかし，これもいつまで続くのだろうか．前例のない治療法だけに長期的観察の結果がどうなるかはわからない．さらに年間1人の患者に対し1万〜1万2,000ドル程度かかる治療は，発展途上国の人々にとってはたやすく受けられるものではない．これまでのところ，こうした国々の何百万人ものHIV感染者やエイズ患者のための安価なもしくは無償の薬を製造するという試みは成功には至っていない．

ワクチン開発の研究も進められている．ワクチンには感染を阻止する予防的効果と，感染者の余命を延ばし免疫力の低下を防ぐことによる治療的効果が期待されている．2001年にはサルを用いた実験で，ワクチンのHIV感染に対する予防効果が証明され，ヒトへの安全性を実証するための大規模な調査も行われた．それより以前の1999年にはMerck社が潤沢な資金を元に，2つのワクチンの効用を調べる人間への実験を始めると発表した．仮に安全なワクチンが開発されても，それを必要とする何百万もの特に発展途上国の人々に接種すること，とりわけ初回接種後さらに3回の追加接種が必要なことを考えると気が滅入ってしまうが，とにもかくにもワクチンの開発は時間の問題になりつつあることは喜ばしいことである．

遺伝子治療の抗HIV効果も期待されている．HIVが感染しようとする細胞内に外部から遺伝子を組み込んでウイルスを調節する蛋白質の働きを防害したり，細胞そのものをウイルスの侵入から守ろうとするものだ．たとえ開発に成功したとしても，エイズが人類の歴史上最悪の致死的な病気となるであろうことに変わりはないだろう．

[Kenneth F.Kiple（小林　由）]

人名索引

欧文索引

事項索引

サ 行

タ 行

ナ　行

ハ　行

マ　行

ヤ　行

ラ　行

ワ　行

監訳者
酒井　シヅ（さかい・しづ）　順天堂大学・帝京平成大学

訳　者
大西由希子（おおにし・ゆきこ）　朝日生命成人病研究所糖尿病代謝内科
梶谷　真司（かじたに・しんじ）　帝京大学文学部国際文化学科
香西　豊子（こうざい・とよこ）　日本学術振興会（東京大学）
小林　武夫（こばやし・たけお）　帝京大学市原病院耳鼻咽喉科
小林　由（こばやし・ゆき）　昭和大学横浜市北部病院麻酔科
坂井　建雄（さかい・たつお）　順天堂大学医学部解剖学
澤井　直（さわい・ただし）　順天堂大学医学部解剖学
嶋田　淳子（しまだ・じゅんこ）　群馬大学医学部保健学科応用検査学
松村　紀明（まつむら・のりあき）　東京大学大学院総合文化研究科
柳澤　隆昭（やなぎさわ・たかあき）　東京慈恵会医科大学小児科学講座
柳澤　波香（やなぎさわ・なみか）　青山学院大学・津田塾大学

（五十音順）

科学史ライブラリー
疾患別医学史 I　　定価はカバーに表示

2005年12月5日　初版第1刷

監訳者　酒　井　シ　ヅ
発行者　朝　倉　邦　造
発行所　株式会社　朝　倉　書　店
東京都新宿区新小川町 6-29
郵便番号　162-8707
電話 03(3260)0141
FAX 03(3260)0180
http://www.asakura.co.jp

〈検印省略〉

壮光舎印刷・渡辺製本

ISBN 4-254-10584-3　C 3340　　Printed in Japan